全国高等卫生职业教育护理专业"双证书"人才培养"十二五"规划教材

供护理、助产等专业使用

丛书顾问 文历阳 沈彬

精神障碍护理技术

主　编　晏志勇　徐新娥　刘明霞

副主编　崔巧玲　邓香兰

编　者　（以姓氏笔画为序）

毛　静（枣庄科技职业学院）

邓香兰（江西护理职业技术学院）

任玉峰（泰山护理职业学院）

刘明霞（荆州职业技术学院）

李凤阳（江西护理职业技术学院）

陆庆丽（铁岭卫生职业学院）

罗　琼（荆州职业技术学院）

胡杨柳（江西护理职业技术学院）

晏　勃（江西广播电视大学）

晏志勇（江西护理职业技术学院）

徐新娥（荆州职业技术学院）

崔巧玲（平凉医学高等专科学校）

蔡红霞（甘肃省酒泉卫生学校）

U0390489

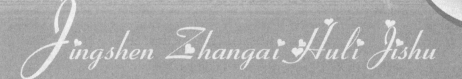

Jingshen Zhangai Huli Jishu

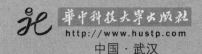

华中科技大学出版社

http://www.hustp.com

中国·武汉

内 容 简 介

本书是全国高等卫生职业教育护理专业"双证书"人才培养"十二五"规划教材。

本书根据"必需""够用"的原则精选内容,介绍精神障碍的基础知识、精神障碍护理学的基础理论与基本护理技能。本书结合护士执业资格考试最新考试大纲的要求,在内容编排上既充分考虑知识的系统性,又突出护士执业资格考试的重点内容,可以作为护士执业资格考试的参考书籍。

本书可供护理、助产等专业使用。

图书在版编目(CIP)数据

精神障碍护理技术/晏志勇　徐新娥　刘明霞　主编.—武汉:华中科技大学出版社,2013.6
ISBN 978-7-5609-8536-7

Ⅰ.精⋯　Ⅱ.①晏⋯　②徐⋯　③刘⋯　Ⅲ.精神病学-护理学-高等职业教育-教材　Ⅳ.R473.74

中国版本图书馆 CIP 数据核字(2012)第 276195 号

精神障碍护理技术　　　　　　　　　　　　　　　晏志勇　徐新娥　刘明霞　主编

策划编辑:车　巍
责任编辑:孙基寿
封面设计:刘　卉
责任校对:马燕红
责任监印:周治超
出版发行:华中科技大学出版社(中国·武汉)
　　　　　武昌喻家山　　邮编:430074　　电话:(027)81321915
录　　排:华中科技大学惠友文印中心
印　　刷:华中科技大学印刷厂
开　　本:787mm×1092mm　1/16
印　　张:16
字　　数:366千字
版　　次:2014 年 1 月第 1 版第 2 次印刷
定　　价:36.00 元

全国高等卫生职业教育护理专业"双证书"人才培养"十二五"规划教材编委会

丛书学术顾问 文历阳 沈 彬

委 员（按姓氏笔画排序）

于洪宇　辽宁医学院护理学院
王志亮　枣庄科技职业学院
艾力·孜瓦　新疆维吾尔医学专科学校
付　莉　郑州铁路职业技术学院
白梦清　湖北职业技术学院
任海燕　内蒙古医科大学
孙学华　淮北职业技术学院
杨美玲　宁夏医科大学高等卫生职业技术学院
沈小平　上海思博职业技术学院
陈荣凤　上海健康职业技术学院
金扣干　上海欧华职业技术学院
姚文山　盘锦职业技术学院
夏金华　广州医学院从化学院
倪洪波　荆州职业技术学院
徐国华　江西护理职业技术学院
郭素华　漳州卫生职业学院
隋玲娟　铁岭卫生职业学院

总序

Zongxu

世界职业教育发展的经验和我国职业教育发展的历程都表明,职业教育是提高国家核心竞争力的要素之一。近年来,我国高等职业教育发展迅猛,成为我国高等教育的重要组成部分,与此同时,作为高等职业教育重要组成部分的高等卫生职业教育的发展也取得了巨大成就,为国家输送了大批高素质技能型、应用型医疗卫生人才。截至 2010 年底,我国各类医药卫生类高职高专院校已达 343 所,年招生规模超过 24 万人,在校生 78 万余人。

医药卫生体制的改革要求高等卫生职业教育也应顺应形势调整目标,根据医学发展整体化的趋势,医疗卫生系统需要全方位、多层次、各种专业的医学专门人才。护理专业与临床医学专业互为羽翼,在维护人民群众身体健康、提高生存质量等方面起到了不可替代的作用。当前,我国正处于经济、社会发展的关键阶段,护理专业已列入国家紧缺人才专业。根据卫生部的统计,到 2015 年我国对护士的需求将增加到 232.3 万人,平均每年净增加 11.5 万人,这为护理专业的毕业生提供了广阔的就业空间,也对高等卫生职业教育如何进行高素质技能型护理人才的培养提出了新的要求。

教育部《关于全面提高高等职业教育教学质量的若干意见》中明确指出,高等职业教育必须"以服务为宗旨,以就业为导向,走产学结合的发展道路",中共中央、国务院《关于深化教育改革全面推进素质教育的决定》中再次强调"在全社会实行学业证书和执业资格证书并重的制度"。上述文件均为新时期我国职业教育的发展提供了具有战略意义的指导意见。高等卫生职业教育既具有职业教育的普遍特性,又具有医学教育的特殊性,护理专业的专科人才培养应以职业技能的培养为根本,与护士执业资格考试紧密结合,力求满足学科、教学和社会三方面的需求,把握专科起点,突出职业教育特色。高等卫生职业教育发展的形势使得目前使用的教材与新形势下的教学要求不相适应的矛盾日益突出,加强高等卫生职业教育教材建设成为各院校的迫切要求,新一轮教材建设迫在眉睫。

为了顺应高等卫生职业教育教学改革的新形势和新要求,在认真、细致调研的基础上,在教育部高职高专医学类及相关医学类专业教学指导委员会专家和部分高职高专示范院校领导的指导下,我们组织了全国 30 所高职高专医药院校的 200 多位老师编写了这套秉承"学业证书和执业资格证书并重"理念的全国高等卫生职业教育护理专业"双证书"人才培养"十二五"规划教材。本套教材由国家示范性院校引领,多所学校广泛参与,其中有副教授及以上职称的老师占 70%,每门课程的主编、副主编均由来自高职高专医药院校教学一线的教研室主任或学科带头人组成。教材编写过程中，全体主编和参编人员进行了认真的研讨和细致的分工，在教材编写体例和内容上均有所创新，各主编单位高度重视并有力配合教材编写工作，责任编辑和主审专家严谨和忘我地工作，确保了本套教材的编写质量。

本套教材充分体现新一轮教学计划的特色，强调以就业为导向、以能力为本位、贴近学生的原则，体现教材的"三基"（基本知识、基本理论、基本实践技能）及"五性"（思想性、科学性、先进性、启发性和适用性）要求，着重突出以下编写特点。

(1) 紧跟教改，接轨"双证书"制度。紧跟教育部教学改革步伐，引领职业教育教材发展趋势，注重学业证书和执业资格证书相结合，提升学生的就业竞争力。

(2) 创新模式，理念先进。创新教材编写体例和内容编写模式，迎合高职高专学生思维活跃的特点，体现"工学结合"特色。教材的编写以纵向深入和横向宽广为原则，突出课程的综合性，淡化学科界限，对课程采取精简、融合、重组、增设等方式进行优化，同时结合各学科特点，适当增加人文社会科学相关知识，提升专业课的文化层次。

(3) 突出技能，引导就业。注重实用性，以就业为导向，专业课围绕高素质技能型护理人才的培养目标，强调突出护理、注重整体、体现社区、加强人文的原则，构建以护理技术应用能力为主线、相对独立的实践教学体系。充分体现理论与实践的结合，知识传授与能力、素质培养的结合。

(4) 紧扣大纲，直通护考。紧扣教育部制定的高等卫生职业教育教学大纲和最新护士执业资格考试大纲，随章节配套习题，全面覆盖知识点与考点，有效提高护士执业资格考试通过率。

这套规划教材作为秉承"双证书"人才培养编写理念的护理专业教材，得到了各学校的大力支持与高度关注，它将为高等卫生职业教育护理专业的课程体系改革作出应有的贡献。我们衷心希望这套教材能在相关课程的教学中发挥积极作用，并得到读者的青睐。我们也相信这套教材在使用过程中，通过教学实践的检验和实际问题的解决，不断得到改进、完善和提高。

全国高等卫生职业教育护理专业"双证书"人才培养"十二五"规划教材
编写委员会

前言

Qianyan

精神障碍护理技术是建立在一般护理技术基础上的专科护理技术,它以精神障碍患者为服务对象,为精神障碍患者护理提供理论依据和实践指南,最终使精神障碍患者达到心理和社会功能的全面康复。精神障碍护理既是精神医学的一个重要组成部分,又是现代护理的一门专业基础学科。为了贴近职业教育"工学结合、课证融合"的人才培养模式,贴近岗位对专业人才知识和能力的需求,我们根据教学及临床实践中的经验,参考国内外精神医学、护理学的研究成果,编写了这本精神障碍护理技术教材。

本书紧紧围绕高等护理人才的培养目标,突出"三基"(基本理论、基本知识、基本技能),体现"五性"(思想性、科学性、先进性、启发性、实用性)。本书根据"必需"与"够用"的原则精选内容:绪论至第三章介绍精神障碍护理的发展简史、精神障碍的基础知识、精神障碍护理的基础理论与基本护理技能;第四章至第十一章介绍常见精神障碍的护理;第十二章至第十三章介绍精神障碍护理的专业理论与特殊方法。通过对本课程的理论学习和实训,使学生掌握各种精神障碍的治疗原则、潜在的护理问题与护理措施,使学生记住常见的精神障碍护理的基础理论与基本护理技能,使学生能正确处理各种精神障碍的常见护理问题。

本书结合护士执业资格考试最新考试大纲的要求,在内容编排上既充分考虑知识的系统性,又突出护士执业资格考试的重点内容,可以作为护士执业资格考试的参考书籍。本书按40学时编写。各校既可根据实际情况选取不同的教学内容进行教学,还可选取部分章节作为选修课内容使用。

由于编者水平有限,时间仓促,书中难免有不足之处,恳请广大师生和读者指正。本书参考并吸收了部分本科和高职相关教材的成果,得到了编者所在单位领导的大力支持和帮助,在此一并表示衷心的感谢!

编　者

目 录

Mulu

第一章 绪 论

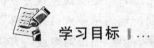

学习目标

掌握 精神障碍护理技术的基本概念。
熟悉 精神障碍护理的学科特点。
       精神科护理人员的角色与素质要求。
了解 精神障碍护理的基本理论。
       精神医学及精神障碍护理的发展简史。

第一节 精神障碍护理技术的基本概念及学科特点

一、精神障碍护理技术的基本概念

精神障碍护理技术是建立在一般护理技术基础上的专科护理技术。它以精神障碍患者为服务对象,为精神障碍患者护理提供理论依据和实践指南,最终使精神障碍患者达到心理和社会功能的全面康复。

精神障碍护理技术作为一门专科护理技术,相应地具有其特殊性。

第一,它更加注重对患者的心理体验和为其提供必要的心理支持。精神障碍患者的心理体验一部分围绕精神病理现象,如幻觉、妄想、强迫、焦虑等内容,另一部分则围绕现实的烦恼,如升学、就业、人际关系和生活问题等。两者既相互关联,又相互影响。护士在临床接触患者的过程中,对前者应当无争辩地倾听患者诉说,对后者则可以采取必要的积极措施给患者以适当的帮助和改进。

第二,它更加强调护患沟通以及沟通技巧的运用。有效的护患沟通技巧不仅有利于促进护患关系的和谐,更有助于防范可能的医患矛盾和与患者相关的安全风险,如自伤、攻击等。

第三,它更加需要深入了解患者的社会、家庭以及个人生活的背景;提供健康教育与咨询,切实帮助患者更好地适应生活。精神障碍的发生、发展与表现比其他任何障碍都更容易受患者生活背景的影响,现实生活中的应激性事件也更容易影响到患者病情的转归与发展。只有切实了解到患者或其家庭所真正关注的焦点问题,对患者的影响和帮助才能够真正做到最大化。

第四,它更加着重于对患者躯体、攻击、自伤(杀)等风险因素进行评估。精神障碍的患者合并其他躯体疾病的现象是非常常见的,但往往因为其突出的精神病理现象而被掩盖或者忽视。精神障碍患者,尤其是急性期住院患者都存在程度不等的冲动、自伤或者自杀风险的可能性。因此,精神障碍的临床护理对患者的躯体状况、攻击行为、自伤(杀)等风险的评估应该是例行常规。

二、精神障碍护理技术的学科特点

精神障碍护理技术的学科特点可归纳为以下三个方面:一是为精神科专业护理人员应具备的职业素质奠定理论基础;二是为精神科专业护理的从业人员提供必要的操作规范或指南;三是为精神科专业的护理管理提供科学、合理、循证而专业的方法和制度。具体而言,精神障碍护理技术的研究内容包括以下几个方面:一是研究并实施科学有效的以患者为中心的为精神障碍患者护理管理的体系、方法与制度;二是研究并实践护患沟通技巧,探讨并建立和谐信任的护患关系;三是研究并实施对患者的整体护理方案,着重于心理护理以及社会康复;四是研究并参与患者社区康复的可行性、可及性以及措施的制定;五是研究并参与精神卫生的预防保健、健康教育与健康促进等项目。

▌第二节 精神医学及精神障碍护理发展简史▐

一、精神医学发展简史

历史证明,精神医学的发展不仅仅受到当时的医学科学水平的制约,而且也受到当时占主导地位的社会意识形态的影响。

(一)精神医学的起源

精神医学一词源于希腊语,psyche 即精神、灵魂。古人认为,灵魂可不依赖于躯体而存在,灵魂可以生病,也可以受治。

在公元前5世纪至4世纪,已有了朴素唯物主义的萌芽。古希腊的希波克拉底是科学医学的奠基人,也被尊崇为精神医学之父。

(二)中世纪宗教和神学对精神医学发展的影响

公元3世纪后,古罗马文化逐渐衰落。由于当时对宗教的疯狂崇拜,精神病患者被视为魔鬼附体,因而被送进寺院,用祷告、符咒、驱鬼等方法进行治疗。此期出现了许多研究魔鬼与精神症状关系的相关专著。

(三)近代精神医学的发展

随着18世纪西方工业革命与文艺复兴运动的兴起,基督教的慈爱精神与人道主义盛行,医学也逐渐摆脱了宗教和神学的束缚。精神病被看成是一种需要治疗的疾病。

法国大革命后,皮内尔(P. Pinel,1745—1826)去除精神病患者身上的铁链(精神医学首次革新运动),将他们从终身囚禁的监狱生活中解放出来,把"疯人院"变成了医院。从而使医生有可能观察和研究精神疾病的症状及变化,使当时法国的精神医学有了显著的发展。

19世纪末至20世纪初期是精神医学发展史上的一个重要时期。1883年,德国Emil. Kraepelin(1856—1926)创立了叙述性精神医学(descriptive psychiatry),使精神医学进入了现代医学模式。Emil. Kraepelin因而成为现代精神医学奠基人。

20世纪以后,许多精神医学研究者分别从大脑解剖学、生理学和心理学等不同角度对精神病的病因、发病机理、临床表现进行了大量的研究和探讨,形成了精神医学中的各种学派。

(四)现代精神医学概念的充实、延伸和发展

现代科学的发展导致了生物医学技术的不断革新,从而使我们对许多疾病的生物学问题有了更全面、更深刻的认识。我们几乎可以用偏离正常的生物学变量来评估、判断、解释和说明各种疾病,因而生物医学模式便成了现代医学的金科玉律。疾病变成了一大堆数据的集合。遗憾的是,这种纯生物医学模式没有给疾病的社会心理方面留下太多的余地,作为疾病的载体——人本身被忽视了。为此,有识之士提出了医学模式应该向"生物-心理-社会"三合一的模式转变,这种新的医学模式,在精神医学中显得最恰当、最适用,也最需要。

同时,越来越多的人主张精神医学不仅要研究传统意义上的精神疾病,也要关注各种各样的心理问题和行为问题;精神医学不仅要服务于精神病患者,也要着眼于全社会的心理健康。

二、精神科护理发展简史

自从有了人类文化以来,人类社会就已经有了照顾患者的功能存在,这就是护理功能的起始。

远古时代,人们认为精神疾病是魔鬼附体。灵魂离身等产生了疯狂怪异行为,所以精神病患者也总是受到捆绑和监禁。当时看护他们的人员均为未受过任何训练的男性,他们的任务仅限于控制和制服患者。

专业护理开始于18世纪中叶南丁格尔在伦敦开办护理学校以后。19世纪末,美国的琳达·查尔兹女士主张,精神病患者应和内科病患者一样受到完善的照顾。由于琳达·查尔兹的影响和贡献,她提出的精神科护理的基本模式被广为认同,因此她被称为第一位精神科护士。

美国最早专门为训练精神科护理人员而开办的护理学校创设于1882年,在马萨诸塞州的马克林医院。其教学主要内容为保护和管理技巧,精神科护理人员的主要工作是照顾患者躯体各项功能,如给药、营养供应等。

19世纪末20世纪初,精神医学得到了蓬勃发展,克雷丕林创立了"叙述性精神医学",睡眠疗法、胰岛素疗法、电痉挛疗法、精神外科疗法、精神药物等也相继问世,以及弗洛伊德的动态精神医学的发展,使精神科护理的角色与功能也大为进展,由协助患者的日常生活、身体照顾扩展为协助和观察患者的症状和行为,并且应用内外科护理知识协助对患者的治疗,这在精神科治疗中显示出其重要意义。

20世纪50年代以后,发达国家开始强调社会环境对患者治疗的重要性,主要利用社会环境进行治疗并且鼓励患者走向社会,与此同时,精神科护理工作由院内封闭的药物开始发展到社区团体与家庭工作领域。护士的角色与功能不仅仅在精神病防治方面,而且还承担起了系统地护理人类心理健康的责任。

由此可见,精神科护理工作的发展始终是与精神医学相伴而行的,精神医学的发展促进了精神科护理角色与功能的转变。

第三节 精神障碍护理的基本理论

一、概述

护理理论的发展历史可以追溯到 19 世纪中叶,现代护理学的奠基人南丁格尔最早对护理进行过论述,其理论核心是环境概念。她认为护理本身不是治疗,而是帮助患者处在一个合适的环境中,让患者本身自我恢复。她尤其强调通风、新鲜的空气、清洁的饮用水和整洁温暖的病室环境对患者自我恢复的重要性。

任何一门专业或学科都有自己特定的理论作为实践的基础。在护理学逐步成为一门独立学科的过程中,护理学引用了许多其他学科的理论。随着护理学的不断发展,20 世纪 50 年代开始,美国的一些护理学家陆续提出了护理学独特的理论和模式,从而改变了护理实践长期以来依靠操作规程、习惯和传统经验为基础的现状,促进了护理专业的发展。我国 20 世纪 90 年代初引进了这些护理理论和模式,目前正推动和影响着我国护理事业的发展。

二、奥瑞姆与自理模式

奥瑞姆是美国著名护理理论家,出生于美国马里兰州,1930 年护校毕业,1939 年获护理学士学位,1945 年获护理教育硕士学位,从事过护理临床、护理教育、护理管理的工作。1971 年她出版了《Nursing：The Concept of practice》一书,详细地阐述了自理模式及三个相关理论结构。

奥瑞姆自理模式主要由三个相互联系的理论结构组成。

（1）自理理论　自理理论解释了什么是自理以及人有哪些自理需求。奥瑞姆认为,自理活动是个体为了满足自身的需要而采取的有目的行动,在正常情况下,人有能力满足自己的各种需要,即人有自理能力。

（2）自理缺陷理论　自理缺陷理论指出,个体在什么时候需要护理帮助,也就是明确护理工作的范围。奥瑞姆认为,当个体的自理能力能够满足其治疗性自理需求时,个体处于平衡状态,当个体的自理能力无法满足其治疗性自理需求时,平衡被破坏,即出现自理缺陷,而出现自理缺陷才是需要护理提供帮助的时候。此时,护士应采取措施弥补患者的自理不足,满足其治疗性自理需求。

（3）护理系统理论　奥瑞姆依据个体自理缺陷的程度设计了如下三种护理补偿系统。

① 完全补偿系统　患者完全没有自理能力,需要护士给予全面帮助,满足其所有的基本需要。

② 部分补偿系统 患者自理能力部分缺陷,需护士给予适当帮助。护士和患者均需参与自理活动。护士一方面帮助补偿患者的自理缺陷,另一方面需发挥患者的主动性,帮助其提高自理能力。

③ 支持教育系统 当患者通过学习后才能具备完成某些自理活动的能力时,护士需为患者提供教育、支持、帮助,以促进患者自理能力的提高。

以上三种护理系统的采用应根据患者自理能力和治疗性自理需求灵活掌握,对一个患者从入院到出院整个过程可采用不同的护理系统。因此可以认为,选择正确的护理系统就是选择正确的护理方法。

三、罗伊与适应模式

罗伊出生于美国加利福尼亚州,1963 年获护理学士学位,1966 年获护理硕士学位,1973 年获社会学硕士学位,1977 年获社会学博士学位。罗伊的适应模式引用系统论的观点,她假设人是一个具有复杂适应能力的系统,能够不断地适应内外环境的变化。人适应环境变化的过程也与其他系统一样,是通过输入、控制、输出和反馈来完成的。罗伊适应模式的内容如下。

(1)护理对象 罗伊认为,护理的对象可以是个体、家庭、群体、社区或社会,不管其规模如何,都应该作为一个有适应能力的系统看待。罗伊主要论述了人,认为人是一个有适应能力的复杂生命系统,人不断地与周围环境相互作用,为了维持自身的完整性,机体持续地适应环境变化。她将引起反应的环境刺激作为系统的输入部分,把人的适应机制作为控制部分,把适应反应和无效反应作为输出部分,输出部分作为反馈信号再次输入这个系统,即三种内外环境刺激作用机体,机体通过生理调节和心理调节两个亚系统进行调整和适应,表现出四个方面的效应变化,这些变化可能是适应性反应,也可能是无效反应,这取决于个体的适应能力和刺激的强弱。

(2)健康 罗伊认为,健康与疾病是人生中无法回避的一种状态,反映了人与环境的适应过程。如果人能够适应环境变化,在生理功能、自我概念、角色和相互依赖四个方面表现出适应性的行为反应,就能有效维持系统的整体性,保持健康。反之,如果人面对的是超过个体适应能力的内外环境刺激,在四个适应方式上表现出无效反应,机体的完整性就会受到破坏,即不能保持健康,也就处于疾病状态。

(3)环境 这里的环境是指人生存的环境及环境中所有影响人成长和发展的因素。这些因素就是前面介绍的主要刺激、相关刺激和固有刺激。三种刺激作为信号输入机体,诱发人的反应。

(4)护理 罗伊认为,护理的目标是增强人与环境之间的相互作用,促进人生理功能、自我概念、角色和相互依赖四个方面的适应性反应。护士可通过控制各种刺激,减小刺激强度,或通过扩展人的适应范围,提高人的适应水平,最终使所有刺激都落在患者的适应区域内,达到促进适应性反应的护理目标。因此要求护士有能力分辨各种刺激,以便有意识地操纵它们,在三种刺激中,首先需要操纵的是主要刺激,然后是相关刺激和固有刺激。同时要求护士能够预计到患者无效反应的发生,尽早强化其生理调节和心理调节机制,帮助和支持患者创造性地运用自身的适应机制,保持健康。

四、纽曼与系统模式

纽曼 1924 年出生于美国 Ohio 州,1957 年获护理学士学位,1966 年获精神保健硕士学位,1985 年获临床心理学博士学位。纽曼在精神保健护理领域开创了独特的护理教育和实践的方法,为系统模式的发展奠定了基础,1972 年首次公开发表自己的护理学说,1989 年再版的《The Neuman Systems Model:Application to Nursing Education and practice》比较完善地阐述了她的护理观点。

纽曼系统模式主要包括三个部分,即压力源、机体防御机制和护理预防措施。护理实例如下。

一位有糖尿病家族史的中年企业经理,虽然平时健康良好,但护士仍然向他介绍一级预防措施。

由于最近一段时间工作压力重,人际关系紧张,请客吃饭等应酬较多,体育锻炼不够等因素,使其体重明显增加,感觉疲劳,多汗,体检发现轻度脂肪肝,空腹血糖高于正常值。护理采用二级预防措施。

病情稳定或恢复健康后,护士采用三级预防措施。

第四节　精神科护理人员的角色与素质要求

一、精神科护理人员的角色

20 世纪 80 年代,传统医学模式正在被生物-心理-社会的医学模式所取代。心理-社会因素在疾病的发展过程中愈来愈受到人们的重视,医学模式的转变推动着护理模式朝着心、身社会兼顾系统整体化护理的方面发展。在医学模式和护理模式的转折之中,精神科护理工作的内涵也在发生着重大的改革。为了适应护理模式改革的要求,为了使精神科护理工作在观念、内容、形式上不断更新,精神科护理工作者应成为如下角色。

(1) 管理者的角色　硬件条件给患者提供清洁、舒适、安全的治疗性环境,不仅能够提出设施、设备质量方面的要求,而且具备防护方面的经验,保证患者生活在一个空气新鲜、光线柔和、有足够的娱乐活动、社交互动的场所。软件条件能够制定并且组织实施对精神病患者有保护和治疗作用的规章制度,以及足够的人力安排,以保证护理工作的正常运转。

(2) 治疗者的角色　护士既是药物治疗、电痉挛治疗、胰岛素休克等方面的执行者和协助者,更主要地应该是心理治疗的实施者。美国精神病护理专家佩普洛认为,精神科护士最核心的概念是心理治疗的角色。心理治疗的实施者虽应由专职心理工作者承担,但是护士与患者朝夕相处,接触最密切,在完成一般治疗的基础上应该从事大量的心理治疗。

(3) 辅导者的角色　辅导者的职责包括对精神病患者病态行为的矫正与辅导,使其恢复社会能力的康复辅导,以及病愈后使其不再复发或减少复发的健康教育和辅导。

(4) 协同者的角色 现代精神医学是采取团队工作的方式。组成这个团队的成员包括精神科医生、精神科护士、社会工作人员、心理治疗人员、工娱治疗人员、各类专业人员等,他们各有其不同的角色与功能,密切配合、协调工作,针对患者的问题和需要,共同拟定治疗计划和目标,定期举行小组会议,进行评价和讨论。护士在其中要发挥协同者的作用。

(5) 督导咨询者的角色 护士的工作范围从医院向社区扩展,工作内容从疾病的护理向社区康复扩展,工作对象从精神病患者向健康人群扩展,所以督导咨询的责任,就是解决人的关于疾病、治疗、康复和健康等方面的问题。

(6) 研究者教育者的角色 精神科护理人员中具有高级职称的高级护理人员在逐渐增加,接受过高等教育的护士也在逐渐增加,即精神科护理队伍的文化层次和专业水平在不断提高,因此在研究一般护理的工作基础上,应该开展精神科护理方面课题的研究,探讨新的领域,解决工作中的难题,从而带动精神科护理工作质量的提高。除此之外,还应开展本专业的专科教育和继续教育等各项工作。

精神科护理人员如果能够担当起上述六种角色,那么在以患者为中心的护理过程中,将会发挥理想的作用,成为推动精神科护理事业蓬勃发展的基础。

二、精神科护理人员的素质要求

(一) 精神科护理人员的基本素质

精神科护士应具备的心理素质如下:健康的身心,成熟的人格;有良好的医护职业道德,富有同情心;良好的慎独精神;敏锐的观察力,灵活的注意力;积极而稳定的情感和情绪,塑造自然影响力;尊重自我价值。

精神科护士应遵循的行为准则如下:严格遵守规章制度和工作职责;尊重患者人格,维护患者利益;掌握医学理论,熟练专业技能;注意调节患者之间的关系;注意调节医护之间的关系;确保患者在安全、舒适、愉快的环境中生活。

(二) 精神科护理人员专业素质

精神科护理人员除了要有良好的心理素质和职业道德素质外,还要有过硬的专业素质,这样才能造就一个合格的精神科护理人员。

1. 具有完整的知识结构

精神科护理人员应具备多学科知识结构,在掌握比较系统的专业理论知识和较强的实践技能的同时,还应不断地储备多学科信息,具有较高的文化修养和一定的自然科学、人文科学、社会科学等多学科知识,并能紧跟时代步伐,不断学习和掌握现代科学发展的新理论、新技术,才能熟练掌握各类精神障碍患者的护理技巧与方法,在对精神障碍患者的护理过程中才能够正确处理所遇到的各种问题,使患者得到有效护理。

2. 具有敏锐的观察能力和科学的分析能力

精神科护理人员应具备敏锐的观察能力和科学的分析能力。在实际工作中,通过与患者的密切接触,从患者的言谈举止、姿态表情、情感变化等临床表现,尽早辨认出患者的意图,全面及时地观察患者的行为,准确判断出患者的需要,协助医生尽快做出诊断,防患于未然。在护理过程中,还要树立整体护理观念,通过合理的护理计划、科学的护理程序、正确的护理评价,及早预测可能发生的问题,解决患者现存和潜在的健康问题,有效地制止意外事故的发生。

3. 具备良好的沟通能力

精神科护理人员应具备良好的沟通能力,善于运用沟通技巧,与精神障碍患者建立和谐的护患关系,最大限度地调动患者的主观能动性,使患者始终保持一个良好的心态和状态,尽快得到康复。精神科护理人员除具备一般沟通技巧外,还应掌握对特殊患者的特殊沟通技巧,如避免对偏执型人格障碍者过于热情、对边缘型人格障碍者保持中立、对反社会人格障碍者的挑拨和不合理要求加以限制、对有幻觉的患者给予客观解释等。

4. 具备较强的护理科研和教学能力

精神科护理人员应具备较强的护理科研和教学能力。目前,由于精神疾病的复杂性,精神科护理工作还有很多不完善的地方,需要护理工作者刻苦钻研业务,勇于创新,不断探寻新的有利于患者康复的护理方法和措施。同时,精神科护理人员还应具备一定的教学能力,能为患者及其家属开展健康教育,宣传普及精神卫生知识;具有临床带教能力,能为精神科护理培养后备力量;通过科研和教学,扩充新知识,创立新方法,掌握新技能,以适应现代护理工作的需要和发展,为患者提供先进的有效的护理。

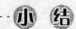

小 结

本章节介绍了精神障碍护理技术的基本概念及学科特点、精神医学及精神障碍护理发展简史、精神障碍护理的基本理论等。通过学习,使学生能理解精神障碍护理技术是建立在一般护理技术基础上的专科护理技术。精神障碍护理技术作为一门专科护理技术,具有其特殊的学科特点。随着传统医学模式正在被生物-心理-社会的医学模式所取代,为了适应护理模式改革的要求,为了使精神科护理工作在观念、内容、形式上不断更新,精神科护理工作者应具备新的角色与素质要求,以适应现代护理工作的需要和发展。

能力检测

单选题

1. 下列哪项符合奥瑞姆对自理概念的叙述?(   )

A. 自理能力是天生具备的

B. 自理能力具有稳定性,不易受其他因素影响

C. 自理是有目的有意识的行动

D. 能够自理是值得尊敬的,而无法自理则难以被社会所接受

E. 自理就是指进食、沐浴卫生、如厕、更衣、修饰等日常生活活动

2. 奥瑞姆在自理缺陷理论中阐明了(   )。

A. 什么是自理   B. 人存在哪些自理需求

C. 个体何时需要护理   D. 如何护理存在自理缺陷的个体

E. 如何评价个体的自理能力

3. 奥瑞姆认为采用何种护理系统取决于( )。

A. 护士的编制   B. 患者的病情   C. 患者的自理需求

D. 患者的自理能力   E. 医嘱

4. 纽曼系统模式认为,抵抗防线的特性是( )。

A. 缓冲和过滤作用   B. 保护正常防线的完整

C. 位于最外层,首先抵御压力源   D. 维持机体基本结构正常

E. 是机体防御系统的主体

简答题

1. 简述精神障碍护理技术的学科特点。

2. 如何运用奥瑞姆自理模式中的护理系统理论为患者提供护理服务?

3. 列出罗伊适应模式一级评估的内容,每项内容各列举两种无效反应的表现。

(晏志勇　李凤阳)

第二章 精神障碍的病因、分类与症状学

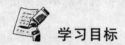

学习目标

掌握　精神障碍、精神症状的定义。
　　　能运用所学的知识，正确判断精神活动的异常。
熟悉　常见精神症状的名称，理解各类症状的定义及临床特点。
　　　精神障碍常见的综合征及其临床意义。
了解　精神障碍发生的相关因素及精神疾病的诊断分类系统。

精神障碍(mental disorder)是指在生物、心理、社会因素作用下，人体出现大脑功能失调，表现为具有诊断意义的认知、情绪情感、意志行为等精神活动的异常，可伴有痛苦体验和(或)功能损害。精神障碍又称为精神疾病(mental disease)，其精神活动的失调常影响个体的正常生活、工作、学习与人际交往等，需要用医学方法进行干预。

知识链接

关于精神障碍的定义，美国精神医学学会制定的《精神障碍诊断和统计手册》第四版(DSM-Ⅳ)中是这样描述的：精神障碍是指个体发生的具有诊断意义的行为或心理症候群或症状类型，伴有当前的痛苦的烦恼(如令人痛苦的症状)或功能不良(即在某一个或一个以上重要方面的功能缺损)，或较大程度地伴有死亡、痛苦、功能不良或丧失自由的风险，而且，这种症候群或症状类型不是对某事件的可期望的文化背景所认可的心理反应，如对所爱者死亡的心理反应。

第一节　精神障碍的病因学

现代神经科学证明：脑是产生精神活动的器官，人类所有的精神活动均由大脑调控；正常的大脑功能产生正常的精神活动，异常的大脑功能与结构可能导致异常的精神活动与行为表现。精神活动是脑的高级运动形式，具有其独特性；脑与精神活动产生的运动的发展规律迄今未明。对精神障碍的病因进行探索研究经历了半个多世纪，由于认识的局限性和方法学问题，对许多精神障碍的确切病因研究仍无重大进展和突

破。不过,从古代人们认为精神障碍是鬼魔附体或灵魂出窍,到现代人们认为精神障碍不是单一的致病因素所致,而是生物、心理、社会因素相互作用的结果,无疑是值得人类庆幸的一大进步。

一、生物学因素

影响精神健康和精神疾病的生物学因素大致包括遗传因素、器质性因素、理化因素、其他生物学因素等。

(一)遗传因素

许多精神障碍具有遗传性,通过基因将疾病的易感性一代传给一代。目前相关研究发现,绝大多数精神障碍属多基因遗传病,多个基因的相互作用增加疾病的危险性,但每一单个基因都仅起微弱的致病作用,所以,与单基因遗传不同的是,多基因遗传表现的只是一种患病倾向或患病素质,在某种后天因素(环境因素)影响下发病。这种多基因遗传所致的患病倾向(易患性)称为遗传度(heritability)。遗传度越高,遗传因素在患病中的作用则越大。了解遗传度最有效的办法是孪生子研究,通过比较单卵孪生子与双卵孪生子的同病率(同种精神障碍的患病率),即可计算出遗传度,如果疾病与遗传有关,那么单卵孪生子的同病率应高于双卵孪生子。遗传度高于 60% 则认为有遗传倾向。Rao 等(1981)报道精神分裂症的遗传度为 70%,由此可知精神分裂症有显著的遗传性。

对多种精神障碍的家族进行研究,结果表明,与遗传因素有肯定关系的精神障碍有精神分裂症、情感性精神障碍、神经性厌食症、惊恐障碍、儿童多动症、儿童孤独症等。国内外许多学者对精神障碍患者进行过家系调查,发现精神障碍患者近亲的患病率比一般居民高,且血缘关系越近,患病率越高。例如,Kallmann(1946)对 953 名精神分裂症患者的调查发现,其一级亲属(父母、子女以及同胞兄弟姐妹)精神障碍的患病率比一般居民高 10～15 倍,当父母双方均为精神障碍时,其子女的预期患病率为38.7%～68.1%,比一般居民高 80～100 倍。有关孪生子的研究发现,精神分裂症单卵孪生的同病率是双卵孪生的 4～6 倍。寄养子研究发现,精神分裂症母亲所生子女从小寄养出去,生活于正常家庭环境中,成年后仍有较高的患病率。又如,儿童多动症患者双亲患病率 20%,一级亲属患病率 10.9%,二级亲属(如叔、伯、姑、舅、姨、祖父母、外祖父母等)患病率 4.5%,单卵孪生子同病率 51%～64%,双卵孪生子同病率33%,寄养子研究发现,其血缘亲属中患病率高于寄养亲属的患病率。这些资料均提示遗传因素在精神障碍发生中起重要作用。

(二)器质性因素

脑的器质性疾病和各种躯体疾病都可导致精神障碍。脑的器质性疾病包括颅内感染(如脑炎、脑膜炎、脑脓肿、脑性疟疾、脑囊虫病等)、颅脑外伤、脑血管病变、颅内肿瘤、脑退行性病变、神经梅毒、癫痫等。各种躯体疾病,如各种急(慢)性躯体感染、内脏器官疾病(如肺炎、肺性脑病、肝性脑病、尿毒症等)、内分泌障碍、营养代谢疾病、结缔组织和血液系统疾病等,以及各种毒素作用、机体缺氧、能量供应不足、水平衡失调、电解质平衡失调、酸碱平衡失调、脏器功能衰竭、神经递质改变等,均可可影响脑功能或使其发生器质性病变,诱发脑功能紊乱导致精神障碍。

（三）理化因素

外伤、缺氧、高温、辐射等直接或间接损害脑的结构或功能,可导致短暂的或迟发而持久的精神障碍。饥饿、过度疲劳、睡眠缺乏等所致机体功能削弱状态,可促使精神障碍的发生。精神活性物质（如烟酒、镇静药、催眠药、中枢神经系统兴奋剂、阿片类物质等）、有毒物质（如农药、重金属、有毒气体等）均可影响中枢神经系统导致意识和精神障碍。其中,特别是应用毒品（成瘾性很强并在社会上禁止使用的化学物质）,如海洛因、可卡因、大麻、苯丙胺等导致的精神障碍已成一个世界性的问题,发病率不断升高。从公共卫生角度出发,吸烟、酗酒所造成的健康影响也不容忽视。

（四）其他生物学因素

（1）性别　有些精神疾病男女性别比例有明显差异,如:酒瘾、注意力缺陷与多动障碍、某些人格障碍（反社会型、冲动型、强迫型）好发于男性;抑郁症、焦虑症、神经性厌食症、癔症等女性发病率高。性别与精神疾病的关系,其机制并不清楚,可能与性激素、社会心理因素等有关。

（2）年龄　不同的年龄可发生不同的精神障碍,如:儿童和青少年时期常见的精神障碍是精神发育迟滞、儿童孤独症、儿童多动症、品行与行为障碍;青春期易发生神经衰弱、恐惧症、精神分裂症等;中年期易发生抑郁症、焦虑症等;老年期则多发生阿尔茨海默病,血管性痴呆等。有些精神障碍在不同年龄发病率也不同,如有调查资料显示,神经症的总患病率为2.2%,以40～44岁年龄段患病率最高,但初发年龄最多为20～29岁年龄段。

（3）体型　体型学说认为,情感性精神障碍多见于矮胖型,精神分裂症多见于瘦长型,癫痫多见于匀称型。

二、心理因素

（一）个性因素

现代心理学一般认为,个性就是个体在物质活动和交往活动中形成的具有社会意义的稳定的心理特征系统,它是在先天的禀赋素质和后天环境因素的共同作用下形成的。个性心理特征是个体在其心理活动中经常地、稳定地表现出来的特征,包括能力、气质和性格,其中,性格是个性的核心,是一种相对稳定的、与社会相关最密切的人格特征,主要体现在对自己、对别人、对事物的态度和所采取的言行上。例如,有人豁达开朗、乐于助人、英勇刚强,有人抑郁寡欢、自私自利、懦弱胆小。

精神障碍的发生与个性心理特征密切相关,不同性格特征的个体易患不同的精神疾病。如具有强迫性格的人,做事犹豫不决,按部就班,求全完美,事后反复检查,穷思竭虑,对己过于克制,过分关注,易焦虑、紧张、苦恼,遇上心理压力就易患强迫症。具有表演型性格的人,以自我为中心,好表现自己,娇柔做作,表情丰富夸张,情绪多变,易受暗示,对别人要求多,不大考虑别人的利益,当遭受精神刺激时易患癔症。具有分裂样性格的人,表现为孤僻少友,生活缺少动力,缺少热情或情感冷淡,不仅自己难以体验到快乐,对他人亦缺少关心,怪癖,喜欢做白日梦,缺少进取心等,其精神分裂症的发病率高。

　　(二) 精神应激因素

　　精神应激通常是指生活中某些事件引起个体精神紧张和感到难以应付而造成的心理压力。任何个体都不可避免地会遇到各种各样的生活事件,这些生活事件常常是导致个体产生应激反应的应激源。应激源来自恋爱婚姻及家庭问题、职业(学业)问题、社会环境因素和个人特殊境遇四个方面。其中恋爱婚姻及家庭问题、学校与工作场所中的人际关系是应激的主要来源,如失恋、夫妻感情不和、经济困难、子女不服教管、辍学、离休退职、人际关系紧张等这些慢性持久的精神刺激,常可促发神经症、心因性精神障碍或诱发器质性与功能性精神障碍,如精神分裂症、情感性精神障碍等。所谓的"天灾人祸",如地震、火灾、洪水、空难、战争等,个人的特殊境遇如亲人突然死亡、经济破产、被强奸、被抢劫、患不治之症等,这些强烈而急剧的应激事件可直接致病,导致癔症发作或与急性应激有关的精神障碍的发生,如急性应激障碍和创伤后应激障碍。

三、社会文化因素

　　社会是人类存在和发展的必要条件,人的一生与社会有着千丝万缕的联系。自然环境(如大气污染、噪音、生存空间过小等)、社会环境(如社会动荡、社会大的变革、民不聊生、人际关系紧张等)、家庭环境(如父母早亡、父母离异、经济条件差、夫妻感情不和等)、移民(尤其是移民到另一个国家)等,均可能增加精神压力,诱发精神疾病。不同的民族文化,社会风俗、宗教信仰也都可能影响人的精神活动而诱发疾病或使发生的精神疾病具有文化烙印,如某些精神障碍只见于某些特定的民族、文化或地域之中。精神障碍的表现受社会各阶层的特征(如社会地位、职业的稳定性、受教育程度等)的影响明显,如来自农村的精神分裂症患者,妄想与幻觉的内容多简单、贫乏,常与迷信等内容有关;来自城市的患者,妄想与幻觉的内容常与电波、电子、卫星等现代生活的内容有关。精神活性物质所致精神障碍与社会因素的关系更为密切,如制毒、贩毒、吸毒已成为当今的一大社会问题,酒瘾与"酒文化"有关等。

　　迄今为止,除器质性精神障碍、心因性精神障碍、少数遗传性疾病(如 Down 综合征)等精神障碍的病因较为确定外,绝大多数精神障碍,包括常见的精神分裂症、情感性精神障碍等疾病的病因至今仍不明了,现在比较一致的观点认为,生物学因素是基础,心理、社会因素则是致病的条件,它们共同作用导致精神障碍的发生。但在不同的精神疾病中,生物学因素和心理社会因素所起作用的程度也不相同。

┃第二节　精神障碍的分类┃

　　医学各科对疾病的诊断与分类遵循的基本原则是按病因、病理改变进行。但实践工作中,绝大多数精神障碍的病因病机、病理改变尚不清楚,无法贯彻病因学分类的原则,只能根据精神症状和已拟定的诊断标准进行分门别类。而精神障碍的各种诊断标准主要依靠精神症状间的组合、病程的演变、病情的严重程度等特点来制定。由于大多数精神障碍缺乏可用科学仪器检测而获得支持诊断的生物学指标，且诊断过程易受其他因素（如病史采取的方法，对症状认识的水平等）影响，诊断的一致性较差。因此，精神障碍分类与诊断标准的制定意义重大。

目前，国际上影响最大且为许多国家所采用的精神障碍分类系统有世界卫生组织《国际疾病分类（第十版）》（《ICD-10》）中的第五章和美国精神医学学会的《精神障碍诊断和统计手册（第四版）》（《DSM-Ⅳ》）。按照国际疾病分类（《ICD-10》）的方法，结合国内实际情况，我国自制了一套精神疾病分类与诊断标准，现行的是 2001 年出版的《中国精神疾病分类与诊断标准（第三版）》（《CCMD-3》）。

一、国际精神障碍分类系统

世界卫生组织（WHO）公布的《疾病和有关健康问题的国际统计分类》（international statistical classification of diseases and related health problems，ICD），简称《国际疾病分类》，包括各科疾病。1992 年出版的第十版（《ICD-10》）中的第五章，是关于精神与行为障碍的分类，为欧亚多数国家所采用。

《ICD-10》第五章主要分类类别如下：

F00～F09　器质性（包括症状性）精神障碍

F10～F19　使用精神活性物质引起的精神和行为障碍

F20～F29　精神分裂症、分裂型障碍和妄想性障碍

F30～F39　心境（情感性）障碍

F40～F49　神经症性、应激相关的以及躯体形式的障碍

F50～F59　与生理紊乱和躯体因素有关的行为综合征

F60～F69　成人的人格和行为障碍

F70～F79　精神发育迟滞

F80～F89　心理发育障碍

F90～F98　通常起病于童年与青少年期的行为和情绪障碍

F99　待分类的精神障碍

二、美国精神障碍分类系统

美国精神医学学会（APA）制定的《精神障碍诊断与统计手册》（diagnostic and statistical manual of mental disorders，DSM），1994 年出版了第四版（《DSM-Ⅳ》）。《DSM-Ⅳ》将精神障碍分为如下 17 大类。

1. 通常在儿童和少年期首次诊断的障碍

2. 谵妄、痴呆、遗忘及其他认知障碍

3. 由躯体情况引起并未在他处提及的精神障碍

4. 与成瘾物质有关的障碍

5. 精神分裂症及其他精神病性障碍

6. 心境障碍

7. 焦虑障碍（包括应激障碍）

8. 躯体形式障碍

9. 扮演障碍

10. 解离障碍

11. 性及性身份障碍

12. 进食障碍

13. 睡眠障碍

14. 未在他处分类的冲动控制障碍

15. 适应障碍

16. 人格障碍

17. 可能成为临床注意焦点的其他情况

三、中国精神障碍分类系统

《中国精神疾病分类与诊断标准》(chinese classification and diagnostic criteria of mental disorders,CCMD)第三版(CCMD-3)将精神障碍分为如下十大类。

1. 器质性精神障碍(包括症状性精神障碍)

2. 精神活性物质或非成瘾物质所致的精神障碍

3. 精神分裂症和其他精神病性障碍

4. 心境障碍(情感性精神障碍)

5. 癔症、应激相关障碍、神经症

6. 心理因素相关生理障碍

7. 人格障碍、习惯与冲动控制障碍、性心理障碍

8. 精神发育迟滞与童年和少年期心理发育障碍

9. 童年和少年期的多动障碍、品行障碍、情绪障碍

10. 其他精神障碍和心理卫生情况

第三节 精神障碍的症状学

精神疾病是以精神活动(如认知、情感、意志、行为等)异常为主要临床表现的一类疾病,其异常的精神活动通过人的外显行为如谈话、书写、表情、动作行为等表现出来,称之为精神症状。研究精神症状及其产生机制的科学称为精神障碍的症状学。精神症状是诊断精神障碍的依据,精神障碍的症状学是精神医学的重要基础,只有深刻了解每一个精神症状的表现形式才能正确区别不同的精神症状。准确分析和辨认各种精神症状是精神科护士必须掌握的一项基本知识和技能。

每一精神症状均有其明确的定义,并具有以下特点。①客观性:症状的出现与消失不受患者意识的控制。②顽固性:症状一旦出现,难以通过转移令其消失。③不协调性:症状的表现形式和内容与周围客观环境不相称。④痛苦性:症状的出现多伴随痛苦或不愉快的体验。⑤损害性:症状会给患者带来不同程度的社会功能损害。

一般来说,精神症状并不是每时每刻都存在的,而且有些症状表现极为隐蔽,与患者短暂接触、观察、交谈,难以发现。只有与患者密切接触,建立良好的护患关系,仔细观察,反复检查,才可能发现患者的精神症状。为了判定某一种精神活动是否异常,一

般应从三个方面进行对比分析:①纵向比较,即与其过去一贯表现相比较,精神状态的改变是否明显;②横向比较,即与大多数正常人的精神状态相比较,差别是否明显,持续时间是否超出了一般限度;③应注意结合当事人的心理背景和当时的处境进行具体分析和判断。

精神检查的方法主要是交谈和观察。在检查中应注意以下几点:①是否存在精神症状及哪些精神症状;②了解症状的强度、持续时间的长短及严重程度;③分析各症状之间的关系,重视各症状之间的鉴别;④学会分析和探讨各种症状发生的可能诱因或原因及影响因素;⑤关注患者对症状的感受,以及在症状支配下所表现出的情感和行为的变化。

知识链接

精神症状是异常的精神活动,其表现复杂,个体差异很大。影响精神症状表现的因素有两点。①个体因素:性别、年龄、文化程度、躯体状况以及人格特征均可使某一症状表现为不典型之处。②环境因素:个人的生活经历、目前的社会地位、文化背景等都可能影响患者的症状表现,例如,"文革"期间的患者认为自己是"红卫兵"、"工宣队"或"中央文革成员",改革开放时期的患者认为自己是"总经理"、"海外巨富"等。

人的正常精神活动按心理学分为感知、思维、情感及意志行为等心理过程。为了便于对精神症状的描述,以下按精神活动的各个心理过程分别叙述。但须指出的是,人的心理活动是一个整体,各种心理过程密切配合,协同活动,因此,精神症状之间存在着相互联系又相互制约的关系。

一、感知觉障碍

感觉是客观事物的个别属性在人脑中的反映,如物体的形状、大小、颜色、气味、冷热、硬度、重量等。感觉是外界环境的客观刺激作用于人体的感觉器官传到大脑而引起的最简单的心理活动,是人类认识客观世界的基础。知觉是人脑对客观事物整体属性的反映,即客观事物各种不同属性反映到人脑中形成的整体印象,如人物、场景等。简单地说,知觉可以被理解为对某客观事物各种感觉的综合,它与感觉一样是认识的初级阶段,是对客观事物外部表现及表面联系的反映。

(一)感觉障碍

(1)感觉过敏 对外界一般强度的刺激的感受性增高,感觉阈值下降,主要表现为不能耐受"强光、噪音、高温、强烈气味"等。如对柔和的灯光感到特别刺眼,对普通的脚步声感觉特别刺耳,对轻声细语感到震耳欲聋,轻轻的关门声听成枪炮声等,甚至当衣服或床单接触到身体时也难以忍受。内部感觉过敏者则表现为不能耐受正常心搏或胃肠蠕动等感觉,有多种躯体不适感。多见于神经症、更年期综合征等。例如,有一"神经衰弱"患者,因不能忍受蚊鸣般细小声音的干扰而长期失眠,近5年来挖地三尺筑地窖而卧。

(2)感觉减退　对外界一般强度的刺激的感受性降低,感觉阈值增高,患者对强烈的声音、剧烈的疼痛或刺鼻的气味,只有轻微的感觉;严重时对外界刺激不产生任何感觉,称感觉消失或感觉缺失,如开水烫伤不觉得痛等。见于意识障碍、抑郁状态、木僵状态、癔症。癔症患者可突然发生失明、失聪、皮肤的感觉缺失,属于转换性症状,其临床表现与生理功能及相应的神经解剖部位不符。

(3)感觉倒错　对外界刺激可产生与正常情况下不同性质的或完全相反的异常感觉。如:用棉签轻触皮肤时,患者产生疼痛或麻木感;手捧冰块时感到灼热烫手。多见于癔症。

(4)内感性不适(体感异常)　躯体内部产生各种不舒适的或难以忍受的异样感觉。如患者感觉到内脏器官被牵拉、挤压、游走、腐烂等,但不能明确指出不适的具体部位,其性质也难以描述。多见于精神分裂症、神经症、抑郁状态和躯体化障碍。例如,一男性患者,两年前集体食物中毒,经治疗其他人很快康复,而他一直认为毒素在体内没有完全清除,经常有肠胃胀气、血脉不通、肠粘连、内脏疼痛、血液漫溢感等,这些感觉若有若无,游离不定,令人难受,遍求名医不得治。

(二)知觉障碍

1. 错觉

错觉是指对具体客观存在的事物整体属性的错误感知。即有客观事物作用于感觉器官,但对此客观事物产生了歪曲的知觉。正常人在光线暗淡、环境嘈杂、恐惧、紧张和期待等情况下可产生错觉,如将张三看成李四、将"修锁"听成"派出所"、把地上的一条绳索看成一条蛇等,但这些一经验证即可纠正和消除。"杯弓蛇影"、"草木皆兵"、"风声鹤唳"也是错觉。病理性错觉常在意识障碍时出现,多带有恐怖色彩,以错视和错听为主。多见于器质性精神障碍(如感染、中毒等)的谵妄状态,如谵妄的患者把护士手中的注射器看成杀人的凶器匕首,把正在静脉滴注的输液管看成了一条爬行的蛇,把墙上的污迹看成了向他扑来的猛兽等,患者常因此而出现逃跑、躲藏或攻击行为。病理性错觉也见于功能性精神障碍,如精神分裂症,其错觉多与幻觉同时出现。

2. 幻觉

幻觉是指无客观事物作用于感觉器官时出现的知觉体验,是一种虚幻的知觉。如在四周无人的情况下,患者却"听到"有人在说话,或"看见"有仙女下凡。正常人在半睡半醒状态、长期睡眠剥夺、过分期待等心理状态下可以产生幻觉。病理性幻觉多见于脑器质性精神病,如颞叶病变、谵妄状态,也常见于精神分裂症、情感性精神障碍。幻觉是感知觉障碍中最常见而且重要的精神症状。

幻觉几乎涉及所有感觉器官,如幻听、幻视、幻嗅、幻味、幻触、内脏幻觉、前庭幻觉及本体感受器的运动性幻觉等。

1)幻听

幻听是最常见的一种幻觉,患者可听到客观环境中根本不存在的各种各样的声音,如雷声、流水声、鸟叫声、磨刀声、音乐声、讲话声等。非言语性幻听属原始性幻听,多见于脑器质性精神障碍。临床上最常见的是言语性幻听,患者可听到一人、两人或多人讲话的声音,以人数不等的陌生声音较多,有些患者听到亲友、同事或其他熟人的声音。内容通常与患者有关,如对患者的赞扬、命令、指责、诽谤、讽刺或辱骂,因此患者常为之喜悦、苦恼、发怒、反击。有时"声音"把患者作为第三者,内容是几个人议论患者或者意见有分歧相互争论。有时幻听的内容还可以是患者心中所想的事情。幻听常影响思维、情感和行为,如侧耳倾听,自言自语、自笑,甚至与幻听对话,破口大骂,也可能出现拒食、自伤自杀以及冲动毁物、伤人的行为。幻听多见于精神分裂症,精神活性物质所致精神障碍(如酒精中毒性幻觉症、苯丙胺依赖)、脑外伤性精神障碍、重性抑郁患者等,其中评论性幻听、议论性幻听和命令性幻听为诊断精神分裂症的重要症状。

(1)评论性幻听　患者无论在做什么事情,总是听到很多人在议论他(她),对他(她)的行为评头论足。例如,某女性患者,入院后常对护士讲空气中有人在不断地传播她的流言蜚语,说她是个坏女人,心肠不好,作风不正派。当她出门买菜时,有声音讲"你看,这个女人又去找野男人了",在家炒菜加油、盐、酱、醋时,又听到另一声音讲"真坏真坏,居然在菜中放'白粉'(海洛因)",等等。甚至还有两个以上的声音在一旁对她的一举一动进行追踪评论,实况转播,如"她坐在屋里,她在看电视,她要进厕所了"等。

(2)命令性幻听　患者听到声音用命令的口吻不准他(她)做这做那或者让他(她)去干对患者不利的违背患者意愿的事情,患者犹豫时,声音还可能催促和威胁,最终迫使患者完全或部分遵从。例如,某男性患者,26岁,一个多月来频繁听见一个自称是"仙女"的陌生女声命令他:"杀了你老婆,然后和我结婚!"他和妻子感情很好,不愿遵从声音指令,遂向"仙女"辩解和求情,招致愈加严厉的命令和斥责:"还不动手?我亲自动手时就杀你全家老小。"他最终只好用刀背将妻子砍伤以便向"仙女"有个交代。

(3)争论性幻听　患者听到一些声音在耳边争论不休,使患者无所适从。争论的问题可与患者有关,也可与患者无关。例如,某中年男性患者,听到有两个自称"国安局"的男子,其中之一对患者的村支书说"他(指患者)是间谍,是美国中央情报局派来的"。村支书说"不可能,你们搞错了","国安局"的另一人说"绝对没错,铁证如山",一女村民说"你们有我们了解他? 他都能当间谍,我们全村的人都是间谍","国安局"的人又说"无论如何,现在要把他带走",村支书说"不行,我不会把人交给你们的",很多村民都说"我们都不同意把人带走",患者也极力申辩自己不是间谍。

(4)思维鸣响　又称思维回响,是一种内容上比较特殊的言语性幻听,患者凭空听到陌生的声音将自己的思想或内心活动讲述出来,如他想到"是吃饭的时间了",声音就说"该吃饭了"。有的患者凭空听到声音逐字逐句地复述他正在看书的内容。若患者在思考问题时体验到自己的思想同时变成了言语声,自己和他人均能听到,称为思维化声。思维鸣响、思维化声是精神分裂症的特征性症状之一,两者的区别如下:前者体验到声音来自外界,后者体验到声音来自脑内或心灵。也有少数学者认为它是一种特殊的思维障碍(主观体验的思维障碍)。

2)幻视

常见,患者可看到客观环境中根本不存在的一些人、事、物或景象,如颜色、光线、鲜花、人物、动物、场景等,内容可十分单调也可非常丰富、复杂。在意识障碍时,幻视多为生动鲜明的形象,具有恐怖色彩,并常影响患者的情绪和行为,多见于躯体疾病伴发精神障碍的谵妄状态,且此类患者的幻视比幻听更多见。如看到妖魔鬼怪、凶猛的野兽、血腥的场面、战争的场景等。例如,某高热患者突然双目凝视,露出惊恐之色,高呼:"有鬼,有鬼,我怕,我怕。"并抱住枕头不放,问其哪儿有鬼,患者声称:"有好多孤魂野鬼,飘忽不定,都伸出魔爪,成群结队地向我扑来了。"在意识清晰时出现的幻视见于精神分裂症,例如,一位精神病患者说:"看到自己家的房顶上有一闪光的十字架及一具可怕的骷髅头,十字架发出的光在我家中扫来扫去,他们找死亡女神和希望女神"。

3) 幻嗅

幻嗅是一种较常见的症状,患者闻到客观环境中根本不存在的一些难闻的气味,如化学物品烧焦的气味、浓烈的农药味、刺鼻的药物味、食物变质腐败的气味、尸体腐烂的气味及体内产生的特殊气味等,往往引起患者产生不愉快的情绪体验,常与其他幻觉和妄想结合在一起。若患者坚信他所闻到的气味是坏人故意放的,从而加强了被害妄想,可表现为拒食、捏鼻动作或逃离现场(常见于精神分裂症)。单一出现的幻嗅,需考虑颞叶器质性损害或颞叶癫痫。例如,某精神分裂症患者,由其父陪同入诊室,患者突然神色较紧张地说:"爸,我闻到了毒气味。"停顿了一下又说:"唔,这房间有毒气。"于是很快逃出诊室。

4) 幻味

幻味较少见:患者尝到饮食中有某种特殊的令人不愉快的怪味道,如苦味、药味、血腥味,因而拒食。幻味常继发于被害妄想,主要见于精神分裂症。例如,某住院患者吃饭时,只吃了几口,就将饭菜倒掉了,问其何故,患者说"饭中有农药味"。护士当即又盛来饭菜并陪同患者吃同一碗饭,患者仍吃出了农药味。

5) 幻触

幻触也称为皮肤与黏膜幻觉,较常见。患者感到皮肤或黏膜上有某种异常的感觉。如虫爬感、针刺感、电击感、被抚摸感等,如患者称:"总觉得有人在拧自己的手,摸自己的脸。"可见于精神分裂症或器质性精神障碍。性接触感(性幻触)多发生在女性,患者感到阴道内有男性生殖器抽动摩擦的感觉,此症状仅见于精神分裂症。例如,某女性患者,22岁,告发同办公室的一位男同事多次强奸她。精神病司法鉴定时她描述:多次独处时,下体产生被强奸的性交感并出现性高潮感,当时并没有看见强奸她的人,遂认为是男同事在用高科技的手段达到强奸目的。但妇科检查患者为处女。

6) 内脏幻觉

患者感到躯体内部某一固定部位或某一内脏器官有异常的知觉体验,即产生于身体内部固定位置的特殊幻觉,患者能明确描述其性质和部位,如感到肠扭转、肝破裂、心脏穿孔、腹腔内有虫爬行等,多见于精神分裂症、抑郁症及疑病症。较常见。例如,某患者,男,35岁,精神分裂症。患者近两个月来总感到左侧肺部有2只苍蝇在细支气管内飞上飞下,感到很不舒服,但无咳嗽及胸痛感。

7) 小结

幻觉按其体验的来源可分为真性幻觉和假性幻觉。需要强调的是,无论真性幻觉还性假性幻觉,都是虚幻的知觉,但患者确信自己听到了或看到了,对此坚信不疑;只不过患者叙述的形象特征前者较后者让人感觉更真切一些而已。真性幻觉与假性幻觉的区别见表 2-1。

表 2-1　真性幻觉与假性幻觉的区别

真 性 幻 觉	假 性 幻 觉
幻觉形象生动、鲜明,如同外界客观事物一样	幻觉形象不清晰、不生动、不真实和不完整
幻觉形象存在于外部的客观空间(如病房、走廊)	幻觉形象位于患者的主观空间(如脑内、体内)
幻觉形象是通过患者的感觉器官而获得的,是亲眼所见、亲耳所闻的	幻觉形象不是通过患者的感觉器官获得的,不需要用眼或耳就能看到或听到

　　幻觉可伴随客观现实刺激而同时出现,即正常知觉与幻觉同时并存。如患者在听到脚步声(真实存在)的同时听到议论患者的声音(幻觉),听到广播声音(真实存在)的同时看到播音员的人像站在面前(幻觉)等。按幻觉产生的条件可分为如下两种。①功能性幻觉:当某种感觉器官处于功能活动状态的同时出现涉及该器官的幻觉。临床常见功能性幻听,患者在听到一个真实声音(正常知觉)的同时出现一个幻听,二者同时产生同时消失,且互不融合。功能性幻听的内容一般机械而重复。功能性幻觉多见于精神分裂症或心因性精神障碍等。例如,一患者向医生诉说:每当有人经过时,就听到别人的脚步中发出一个陌生的声音在骂他"流氓,流氓,流氓……",节奏和脚步声一致,脚步声消失,骂声也消失。②反射性幻觉:当某一感官处于功能活动状态时,出现涉及另一感官的幻觉。如:听到敲门声的同时看到一个手持利剑的人;看到铁丝就有触电的幻觉体验,全身麻木,刺痛难忍等。反射性幻觉多见于精神分裂症。

　　(三)感知觉综合障碍

　　感知觉综合障碍又称非幻觉性知觉障碍,是指患者对具体存在的客观事物的整体感知是正确的,但对该事物的某些个别属性如大小、形状、颜色、距离、空间位置等的感知却是错误的(与该事物不相符合)。例如,一位患者,指着刚进病房的护士笑得前俯后仰,问其因何而笑,患者答道:"你看张护士的眼睛,一只鸡蛋那么大,一只绿豆那么小"。其实,这位护士确实是张护士,张护士五官端正,浓眉大眼。患者对客观事物的整体属性(张护士)的感知觉并无障碍,而是对个别属性(眼睛的大小)的感知觉出现了障碍。感知觉综合障碍是各种感觉整合成为知觉的功能发生障碍造成的。它是一种整合作用的歪曲以及知觉机能水平的降低。多见于器质性精神障碍如中毒、颅内感染、癫痫等,也见于精神分裂症等。

　　常见的感知觉综合障碍有如下几种类型。

　　(1)空间感知觉综合障碍　包括视物变形症、空间知觉障碍、非真实感,多见于癫痫和精神分裂症。

　　① 视物变形症　患者感觉到外界事物(人或物体)的大小、体积、形状等发生了变化。看到客观事物的形象比实物增大,称为视物显大症,如患者将一块小石头看成巨石。看到客观事物的形象比实物缩小,称为视物显小症,如一成年男性患者感到自己睡的床只有童床大小,认为容纳不下自己的身体而坐着睡觉。看到客观事物的形象与

实物形状、颜色等不同，统称为视物变形症，如看到周围人的脸面变形、房子倾斜、台桌柜椅形状改变等。例如，某患者看见护士的口眼歪斜，鼻子特别大且呈黑色。

② 空间知觉障碍 患者感到周围事物的距离（长短、远近）发生了改变，如感觉一伸手就可触到房顶，5 m 宽的小河感觉只有一线之隔的距离，候车时汽车已驶进站台，而患者仍感觉汽车离自己很远。

③ 非真实感 患者感到周围事物和环境发生了变化，模糊不清，缺乏真实感。视物如隔一层帷幔，像是一个舞台布景，周围的房屋、树木等像是纸板糊成的，似"水中月"、"镜中花"毫无生机，周围人似没有生命的木偶、油画中的肖像等。对此患者具有自知力。见于抑郁症、神经症和精神分裂症。

（2）时间感知觉综合障碍 患者对时间的快慢出现不正确的知觉体验。如：感到时间在飞逝，似乎身处于"时空隧道"之中，外界事物在异乎寻常地"速变"，瞬息之间完全两样；或者感到时间凝固了，岁月不再流逝，外界事物停滞不前。多见于颞叶癫痫、情感性精神障碍、精神分裂症。

（3）运动感知觉综合障碍 患者感到周围的一切似乎都是静止不动的，或者感到运动的物体是静止的，静止的物体却正在运动。如感到眼前房屋一幢幢迎面而来，或看到正在奔驰的汽车停在路上。有的患者可产生腾空飞行的感觉或床正在往下沉没的感觉。此类患者往往同时伴有空间和时间感知综合障碍，常见于精神分裂症、中毒性或颅脑损伤所致的精神障碍。

（4）体形感知觉综合障碍 患者感到自己的整个身躯或个别部分发生了改变。如个子变高，鼻子拉长，四肢变粗变短或者整个人变成了头小躯干粗短双腿细长的怪样等。有的患者经常照镜子，对着镜子发笑或修饰，称为窥镜症，如一患者感到面部不平，天天照镜子，用小刀削平所谓"隆起处"而留下累累瘢痕。有的患者还感到自己为两个同样的身体连在一起，并一同行走或休息，称为双重自体。体形感知觉综合障碍多见于某些神经系统疾病、癫痫、躯体疾病所致精神障碍、脑器质性精神障碍或精神分裂症。

二、思维障碍

思维是人类认识活动的最高形式，是事物内在的本质联系在人脑中的反映。思维是通过大脑对感觉器官所直接感知的客观事物的信息资料进行存储、筛选、分析、比较、综合、抽象、概括、推理、判断等，反映事物的本质和事物间规律性联系的认识活动，是人脑对现实概括的和间接的反映。思维的概括性是建立事物之间的联系，把有相同性质的事物抽取出来，对其加以概括，并得出认识。如根据事物的共性使用数量来概括事物：2 只老虎，5 只山羊，7 只猴子等。思维的间接性是通过其他表征来推断事物的能力，把本无直接关系的现象联系在一起，发现规律，揭露事物的本质。例如，患者就诊时，医生根据患者描述的症状、体格检查的发现以及辅助检查结果，就可以得知患者所患的疾病及病情的严重程度。

正常人的思维有以下几个特征：①目的性，思维指向一定的目的，解决某一问题；②具体性，思维产生于感知觉，具有与客观事物相符合的具体内容；③实际性，具有切实可行性和实际的效用；④实践性，能通过客观实践予以检验或验证；⑤逻辑性，思维过程符合思维逻辑规律,有一定的道理。

思维是通过言语或文字来表达的,没有语言这个工具,思维是不可能发生与存在的。思维障碍也基本体现在语言和文字的异常表现上。检查思维有无障碍主要通过和患者的谈话来发现,有时也要收集患者的书面材料,并听取患者对其行为的解释。

思维障碍临床表现多种多样,一般可分为思维形式和思维内容两方面的障碍。思维形式障碍主要包括联想障碍和逻辑障碍:前者即思维过程的障碍,主要表现为联想速度与联想途径的变化;后者是概念的运用、判断、推理方面的逻辑紊乱。思维内容的障碍是指思维表达的内容明显违反客观现实。思维障碍的分类如图 2-1 所示。

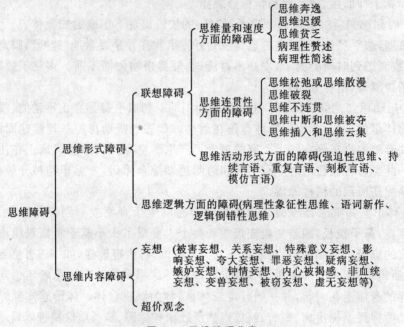

图 2-1　思维障碍分类

(一)思维形式障碍

1. 联想障碍

联想是事物之间联系和关系的反应,是因一事物而想起与之有关事物的思想活动。由于某人、某事或某物而想起其他相关的人、事、物,由某一概念而引出其他相关的概念,这就是联想。联想障碍即思维过程的障碍,是思维形式障碍的主要表现形式。联想障碍的常见症状如下。

(1)思维奔逸　又称观念飘忽,指联想速度非常迅速、新的概念不断涌现,内容十分丰富。其主要表现为语量增多,语速加快,说话滔滔不绝,似"洪水开闸,奔涌而出",即使如此,有时患者还感觉"语速远跟不上思维的速度",以致言语衔接不连贯。严重者除了短暂睡眠外,几乎一刻不停地讲话,直到声音嘶哑还不停地用手比画。患者时而古今中外,时而天南地北,内容丰富生动,与周围现实相关而不荒谬,但内容往往不深刻,给人以信口开河之感。话题常随周围环境的变化而改变(随境转移),也可按某些词汇的音韵进行联想(音联)或以字、词、句的意思进行联想(意联,可同义词之间的类似联想或反义词之间的对比联想)而转换话题,而使一个主题未完又转入另一话题。患者常自述脑子反应快,特别灵活好使,"像机器加了润滑油一样",思维敏捷,口若悬河,出口成章,下笔千言,一挥即就。常见于躁狂症,亦可见于精神分裂症和器质性精神障碍(如下丘脑病变)时。例如,一男性患者,30岁,临床诊断为躁狂症。医生几乎无法打断他的话,问他姓什么,他答:"姓王,大王的王,王子的王,王子爱上了灰姑娘,十八的姑娘一朵花,我们的祖国是花园,花园的花朵真鲜艳,儿童是祖国的花朵,教师是辛勤的园丁,钉子精神就是愿意挤善于钻,占山为王,打虎上山",此时,进来一位老医生,患者马上站起让座,说"你好,请坐,尊老爱幼是应该的,夕阳无限好,只是近黄昏,昏头昏脑,婚姻是爱情的坟墓,医生你结婚了吧,我猜你老婆一定很漂亮,就像你的这条领带一样,是她送的还是情人送的?(伸手摸医生的领带),咦?外面什么声音,我去看看……"

(2) 思维迟缓 即联想抑制,指思维联想困难,联想速度减慢、数量减少。患者表现为言语缓慢、语量减少,语声甚低,反应迟缓。患者自觉脑子变笨,反应慢,思考问题困难,"脑袋像生了锈一样,不灵了"。但患者智力与判断理解能力正常。多见于抑郁症。

(3) 思维贫乏 或称联想贫乏,指联想数量减少,内容空虚,概念与词汇贫乏。患者体验到"脑子空空的,没什么可想,没什么可说"。表现为沉默少语,谈话言语空洞单调或词穷句短,回答简单。缺少主动语言,对一般询问往往无明确应答性反应,或仅简单地答以"是""不知道""没什么"。严重的患者也可能什么问题都回答不知道,且患者对此漠然处之。思维贫乏在外表上与思维迟缓相似,但两者有本质的不同。思维贫乏见于精神分裂症单纯型或晚期阶段的精神衰退、脑器质性精神障碍及精神发育迟滞。

(4) 病理性赘述 其联想过程停滞于繁杂的枝节问题上,抓不住主要环节,不厌其烦地做不必要的过分详尽的细节描述。其特点是患者无法按医生的要求作简洁扼要的回答,固执地按自己的思维方式赘述下去,给人一种讲话"啰啰嗦嗦""拖泥带水"之感。患者过分拘泥于细节,力求精确和包罗无遗,虽然最终仍能回到正题,但大大延缓了到达目标的时间。这通常表明患者的抽象概括和理解能力的下降,多见于脑器质性疾病所致精神障碍,如癫痫性精神障碍、阿尔茨海默病等。例如,医生问一老年患者"你今天的药吃了没有?"患者答:"前天上午,也就是周一上午,你给我加了一种药,要我一天吃3次,昨天我吃3次。今天我七点起床,先上厕所,后洗口、洗脸、梳头,然后提着暖水瓶到楼下去打开水,顺便到食堂吃早餐,那里的人很多,排了好长的队,我买了一碗稀饭、两个馒头、一点咸菜。吃完饭提着暖水瓶回来,上楼梯的时候碰到了护士长,问我昨天睡得怎样,我说很好。回到病房,我把开水倒到茶杯里,待水凉后,我把那两种药都服了。"

(5) 病理性简述 与病理性赘述恰好相反,陈述过于简略,这并非是患者不愿意答复问题,而是可利用的概念减少了,往往反映出思维的抑制或贫乏。患者答话时内容大致切题,但单调空洞,常泰然回答"不知道"。此种思维障碍中,联想的环节是零星散在的和失去连续性的。例如,某患者,问到他离婚的事时,只是说:"我已离婚了。"问他什么原因离的婚,答道:"她走了。"再问她为什么要走,他答道:"走了,孩子。"再问为什么,他答道:"不知道。"

（6）思维松弛或思维散漫 思维活动缺乏目的性、连贯性及一定的逻辑关系，联想松弛，内容散漫，缺乏主题，令人费解。患者口头叙述或书写文章时语句通顺，但缺乏中心思想、段落大意。与人交谈时东拉西扯，一个问题与另外一个问题之间缺乏联系，以致别人弄不懂他要表达的意思和阐述的观点。对问话的回答不够中肯，也不很切题，交谈对不上焦点，有"答非所问"之感。谈了半天，听者不知所云，让人感到与之沟通十分困难。多见于精神分裂症。例如，某男性患者，42 岁，当问到家里有几口人时，他答道："我的家人，我有一个儿子，今年 17 岁，在上中学，成绩不错。今年的天气很怪，变化无常，4 月份还下雪。物价涨得飞快，青菜都几元钱 1 斤，人民的生活负担不断加重，老百姓的生活开支逐年增加……"当提醒患者问的是家里有几口人时，患者说："我知道，我在回答你的问题，中国是一个大国，全国有 13 亿人口……"

（7）思维破裂 又称破裂性思维，是指思维联想过程断裂，概念之间缺乏内在联系，思维活动的连贯性和逻辑性明显缺乏。患者在意识清晰的情况下，前言不搭后语，"胡言乱语"。表现为患者言语或书写内容有结构完整的句子，但各句含意互不相关，变成语句堆积，使听者不知所云。严重时，言语支离破碎，个别词句之间也缺乏联系，成了"语词杂拌"。多见于精神分裂症青春型。例如，某女性患者，25 岁，就诊时，医生问："你在哪里工作？"患者答："科学是生产力，嫦娥住在月球上，男孩喜欢女孩，当官的死了，战斗不能停止……"问："你病了多久？"答："问题都不能解决，我又不是坏人，池塘里养了鱼，房子太贵，计算机病毒是谁发明的？"

（8）思维不连贯 患者在意识障碍的背景下出现言语缺乏思维联想内容和结构上的连贯性和逻辑性，不仅句子间没有联系，而且言语中的细微语法结构也出现混乱，词组或词之间没有联系，形成互不相关的词的堆砌，即"语词杂拌"。多见于脑器质性精神障碍和躯体疾病所致的精神障碍。例如，一高热患者，自言自语道："我是吴锋（患者姓名），鸡在叫，人生，身体健康，神仙，等等我……"

（9）思维中断 又称思维阻滞，指在既无意识障碍，又无外界干扰时，思维过程突然受阻，出现中断。表现为言语在明显不应该停顿的地方突然停顿，即患者话说一半，突然中断，停顿片刻，再开口时已经换了别的内容，此时经人提醒也无法再回忆起刚才的思路而重续旧话。这种思维中断并不受患者意愿的支配。例如，某患者正在叙述："邻居家里娶了位新媳妇，既漂亮又贤惠，有一次，我们几个朋友。"话说至此，突然停顿（都在等着听下文呢）；过了片刻，又开口说："今天天气真冷，该添加一件衣服了"（换了新的话题）。若患者当时有思维突然被某种外力"吸走""抽走"的自觉体验，则称为思维被夺。思维中断、思维被夺多见于精神分裂症患者。

（10）思维插入和思维云集 思维插入又称思维被强加，是指患者在思考过程中或休息时突然感到有某种不是属于自己的思想，被别人强行塞入其脑中，不受其意志所支配，即脑子里插入了别人的某种思想。思维云集又称强制性思维，是指患者体验到大量杂乱多变、毫无现实意义的思潮强制性地涌现于脑内，不受其意志支配。"这些乱七八糟想法的出现，犹如夏天天空中的云彩一样，突然乌云密布，突然又烟消云散。"思维插入和思维云集两种症状往往突然出现，迅速消失。多见于精神分裂症，也可见于脑器质性精神障碍。思维插入与思维云集的区别在于，思维插入的患者还有属于自己的受患者意愿支配的思维活动。而思维云集时，患者认为他的思维活动已经完全不受自己意愿的支配,已经没有属于自己的思维活动了。例如,有一天,某精神分裂症患者说:"我正在看书,脑子中突然闪现'把隔壁的人赶跑'的想法,这不是我的本意,这是别人的意思,是别人强塞给我的,我不知他是谁"(思维插入)。又一次该患者说:"刚才我的脑子突然乱了,不能控制了。我不该说的说了,不该骂的骂了,不该哭的哭了,不该笑的笑了,这些都是别人强加给我的,支配我的,我哭笑都不受自己支配"(思维云集)。

(11) 强迫性思维 又称强迫观念,是指某一概念或相同内容的思维在患者脑中反复出现,患者明知思维的内容没有现实意义,是不必要的或荒谬的,并力求摆脱但又无能为力,患者为此而十分苦恼。强迫性思维可表现为脑中反复想某些词或句子(强迫性思想)、反复呈现经历过的事情(强迫性回忆)、反复思索无意义的问题(强迫性穷思竭虑)、脑中总是出现一些对立的思想(强迫性对立思维)、反复体验到一种强烈的内在冲动(强迫性意向)、总是怀疑自己的行动是否正确(强迫性怀疑)等。多见于强迫症,也见于精神分裂症。强迫性思维常伴有强迫动作,它与强制性思维不同,前者清楚地意识到是自己的思想,反复出现,内容重复;后者体验到思维是别人强塞给自己的,是一种异己体验。例如,某患者反复思考"讲话讲多了是否会死人?"(强迫性思维),为此反复求诊询问许多医生,但任何医生的作答都不能令其持久接受,患者自知思考这个问题没必要,但总是控制不住自己整天地想,否则就很难受。也有不少学者认为,强迫性思维应归于思维内容障碍。

(12) 持续言语 患者单调地重复某一概念,或对于某些不同的问题,总是用第一次回答的话来回答,其思维联想在某一概念上原地徘徊、停滞不前。例如,询问患者年龄,答"42 岁",问其地址,答"42 岁",又问其职业,仍答"42 岁",以后又提出几个其他方面的问题但患者仍以"42 岁"回答。见于癫痫性精神障碍或其他脑器质性精神障碍。

(13) 重复语言 患者常重复他所说的一句话的最末几个字或词,思维联想暂时黏滞于此,不能随环境的改变而改变话题,患者能意识到这样是不必要的,但却难以克服,无法改变思维内容。如"今天的天气真好,真好,真好……"。多见于脑器质性疾病及癫痫伴发的精神障碍。

(14) 刻板言语 患者机械而刻板地持续重复一些与当前情景无关的毫无意义的词或句子。例如,患者长时间地念叨:"吃饭了没有? 吃饭了没有? 吃饭了没有……"。常与刻板动作同时出现,常见于精神分裂症紧张型、脑器质性精神障碍。

(15) 模仿言语 患者刻板地模仿周围其他人的言语,周围人说什么,患者就跟着说什么。例如,护士问:"你叫什么名字?"患者也同样说:"你叫什么名字?"护士又问:"你今年多大?"患者又跟着说"你今年多大?"护士说:"你请坐!"患者也说"你请坐!"模仿言语与模仿动作同时出现,常见于精神分裂症紧张型。

2. 思维逻辑障碍

正常人的概念形成、对事物的判断、推理、论证等思维活动,都遵循着一定的逻辑性,即前提正确、与客观相符、按一定的规律进行。思维逻辑障碍是指概念的运用、判断、推理方面的逻辑紊乱,即表现为思维过程中偷换概念、混淆是非、前提矛盾、因果倒错、违反逻辑法则等。精神疾病患者的逻辑结构障碍主要表现在三个方面:失去了每种概念的界限;混淆了概念的具体含义与抽象含义;在语言表达时出现语法结构的紊乱。其常见症状如下。

(1)病理性象征性思维 象征是用具体的事物表示某种特殊意义,以一种形式代表一种抽象事物。象征性思维是思维的高级阶段,正常人常以物征事,选择一些人们熟知的"象征物"来表达一种特定的意蕴。如用鸽子、橄榄枝象征和平,用红色、喜鹊象征吉祥,用玫瑰花、鸳鸯象征爱情等,这些都是以传统习惯和社会习俗为基础,已约定俗成、尽人皆知的,就像在十字路口遇见红灯应该停车一样,而且不会把象征的东西当成现实的东西。病理性象征性思维是指患者以无关的具体概念代替某一抽象概念或将抽象的事物具体化,用一些普通的概念、词句或动作来表示某些特殊的、不经患者本人解释别人无法理解的含意。如患者抱住电脑象征热爱知识,反穿衣服象征表里如一,把鞋子放到屋顶上象征站得高看得远,裤腿一边高一边低象征人有高贵卑贱之分等。病理性象征性思维的病理性质并非在于其具体动作和行为本身,也不在于其所要表达的象征意义,而是在于行为和象征意义之间的逻辑联系即这种象征不合常理,荒谬离奇。该症状几乎只见于精神分裂症。例如,某精神分裂症患者,男,34岁,经常双臂舞动,有时双手抱头,有时双手捧腹,走路一定要走左边,问其原由患者不予解答。病情好转后患者回忆,双臂摆动代表发挥群众的积极性,双手捧腹代表保护人民群众,双手抱头代表拥护党中央,走路走左边代表自己是"左派"。

(2)语词新作 患者自创一些符号、图形、文字并赋予其特殊意义,或对常用普通的词语、符号赋予全新的离奇的概念。常表现为概念的融合、浓缩、无关概念的拼凑,其特定含义不经患者解释别人根本不明白。例如,患者用"狒"表示狼心狗肺,用"%"代表离婚,用"兰男"表示美男子,"日忧"表示心情忧愁与害怕。多见于精神分裂症。例如,一位老太太,十七年来执著地书写着别人看不懂的"天书"。每天都会书写七八个小时,若一天不写,老人就会出现失明、头痛等症状。更加奇怪的是,书写或者朗读自己的作品时,老人突然就会痛哭流涕。"天书"中有许多古文字演变的影子,还有许多古怪的符号和字典中查不到的文字,这些只有老人自己看得懂,别人见到都一头雾水。比如:"天书"中有一个字,上半部是手,下半部是心,老太太说:"这个字读作手心,是书桌的意思。"又如,"天书"中有的地方男女两个字贴在一起,有的地方男女两个字离得很开,老太太认为,前者是结婚的意思而后者是离婚的意思。这位老太太被诊断为精神分裂症。

(3)逻辑倒错性思维 主要特点为推理缺乏逻辑性,既无前提也无根据,或因果倒置,推理离奇古怪,不可理解。如患者认为"吃了猪肝自己会变成猪","吃饭时米会感到痛苦","吃肉就是吃自己的尸体","因为电脑感染了病毒,所以我要死了"等。患者违反逻辑法则进行推理,或在推理过程中偷换概念。患者在交谈中常常坚持自己不合逻辑的思维概念,并振振有词地解释自己似是而非的推理和判断过程。常见于精神分裂症和偏执狂。例如,一女性患者,26岁,精神分裂症。患者大专毕业后长期休息在家,和母亲两人相依为命,相处较好。半年来认为母亲对自己态度生硬,家中的事也不告诉自己。患者说:"我认为同性相吸,异性相斥,由于2010年转换到2011年地球的磁力发生了改变,这种磁力影响了妈妈,使妈妈对我的态度发生了改变,妈妈现在疏远我。"

值得提出的是,前述的思维松弛、思维破裂以及思维不连贯等也存在着一定程度的思维逻辑障碍。由于思维破裂的患者在意识清晰的情况下,思维过程明显地缺乏逻辑性,故有些教书上把思维破裂归于思维逻辑障碍中。

(二) 思维内容障碍

思维内容障碍是指思维内容荒诞,明显地违背客观现实。包括妄想和超价观念,其中妄想是思维障碍中最常见、最重要的症状。

1. 妄想

妄想是在精神病态中产生的,缺乏事实根据但患者自己坚信不疑的某种错误推理和判断,即一种病理性的歪曲信念。妄想具有下列特征。①歪曲事实:妄想的内容与事实不符,没有客观现实基础。②信念坚定:患者对病态的信念坚信不疑,不能通过摆事实讲道理而说服、纠正。③涉及自我:妄想内容均涉及患者本人,总是与个人利害有关,如"我伟大","我有罪","有人要加害于我","那是暗示我的"等。④个人独特:妄想不具有群体性,只患者本人单独具有。⑤时代烙印:妄想内容因文化背景和个人经历而有所差异,但常有浓厚的时代色彩。如美国患者不会说自己是玉皇大帝,20世纪50年代没有涉及互联网的妄想,"文革"期间的患者常自称自己是"红卫兵"而没人自称自己是"总经理"的。

妄想按其发生过程及与其他心理活动的关系可分为原发性妄想(真性妄想)和继发性妄想(类妄想概念)。①原发性妄想是突然发生,内容不可理解,与既往经历、当前处境无关,也不是来源于其他异常心理活动的病态信念,包括突发妄想、妄想知觉、妄想心境或妄想气氛。突发妄想,即患者突然在脑海中出现大量的没有前因,没有推理,也无法解释的妄想。例如,某患者突然声称家里所有的人都对她施加压力,存心将其置于死地,凭空而来的这些错误的病理性信念,使家人感到莫明其妙。妄想知觉,即患者突然对正常知觉体验赋以妄想性意义。例如,某女性患者,24岁,某日在家宴上当母亲端上一盘鱼时,突然感到男朋友已与母亲发生不正当关系,并很快坚信这种想法,而且进一步从母亲和男朋友的言谈举止中发现了支持这种想法的"证据"。妄想心境或妄想气氛,即患者感到他所熟悉的环境突然变得使他迷惑不解,而且对他具有特殊意义或不祥预兆,但很快即发展为妄想。如某患者从外地出差回京后,突然感到火车站的一切都和自己有关,周围的人都在注视自己,人们的一言一行都意味着对自己不利,于是,坚信自己即将被害。原发性妄想是精神分裂症的特征性症状,对诊断分裂症具有重要价值。②继发性妄想是发生在其他病理心理基础上的妄想,或在某些妄想基础上产生的另一种妄想,见于多种精神疾病,其诊断意义远低于原发性妄想。常在各种幻觉、内感性不适、情感障碍、意识障碍、记忆障碍、智力障碍、人格障碍等精神因素影响下产生。如抑郁症的自罪妄想,躁狂症的夸大妄想,丢失东西后产生被窃妄想,疑病妄想患者产生的被害妄想等,均属于继发性妄想。作为基础的这些病理心理因素消失,这种妄想观念也随之消失。若联系到上述心理活动的基础,则妄想的产生是可以理解的。

妄想按其结构可将其分为系统性妄想和非系统性妄想。①系统性妄想是指围绕某一妄想内容逐渐发展,其内容前后相互联系、结构严谨、逻辑性较强的妄想。妄想内容中有一个基本的主题妄想,由此派生形成其他妄想内容,妄想的发展按一定的逻辑规律进行,内容不怪诞离奇,但错谬不符合患者真实情况。多见于偏执性精神病、反应性精神病类偏执狂等。②非系统性妄想是指妄想缺乏系统性,其结构松弛、范围广而多变,内容荒谬且漏洞很多,甚少推理,并明显脱离现实。见于精神分裂症等。

临床上通常按妄想内容分类,常见的有如下几种。

(1) 被害妄想　这是最常见的一种妄想。患者毫无根据地坚信自己遭到某人、某些人或某些集团对自己的跟踪、监视、诽谤、打击、劫财、破坏等迫害活动。如"在我吃的饭菜里下了毒""想用电触死我""诬陷我是杀人犯"等等。患者往往处于恐惧状态。受妄想的支配,患者可出现拒食、逃跑、控告或采取自卫、自伤、伤人等行为。主要见于精神分裂症和偏执性精神病。例如,一男性患者,38 岁,近 1 个月来觉得上下班的路上有好几个人装扮为便衣警察跟踪自己,说"我乘公交汽车他们就跟着上车,我换乘地铁,他们也乘地铁,我提前下车,他们也下车……甚至在我家楼下彻夜蹲点监控我",并认为这些人在自己的办公室和家中装有微型摄像机监视自己的行动,说:"他们怀疑我是特务,盗窃国家机密,吓得我不敢外出。"后逐渐发展到认为家人也被这些人收买,帮着监视他,想害死他。他每日将门窗紧闭,手握菜刀不让人进房,也不吃家里的饭菜,说饭菜有毒。在家人强制下送入医院。

(2) 关系妄想　又称牵连观念。患者坚信周围环境的各种变化和一些本来与他无关的事物,都与他有关联。常认为别人的言行举止,周围的花草树木都跟他有关,如陌生人不经意的举动或秋风扫落叶都是对他的暗示,电视、广播、报纸、杂志也是针对他的,其视频、图画、文章和消息都是别有用心的或者影射他的。关系妄想多见于精神分裂症,常与被害妄想伴随出现,二者的区别实际上只是内容是否对患者自身安全构成威胁。例如,某患者,女,22 岁,近半年来自感痛苦,不愿与人接触,也不愿去上班,说:"单位的同事经常在一起议论我,有的人看到我就咳嗽,提醒其他人提防我,有的人当着我的面吐痰,就是看不起我,故意贬低我,有的人看到我就冷笑,说我没修养,认为我素质差,有的人当着我的面关门,想将我拒之门外,说我不受欢迎,还有的人指桑骂槐,讲我这人是垃圾,看到我进办公室,故意扫地,赶我出门。"

(3) 特殊意义妄想　又称释义性妄想(也是一种象征性思维),患者认为周围环境中人的言行举动、日常的事物不仅与自己有关系,而且还有特殊含义。此种妄想可视为关系妄想的进一步发展,是在关系妄想的基础上产生的。如某患者看到天空中有一只鸽子飞过,就号啕大哭,说他有大灾大难,妻子也太狠心了(释义为"夫妻本是同林鸟,大难临头各自飞")。某患者坚决不住 514 号房间,并勃然大怒说"我不想死"(释义为"514,即我要死")。女性患者听见别人唱《红梅赞》,就暴跳如雷,指责别人不要用死亡来威胁她(释义为"江姐受尽酷刑,宁死不屈")(注:江姐是著名的革命烈士江竹筠的爱称,在监狱中遭到敌人的毒刑拷打,后被敌人杀害并毁尸灭迹。《红梅赞》是歌剧《江姐》中的一曲主旋律,用以表达江姐思想感情)。患者常将其遇到的某种境遇或客观现象,在带有一定倾向和情感的情况下,病态地考究、揣度其弦外之音,并从病态思维出发,对此作出片面的解释、演绎推断,将其歪曲地与本人联系在一起,常见于精神分裂症。例如,某男性患者回家后见妻子在逗小孩玩,边滚煮熟的鸡蛋,边说"滚蛋,滚蛋",患者听到后内心十分不悦,但其妻并不知晓,尔后,妻子又将一个削好皮的梨分给患者一半,患者当即大怒,痛斥:"想和我离婚,没有那么容易。"多人劝解无效。

(4)影响妄想 又称物理影响妄想、被控制感或被控制妄想。患者觉得自己的思想、情感、意志行为及身体受到外界某种力量的干扰、控制、操纵,而使之不能自主。控制患者的外力可以是现代先进技术、高科技产品或特殊的仪器设备,如电波、超声波、激光、电脑、卫星、机器人、宇宙飞船等。受此干扰控制,患者常有许多不舒服的感觉。此症状是精神分裂症的特征性症状之一。例如,某高校学生控告校方:"学校在我的大脑中植入了芯片,通过这个芯片对我实行'全控制',把我变成了一个机器人,我只能按他们的指令行事。近半月来,我的头上似有紧箍咒,不能思考问题;睡在床上不能翻身也不能起床;吃饭、说话、走路也不听自己指挥;上课时只能保持挺胸收腹坐姿一动不动,全身肌肉僵硬难熬;还不允许我上厕所大小便;不让我上图书馆看书。只有当他们把控制开关关掉时,我才是一个自由人。"

(5)夸大妄想 患者无中生有地坚信自己是伟人,拥有非凡的才智、至高无上的权利和地位、无与伦比的美貌、巨额的财富和大量的发明创造,或是名人的后裔等。患者自称自己是"联合国总统""陆海空三军司令""世界首富""诺贝尔奖金获得者"等。可见于躁狂症、精神分裂症及某些脑器质性精神障碍(如麻痹性痴呆)。例如,一患者,中学生,17岁,自称自己是科学家,某日问护士:"你想不想遨游太空?"护士说:"想呀!"患者说:"我最近发明了一种新型的宇宙飞船,只有火柴盒那么大;我可以把人变得蚂蚁那么小,每个飞船可以装载2000多人;只要我按一下开关,宇宙飞船就升空了,只要我再按一下开关,宇宙飞船就返回了地面。你看,我现在正在向太空发送无线电波……"。又如,某患者声称自己是宇宙之神,说:"世上的女人都是我老婆,太阳、月亮、星星都听我的命令,我能背着10座高山奔跑,我一口能将大海的水喝光。"

(6)罪恶妄想 又称自罪妄想。患者毫无根据地坚信自己犯了严重错误、不可宽恕的罪恶,应受严厉的惩罚,认为自己罪大恶极、死有余辜,以致坐以待毙、拒食自杀,或采取一些方式赎罪。患者多将微小的过错视为罪恶,如:患者因幼年时抢过小朋友的玩具,认定自己犯有抢劫罪;因年轻时相过亲,认定自己乱搞男女关系;因不慎踩死过一只小鸡,认定自己是杀人犯等。罪恶妄想主要见于抑郁症,也可见于精神分裂症。例如,某患者坚信由于自己贪污、受贿、玩忽职守等行为,给单位造成了不可挽回的经济损失,犯下了不可饶恕的罪行,对不起国家、同事及家人,因而1个月来多次到公安局投案自首,要求劳动改造以赎罪行。住院后,同事来探望他时,患者跪地叩头,自称:"我有罪""我贪污""我该劳改""我该枪毙",同事劝慰他说:"我们都知道你是个好人,你没罪"。患者却哭着说:"我把公家的东西拿回家,单位效益不好是我的错,我孩子因为我是贪污犯在同学面前抬不起头,老书记因我屡教不改而得病身亡。这些都怪我,我是个罪人,你们让我去死吧。"说着说着,就要以头撞墙。

(7)疑病妄想 患者毫无根据地坚信自己患了某种严重躯体疾病或不治之症,因而到处求医,即使通过一系列详细检查和多次反复的医学验证都不能纠正。如认为脑内长有肿瘤,全身各部分均被癌细胞侵犯,肠子断了,四肢全瘫等。患者同时常有幻触或内脏感知觉障碍。严重时患者自诉"我的内脏腐烂了""脑子变空了""心脏停止了跳动""血液停滞了",这称为虚无妄想。显而易见,这些都很荒谬,但无论如何澄清患者仍坚信这是事实,患者感受到真真切切的痛苦。有的患者坚信自己已经病入膏肓,只有坐以待毙。如怀疑自己的胃肠都腐烂了的患者可能拒食,怀疑自己的脑袋内装的都是水的患者会躺在床上,头部一动不动,致使生活不能自理。多见于精神分裂症,重性抑郁、更年期及老年期精神障碍。例如,一位老人坚信自己得了心肌梗死,并到全市各大医院反复检查,结果都证明他根本没有此病,但是患者不相信,认为这是医院的医术不高无法确诊,或是医生在故意隐瞒病情、意在安慰他。他不惜花费巨资到处求医问病,要求使用最先进的检查手段,使用最昂贵的治疗方法。

(8)嫉妒妄想 患者无中生有地坚信自己的配偶或恋人对自己不忠实,另有外遇,从而对配偶或恋人的行为加以跟踪、监视和检查,想方设法寻找所谓的证据。例如,患者跟踪监视配偶或恋人的日常活动、截留拆阅别人写给配偶的信件,检查配偶的衣服、提包、手机等日常生活用品。嫉妒妄想与日常生活中对配偶缺乏信任的主要区别在于,前者的思维十分荒谬且涉及对象范围广泛,有的患者认为配偶和周围几乎所有异性都有不正当关系,其列举的"证明事实"显然不是事实,但患者却坚信不疑,有时对"第三者"采取报复行为。嫉妒妄想可见于精神分裂症、慢性酒精中毒、更年期精神障碍等。例如,某女性患者,28岁,结婚2年,丈夫比她大1岁。近半年来患者坚信丈夫有外遇,认为丈夫和他单位里的同事有染,经常在丈夫上班时打电话"查岗",有时到丈夫单位窗外观察,发现"疑点"即回家质问丈夫,要他交代,甚至暴力拷问。其母亲劝告患者不要多疑,患者即怀疑母亲和丈夫有"暧昧"关系。有一次,患者同丈夫一起逛超市时,其丈夫单位的一位女同事正好带着自己12岁的小姑娘也在超市购物,同事碰面彼此打招呼,患者认为丈夫和这位女同事"眉来眼去",肯定有不正当关系,并认定他们今天是来此约会的,这个小女孩就是他们俩的私生女。当即对母女俩拳打脚踢,对丈夫吼叫道:"我要跟你拼命,你在外面乱搞还不承认,你和这个贱女人的私生女都这么大了,今天终于让我抓住了,铁证如山"。其场面非常难堪,第二天,患者还不善罢甘休,又跑到其丈夫单位找其领导诉说,要求单位领导开除这两人。

(9)钟情妄想 俗称"花痴",患者毫无根据地坚信自己被某异性所爱,即使遭到对方严词拒绝或粗暴对待仍毫不置疑,反而认为对方是在考验自己对爱情的忠诚,继续纠缠对方。患者喜欢的对象多数是比自己地位高的名人,患者坚信对方钟情于自己,故采取相应的行为去追求对方;喜欢向他人"炫耀"自己想象出来的虚幻情感,同时又对喜欢的异性朝思暮想,寝不安眠,食不甘味,甚至找到对方死缠不休。主要见于精神分裂症。例如,某女,26岁,研究生,未婚。在一次学术交流会上,患者结识了外校的一位年青男教师,并就有关学术问题进行过讨论。患者认为这位男教师知识渊博,见解独到,特别是对她极为热情,解答问题仔细,可能是对她有好感,共同进餐时总是面带微笑,跟她干杯,劝她多吃菜,这无疑是爱上了她。会后,患者即主动打电话联系对方,写信表示自己爱慕之心,却意外地得知男教师已经有心上人,正在筹备婚事。但患者不相信这个事实,坚信男教师只爱她。她专程跑到男教师所在学校,邀请他吃饭、跳舞,帮他洗衣、做饭、打扫卫生,遭到严词拒绝却仍不死心,对同事宣称她和男教师是恋人,逢人便讲男教师怎么爱慕她、追求她及他们惊天动地的恋爱史,找领导给他们证婚,威逼男教师的结婚对象。因为其言行已对男教师的生活和工作造成重大影响,且她所述恋爱之事乃子虚乌有。万般无奈之下,校方通知其父母将她送进了医院。

（10）内心被揭露感　又称被洞悉感或思维被揭露感、思维被播散、读心症。患者认为其内心的想法或者患者本人及其与家人之间的隐私，未经语言文字表达就被别人知道了，但是通过什么方式被人知道的则不一定能描述清楚。患者常为"大脑不能保密"，自己毫无隐私可言而苦恼，该症状对精神分裂症的诊断具有重要价值。有的患者认为，"有人通过监视器把我的想法窃走了"，"有人在我身上安装了特殊的发射装置"，或患者认为"自己的思想是通过广播而散播出去的"（思维被广播）等，但多数患者说不出其想法被人知道的原因，常说"为什么我想的事情别人都知道？"患者感到"自己想什么事，在别人的言行举止中就有反应"，或"想到什么事，耳边马上就听到别人的声音在说自己所想的事（称为读心症）"。例如，"我想去上街，出门就看到一辆出租车停在马路边等我，我在家想看综艺节目，一打开电视机调到中央 3 台就已经开始在播放……"。问患者问题时，患者总是回答到："你们不是都知道了吗？还问我干什么？""你这不是明知故问？""你们不要再问我，我的事你们都知道，对我来说没有秘密。"

被洞悉感的产生，常见的有两种情况：①原发的被洞悉感，患者"本能地"、"直觉地"或者"莫名其妙地"感到自己的思想已人尽皆知。有些患者甚至感到全世界乃至整个宇宙都知道他的想法。此种形式的被洞悉感实际属于原发性妄想，对精神分裂症具有较高的诊断价值。②继发的被洞悉感，患者是在其他精神症状的基础上做出的病态的推理和判断。继发于幻听（评论性幻听）或妄想（关系妄想或特殊意义妄想）等。患者感到周围人都在议论自己的事情或周围人的言谈举止都在暗示自己，其内容都与自己没有说出来的事情和想法有关，于是认为别人都知道了自己的思想。例如，一位新婚女性，看见别人掏耳朵，认为这是暗示她在蜜月里曾经给丈夫掏过耳朵，讥笑她在丈夫面前撒娇等，并认为，不只是这件事情，她的其他个人隐私和想法，虽未说出来，但别人都知道了。

知识链接

　　思维控制障碍，指患者感到思维不属于自己、思维活动失去自主性，或觉得为外力控制。这类症状的共同特点是患者感到思维不能自主，患者有被动体验或异己体验，对于精神分裂症具有较高的诊断意义。常见的症状包括以下几种。

　　（1）被控制感　思维中断、思维被夺、思维插入、思维云集、影响妄想，多见于精神分裂症。

　　（2）被揭露感　思维鸣响、思维化声、被洞悉感、读心症、思维被播散，多见于精神分裂症。

　　（3）强迫性思维（强迫观念）　强迫性回忆、强迫性怀疑、强迫性穷思竭虑、强迫性意向等，多见于强迫症，也见于精神分裂症。

（11）非血统妄想　患者毫无根据地坚信自己不是目前的父母所生，自己的亲生父母另有其人，而且多为当今名人。有的患者坚信自己是历史著名人物的后裔或有王室血统。不相信任何证明目前亲子关系的证据。有学者认为非血统妄想具有原发妄想性质。多见于精神分裂症。例如,某患者,男,16岁,中学生。因多次离家出走,拒绝进食2天而被家长带来看心理门诊。问其为何拒食、离家出走时,患者说:"他们不是我的亲生父母,他们要害我,在我的饭菜中下毒,我不愿在这个家里生活,我要去找我的亲爸妈。"医生指着他的家长说:"这就是你的亲爸妈呀!你看,你跟你的父亲长得多像,他们怎么可能下毒害你呢?"患者说:"我可以肯定我不是他们亲生的,他们从来没有爱过我。我的亲爸妈在省城,我的爸爸是省长,我的妈妈是局长。"无论怎样解劝,患者仍坚信自己的亲生父母另有其人。临床诊断:精神分裂症。

(12)变兽妄想　患者坚信自己变为某种动物如狗、猪、猫等,并有相应的行为异常。如坚信自己变为一只小黑猫的患者蹲在人行道上一边晒太阳,一边用"爪爪"洗着"猫脸",还"喵喵"叫。坚信自己变为一头猪的患者,四肢着地爬行,用嘴拱食物。例如,有一患者,4年来一直无法自拔地沉浸在宠物小狗的角色扮演中,他扮作宠物小狗的模样,定做了宠物衣物,学习像小狗一样迈步和叫唤,甚至还像小狗一样随地大小便,直接用嘴叼食。主要见于精神分裂症。

(13)被窃妄想　患者毫无根据地认为自己所收藏的东西被人偷窃了。如患者坚信别人偷了他的钱、偷了他的衣物和收藏的名画等。这类妄想多见于脑器质性精神障碍(如老年性痴呆等)、老年期抑郁症和更年期偏执状态。

2. 超价观念

超价观念又称优势观念、恒定观念,是在意识中占主导地位的错误观念,其发生有一定的性格基础和现实基础,常伴有强烈的情绪体验。其发生虽然常常有一定的事实根据,其推理过程也基本合乎逻辑,但是,此观念片面而偏激,与实际情况有出入。只是由于患者的这种观念带有强烈的感情色彩,因而患者才坚持这种顽固信念不能自拔,并且明显地影响到患者的行为及其他心理活动。例如,神经性厌食症的患者对"肥胖"的强烈恐惧就是典型的例子,患者已明显消瘦甚至严重营养不良,仍认为自己太胖,强迫性地给自己设定一个过低的体重标准,拒绝正常进食。超价观念的特征就在于执著,观念根深蒂固,别人难以说服。超价观念总是缓慢发展的,往往以一件或几件有强烈情感的事件作为起点或里程碑,此后长期存在,其内容有一定的社会真实性和社会可接受性,超价观念受情感影响较大,随相应的情感反应而消长,对引起此观念的最初事件的情感"冷却"后,观念随之减弱或消退,多见于人格障碍和心因性精神障碍。例如,某患者,男,36岁,一贯敏感多疑,常常和同事发生误会和矛盾,对自己身体的细微不适过分关注,疑神疑鬼。一次体检偶然发现"心脏右束支Ⅰ度传导阻滞",遂开始认为自己患有严重心脏病,反复核对各种心脏检查结果,引证多本专著中的有关论述来证明自己的判断,对医生的解释一概抱有怀疑态度,对著名权威专家的解释能部分相信。经心理治疗后疑病观念有所减轻。

三、注意障碍

注意是指个体的精神活动对一定事物的指向性。正常情况下人的注意能保持适当的范围和广度,即以某一对象为中心,同时对其他对象保持适度的注意,并维持一定的稳定性。注意分为主动注意和被动注意。主动注意又称随意注意,它是个体有目的地对既定目标的意识指向,与兴趣、情感、思维和意志活动等有关。如教室里同学们都在聚精会神地听老师讲课。被动注意也称为不随意注意,它是由外界刺激被动引起的注意,没有主动的目的指向,不加任何努力而不自主地注意。如正在听课时被窗外突然的喧哗所吸引。外界刺激的强度越大,越容易引起被动注意。通常所说的注意是指主动注意而言的。注意障碍主要表现为注意的程度、稳定性和集中性方面的障碍。临床上常见的注意障碍有以下几种。

1. 注意增强

注意增强是主动注意的增强,如:妄想的患者对环境中与其妄想内容有关的事物十分注意,过度关注周围人的一举一动,即使很小的细节也不放过,而且可长时间保持高度的警惕;有疑病观念的患者时刻关注自己身体的各种细微变化,过分地注意自己的健康状态。注意增强多见于神经症、偏执型性精神病、精神分裂症、更年期抑郁症等。

2. 注意涣散

注意涣散是主动注意的稳定性降低,表现为工作、学习或其他活动时注意难以持久,容易因外界刺激而分心,东张西望或经常"走神",坐着"发呆",注意力明显不集中,往往不知他人所云。注意涣散多见于神经衰弱、精神分裂症和儿童注意力缺陷与多动障碍。

3. 注意减退

注意减退是指主动及被动注意兴奋性均减弱。注意的广度缩小,注意的稳定性也显著下降。如对同病室的病友均未留意、观察,住院多日,不知病友是谁、有何容貌特征。注意减退多见于神经衰弱、脑器质性疾病所致精神障碍及伴有意识障碍时。

4. 注意转移

注意转移是指被动注意增强和主动注意不能持久。注意的稳定性降低,很容易受外界环境中各种刺激的影响而注意的对象不断转换(随景转移)。注意转移多见于躁狂症。

5. 注意狭窄

注意范围的显著缩小,主动注意明显减弱。当患者注意集中于某一事物时就不能再注意与之有关的其他事物,此时即使是一些极易唤起注意的其他事物都很难引起患者的注意。注意狭窄多见于意识障碍或智力障碍患者。

四、记忆障碍

记忆是在感知觉和思维基础上建立起来的精神活动,是既往事物经验的重现。记忆包括识记、保存、认知(再认)、回忆(再现)四个基本过程。识记是事物或经验在脑子里留下痕迹的过程,是反复感知的过程;保存是使这些痕迹免于消失的过程;认知是现实刺激与以往痕迹的联系过程;回忆是痕迹的重新活跃或复现。简而言之,记忆就是记住、不忘、认得和回想起来的相互关联、密切组合的过程。正常人的记忆根据保持的时间可分为瞬时记忆(分、秒之内)、短时记忆(几天)和长时记忆(月、年)。记忆障碍是指个人处于一种不能记住或回忆既往经历、信息或技能的状态。记忆过程的任何一个环节或几个环节同时受损均可引起记忆障碍。临床常见的注意障碍有以下几种。

1. 记忆增强

病理性记忆增强是指患者对病前不能够且不重要的事都能回忆起来,甚至对既往经历的枝端末节都能清楚无遗地被回忆起来。主要见于躁狂症和偏执状态患者。

2. 记忆减退

记忆减退是指记忆的四个基本过程普遍减退,以认知(再认)障碍最突出,尤其是对人物的认知障碍明显。表现为近记忆力和远记忆力均减退,尤以近记忆力减退多见。患者常记不住刚见过面的人、刚做过的事,记不住人名、地名、时间、概念、术语等。可通过下面的方法来检查其记忆力:如介绍几位医生的姓氏后,过 2~3 min,请患者回答看是否正确;也可以给患者出示 3~4 件小物品,如指甲剪、钢笔、肥皂、钥匙等,请患者说清物品的名称后,过 2~3 min,再请患者回忆刚才看到的小物品的名称;也可以让患者跟着说 3~4 件物品名称,如国旗、汽车、树木、手枪等,告诉患者记住物品名称和顺序并确认患者已记住,待问过患者其他简单问题后,再请患者复述刚才要求其记住的物品名称和顺序。严重记忆减退的患者回忆不起自己的个人经历。常见于脑器质性精神障碍(如痴呆)、神经衰弱等,也可见于正常老年人。

3. 遗忘

遗忘是指部分或完全不能回忆以往的经历。遗忘又称回忆的空白。遗忘分为暂时性遗忘和永久性遗忘:前者是指在适宜条件下还可能恢复记忆的遗忘;后者是指不经重新学习就不可能恢复记忆的遗忘。对新近发生的事情不能回忆称为近事遗忘,对过去发生的事情不能回忆称为远事遗忘。脑器质性损害是遗忘的最常见原因,如老年性痴呆的患者往往早期出现近事遗忘,后进行性发展,最终完全失去记忆(进行性遗忘)。脑外伤患者有时不能回忆起紧接着受伤之后或受伤之前一段时间经历的事情,前者称为顺行遗忘症,后者称为逆行遗忘症,其产生均与意识障碍有关。心因性遗忘具有高度选择性,局限于对生活中某一特定阶段的经历完全遗忘,被称为"界限性遗忘",或仅回忆不起与某些痛苦体验有关的事件(选择性遗忘),常见于癔症、急性应激障碍等。

4. 记忆错误

记忆错误是指所保存的识记内容、信息重现时失真。

(1)错构　对过去曾经亲历过的事件,在其发生的时间、地点、人物或情节上有记忆的错误或混淆,特别是在时间上出现错误回忆,以致张冠李戴。如将此时间段内发生的事情回忆成在另外时间里发生的事情,并坚信不疑。多见于脑器质性精神障碍(老年性、动脉硬化性、脑外伤性痴呆)和酒精中毒性精神障碍。

(2)虚构　患者在回忆时以想象的非亲身经历过的事件来填补自身经历的记忆缺损,随之患者信以为真。由于虚构患者常有严重的记忆障碍,因而虚构的内容也不能在记忆中保持,转瞬即忘,以致虚构的内容经常变化,每次重述都不相同,且容易受暗示的影响。有些患者所谈内容大部分为既往记忆的残余,在提问者的诱导下串联在一起,丰富生动又显得荒诞不经,变幻不定。虚构多见于各种原因引起的痴呆。当虚构与近事遗忘、定向障碍同时出现时称为柯萨可夫综合征(Korsakov syndrome),又称遗忘综合征。多见于慢性酒精中毒精神障碍、颅脑外伤后所致的精神障碍及其他脑器质性精神障碍。

五、智力障碍

智力即指一个人的智慧和能力。它涉及感知、记忆、注意和思维等一系列认知过程，是个体运用既往获得的全部知识和经验，用以解决新问题、形成新概念的能力。智力是大脑复杂功能的综合体现。智力包括观察力、记忆力、注意力、思维能力、想象能力、创造力等。注意力和记忆力本身不属于智力的范畴，而是智力活动的前提。一个人智力的高低可以从解决实际问题中反映出来，临床上常常通过一些简单的提问与操作，如心算、词意辨析、物品比较等了解患者的理解能力、计算能力、分析概括能力、判断能力、记忆力、学习能力和操作能力等，可对智能是否有损害进行定性判断，对损害程度作出粗略判断。另外，还可应用心理学评估方法对智能进行定量评价，临床上多选用韦氏智力量表测量智商（IQ）。一般认为，智商在 85 分以上为正常，70～85 分为智力基本正常，低于 70 分为智力障碍。智力障碍可分为精神发育迟滞及痴呆两大类型。

（一）精神发育迟滞

精神发育迟滞是指个体在 18 岁以前，大脑的发育由于受先天性、围生期或后天性的各种致病因素作用，如遗传、感染、中毒、头部外伤、内分泌异常或缺氧等，造成精神发育不良或受阻，使智力发育停留在正常水平之下。临床上表现为生活能力、学习能力、语言能力、社交能力、劳动能力等各方面落后于同龄的正常儿童，成年后其智力也达不到正常水平。精神发育迟滞的临床特征是智力显著低下及社会适应能力缺陷。判断精神发育迟滞的严重程度应结合临床表现和智力测验结果等综合评定。

（二）痴呆

痴呆是后天获得的智力障碍，即在神经系统发育成熟后（18 岁以后）发生的智力损害。患者在此之前智力正常，由于疾病原因导致智力、记忆和人格的全面受损，但没有意识障碍。其发生具有脑器质性病变基础。临床上主要表现为抽象、理解、判断推理能力下降，记忆力、计算力下降，创造性思维受损，后天获得的知识丧失，工作和学习能力下降或丧失，甚至生活不能自理，并伴有行为和其他精神症状，如情感淡漠、行为幼稚及本能意向亢进等。根据大脑病理变化的性质和所涉及的范围大小的不同，可分为全面性痴呆及部分性痴呆。

（1）全面性痴呆　在大脑弥散性器质性损害基础上发生的一种常见的临床综合征。多表现为慢性、进行性、不可逆的智力减退与人格衰退。最早的症状通常是近记忆力下降，后智力活动的各个方面均受到损害，从而影响患者全部精神活动，常出现人格的改变、定向力障碍及自知力缺乏，甚至失语、瘫痪、生活自理能力完全丧失等。全面性痴呆可见于脑器质性精神障碍，如阿尔茨海默病和麻痹性痴呆等。

（2）部分性痴呆　大脑某些局部区域受到损害所致，如侵犯大脑血管的周围组织。患者只产生记忆力减退，理解能力下降，分析综合（抽象概括）能力缺乏等，但其人格仍保持良好，定向力完整，有一定的自知力。可见于脑外伤性痴呆及血管性痴呆等脑器质性精神障碍。

临床上在强烈的精神创伤后可产生一种功能性的可逆性的暂时的类似痴呆状态，称为假性痴呆。此类患者大脑组织结构无任何器质性损害，而大脑功能普遍处于抑制状态。可见于癔症及反应性精神障碍。其中最具特色的有如下两种。①童样痴呆：以行为幼稚、模拟幼儿的言行为特征。即成年患者表现为类似一般儿童稚气的样子，全部模拟幼儿行为，学着幼童讲话的声调，自称自己才3岁，逢人就叫叔叔、阿姨，甚至爸爸、妈妈，给人表演、唱儿歌、背唐诗、做游戏，撒娇，吸吮手指，进食、大小便要人照料等。②刚塞综合征(Ganser syndrome)：又称心因性假性痴呆，即对简单问题给予近似而错误的回答，给人以故意做作或开玩笑的感觉。如一位20岁的患者，当问到她一只手有几个手指时，答"4个"，对简单的计算如2+3=4以近似回答。患者能理解问题的意义，但回答内容不正确。行为方面也可错误，如将钥匙倒过来开门；但对某些复杂问题反而能正确解决，如能下象棋、打牌，一般生活问题都能解决。

六、定向力障碍

定向力是指一个人对时间、地点、人物以及自身状态的认识能力。前者称为对周围环境的定向力，后者称为自我定向力。时间定向是指对当时所处时间的认识，如是否知道现在是白天还是黑夜，是上午还是下午，是春天、夏天、秋天还是冬天。地点定向又称空间定向，是指对所处地点的认识（这是什么地方?），如是否知道这里是学校还是工厂，是住在家里还是在医院等。人物定向是指辨认周围环境中人物的身份及其与患者的关系，如是否知道他或她是谁，是你的儿子或丈夫，女儿或母亲，是家人还是同事，他们是干什么的。自我定向包括对自己姓名、性别、年龄及职业等状况的认识。对环境或自身状况的认识能力丧失或认识错误即称为定向障碍。定向障碍多见于脑器质性精神障碍及躯体疾病所致精神障碍伴有意识障碍时。定向力障碍是意识障碍的一个重要标志，但有定向力障碍不一定有意识障碍，例如痴呆、酒精中毒性脑病患者可以出现定向力障碍，而没有意识障碍。

七、情感障碍

情感活动是人对客观事物的主观态度或接触客观事物时所引起的内心体验。人的情感活动通过言语表述、声音表情（语言的声调、语速、语气）和身体表情（面部表情、身体姿势、动作行为）表现出来。在心理学上，往往用情感、情绪、心境这三个概念从不同方面描述情感活动。情感一般指与人的社会需要相联系的一种复杂的态度体验，如荣誉感、道德感、审美感等，具有相对稳定和深刻的特征。情绪一般指与人的生物学特性相联系的内心体验，如喜、怒、哀、乐、悲、恐、惊，具有动物性的原始反应特征。心境不同于对刺激的直接情绪反应，是指一种较微弱而持续的情绪状态。临床上根据患者的表情、言语的内容以及情感反应是否时刻随着内外刺激而发生相适应的变化来判断患者有无情感障碍。情感障碍主要表现为情感的波动幅度过大，波动时间过长，以及反应与刺激的性质不协调等。情感障碍分类如图2-2所示。

（一）情感性质的改变

（1）情感高涨 正性情感活动（如欢乐、愉快等）显著增加，表现出不同程度的病

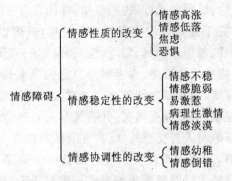

图 2-2 情感障碍分类

态喜悦。患者自我感觉良好,有与环境不相符的过分快乐,长时间、整日保持"节日的心情",欢歌笑语、喜笑颜开、眉飞色舞、兴高采烈、表情丰富。内心充满快乐感、自豪感、成就感、幸福感,似乎不知世间还有"忧愁"二字。若患者的高涨情绪和周围环境有一定联系,表现为可理解、具有感染力,且易引起周围人的共鸣,同时伴有思维奔逸,活动增多,此种类型常见于躁狂症。若患者高涨的情绪活动明显地与周围环境不协调,表现为不易理解的自得其乐,面部表情都给人以呆傻、愚蠢的感觉,则称为欣快感,此种类型多见于脑器质性疾病或醉酒状态。

(2)情感低落 负性情感活动(如忧郁、悲伤)显著增强。表现为整日情绪低沉、忧心忡忡、愁眉苦脸、唉声叹气;重者可出现忧郁、沮丧,"度日如年"、"生不如死"等情感体验或暗自落泪,与所处境遇不相符。患者自我评价过低,自信心丧失,凡事缺乏兴趣、有持续地疲乏感,无愉快感(愉快感缺失),常内心苦闷、悲观失望、自责自罪,甚至反复出现自杀观念或有自杀行为。情感低落时常伴有思维迟缓、意志活动减退及某些生理功能的抑制,如食欲缺乏、性欲减退等。常见于抑郁症。

(3)焦虑 一种与现实处境不相称、没有明确客观对象、无具体观念内容的提心吊胆和恐惧不安的情绪体验,常伴有精神运动性不安和自主神经功能紊乱。患者总有某种不良预感、不祥之兆,"莫名其妙地紧张、恐惧",但又说不出自己究竟担心什么或害怕什么。成天坐卧不宁、惶恐不安,搓手顿足,来回走动,也可表现为不自主的肌肉紧张、震颤、发抖。有自主神经功能紊乱所致的身体不适感,如口干、颜面潮红、出汗、心悸、呼吸急促、胸闷、胃肠不适、恶心、腹痛、腹泻、尿频、尿急等。对外界刺激易产生惊跳反应。临床上焦虑常以原发性、广泛性或持续性的上述焦虑症状为主,称为慢性焦虑或广泛性焦虑。急性发作性焦虑称为惊恐发作,是在没有客观危险的环境中,突然感到一种突如其来的惊恐体验,伴有濒死感或失控感,以及严重的自主神经功能紊乱症状;患者感到死亡将至、灾难将至、"心脏要停跳了"、"人要发疯了",或不顾命地奔跑、惊叫、呼救、紧紧地抓住人或物;伴胸闷、心悸、呼吸困难或过度换气、头晕、出汗、颤抖等。一般发作持续 5～20 min,很少超过 1 h。惊恐发作通常发生急骤、终止也迅速,但可反复突然发作,患者事后对发作经过可回忆。焦虑最常见于焦虑性神经症,但也见于其他精神障碍如恐怖神经症、神经衰弱、更年期精神障碍。

(4)恐惧 又称恐怖,是指面临不利因素或处于危险处境时出现的情绪反应,是一种生物本能。恐惧作为一个症状是指患者对特定的对象(如客观事物、现象、处境等)产生一种不以其意愿为转移的紧张、害怕情绪,常伴有明显的自主神经功能紊乱症状和逃避的行为。恐惧有下述特点。①有特定的对象,且恐惧的对象存在于自身之列。如患者对尖锐的物件、某种小动物、雷电、空旷的广场、密闭的房间、乘电梯、登高等产生恐惧。②不能自控并极力回避,患者明知自己的恐惧是过分的、不合理的或不必要的(如动物恐惧的患者,见到动物园笼中的老虎也出现明显的恐惧),但在相同场合下仍反复出现,难以控制,为此深感痛苦,并有强烈的躲避意向和行为,以致影响社会功能(如社交恐惧者不敢与人打交道)。③常有明显的自主神经功能紊乱症状,如心悸、气急、出汗、四肢发抖,甚至大小便失禁等。恐惧和焦虑都是紧张、恐惧、担心、害怕,但其区别在于恐惧有特定对象而焦虑没有。多见于恐惧性神经症,也可见于儿童情绪障碍及其他精神疾病。例如,某女,16 岁,怕狗。不管大狗、小狗、玩具狗都害怕,甚至怕旁人闲聊时提到狗或者看到"狗"字。听到小孩学狗叫,她立刻恐惧万分,呼吸急促,手足冰凉,全身大汗,身体僵直不能挪动。明知这太过分了,但仍然不能自控。家中严禁一切与狗有关的东西,清晨傍晚不敢出门,因为此时常有遛狗的。迫切求治。临床诊断:恐惧症。

(二) 情感稳定性的改变

(1) 情感不稳　与外部刺激无关的情绪迅速变化,表现为情感反应(喜、怒、哀、愁等)极易变化,从一个极端波动至另一极端,显得喜怒无常,变幻莫测。可见于各种精神障碍,以脑器质性精神障碍为常见。另外,冲动性人格障碍的患者表现为情感不稳,这是一种性格缺陷,其情绪变化迅速,且常与外界环境的微小刺激有关,易出现情感爆发、冲动行为。

(2) 情感脆弱　细微刺激或无明显诱因的情况下,患者出现短暂而强烈的情感反应或情绪失控。多表现为多愁善感、无法克制的伤心流泪,过分高兴或激动不已。多见于癔症,神经衰弱;也是脑血管疾病所致的精神障碍的典型情感症状。例如,某患者,男,68 岁,脑动脉硬化,多发性脑腔隙梗死。近年来,经常情绪失控,动不动就痛哭流涕。遇到高兴的事就哈哈大笑,遇到不顺心的事就悲痛万分,看到秋天满地落叶就伤心不已,老同事来看望他就激动得热泪盈眶,小孩摔跤后痛哭他也跟着痛哭不止。

(3) 易激惹　情绪的应激性增高,极易因小事而引起较强烈的情感反应,持续时间一般较短暂。多表现为生气、激动、愤怒、烦恼,甚至大发雷霆,与人争执不已等。常见于神经症、躁狂症、某些人格障碍、偏执型精神病及脑器质性精神障碍等。

(4) 病理性激情　一种突然发作的强烈而短暂的爆发性的病理性情绪状态,常伴有明显的意识障碍、精神运动性兴奋,及暴力冲动行为(伤人、毁物等攻击性行为)。发作多以暴怒、恐惧等激情形式("暴风骤雨式的")出现。发作时做出的攻击行为没有预谋,行为带有盲目性,极难自控。发作持续数分钟至数小时后自行恢复,事后对发作过程遗忘。多见于癫痫、颅脑外伤、中毒性精神障碍及精神分裂症。

(5) 情感淡漠　对外界的任何刺激均缺乏相应的情感反应,对周围发生的事物漠不关心,无动于衷,即使对自身有密切利害关系的事情也是如此(如听到母亲病故的消息或被辱骂时都表现出事不关己的麻木)。患者内心体验贫乏,犹如一潭死水,无论令人悲伤或愉快的事情均与其无关,激不起波澜;说话声调平淡,面部表情呆板。情感淡漠多见于单纯型及慢性精神分裂症、严重的器质性痴呆。例如,某分裂症患者,男,23岁,常独居一隅,不与任何人交往,每天医生询问病情,患者从无任何表情反应。患者父母来看他,患者从不称呼父母,也无一句问候的话。有一次,其父亲骑自行车来看望他时,途中不慎摔伤致鼻青脸肿、衣裤破损,探视时患者视而不见,毫不关心,只顾吃父亲带来的食物。探视时间一过,患者不向家人告别就走回病房,视父亲如陌路人。

（三）情感协调性的改变

（1）情感倒错　指情感表现与其内心体验或处境不相协调,甚至完全相反。患者表现为遇到悲哀事件,却非常高兴愉快,碰到高兴事件,却痛苦悲伤;或者外表上痛哭流涕,内心却无悲伤的体验或者是相反体验。如患者听到至亲去世的消息后表现为开怀大笑,患者听到儿子高考全省状元时表现出悲痛无比,患者满面笑容、眉飞色舞地讲述自己的悲惨经历或身患绝症的痛苦。情感倒错多见于精神分裂症。

（2）情感幼稚　成人的情感反应如同小孩,对外界刺激反应迅速而强烈,幼稚而缺乏理性,没有节制和遮掩。表现为患者喜怒无常,忽哭忽笑,稍遇刺激则号啕大哭或暴跳如雷,而稍加安抚则破涕为笑,面部表情及动作行为幼稚、顽皮。情感幼稚多见于癔症、精神分裂症青春型及脑器质性精神障碍的痴呆患者。

八、意志障碍

意志是人自觉地确定目的,并根据目的调节支配自身的行动,克服困难,实现预定目标的心理过程,是受意识发动和调节的高级活动。它是人的意识能动性的集中表现,是人类特有的心理现象。意志与认识活动、情感活动及行为紧密相连而又相互影响。认识过程是意志的基础,情感活动是意志的导向,意志通过行为表现出来,意志对认知和情感过程有调节及促进作用。意志活动具有指向性、目的性、果断性、坚定性、自觉性、自制性的特点。

常见的意志障碍有以下几种。

（1）意志增强　病理性的意志活动增多,表现为信念坚定、毅力超人、顽强不屈。常多与病态情感、幻听、妄想有关,患者在其影响或支配下,持续、顽固地坚持某些行为。如:某患者总听到有人对他说"坚持跑步,你就是马拉松冠军",于是他每天凌晨就开始在公路上进行长跑锻炼,数年如一日;某被害妄想的患者坚信邻居用"特殊仪器"照射他,反复去派出所报案,要求民警到邻居家搜查;某夸大妄想的患者坚信自己正在进行"发明创造",夜以继日地在垃圾堆中寻找以发现能治人间百病的"神丹妙药";某嫉妒妄想的患者坚信配偶有外遇,长期对配偶进行跟踪、监视、检查,刮风下雨、身患重病也不间断。意志增强常见于精神分裂症及躁狂症等。

（2）意志减退　又称意志减弱,是指意志活动显著减少,表现为动机不足,缺乏积极性、主动性、进取性及毅力。常与情感低落或情感淡漠有关。患者行为缓慢,对周围一切不感兴趣,意志消沉,不愿出门,不愿讲话,不愿与人接触,不愿参加任何活动,严重时个人日常生活都懒于料理。总感到精力不足,学习、生活、工作力不从心,即使开始做某事也不能坚持到底,甚至不能工作,整日呆坐或卧床不起。常伴有思维迟缓。患者能感知,但无能为力。意志减退常见于抑郁症及慢性精神分裂症。

（3）意志缺乏　指意志活动缺乏，表现为对任何活动都缺乏动机、要求，生活处于被动状态，处处需要别人督促和管理。患者对周围一切毫无兴趣，对生活毫无所求，对前途毫无打算，对工作、学习毫不关心。在个人生活方面也十分懒散，甚至个人卫生也全不顾及，不洗脸梳头，不洗澡更衣，终日呆坐或卧床不起，无所事事，无所用心，一切行为都失去动力。严重时本能的要求（食欲、性欲）也没有，孤僻独处，行为退缩。患者对这种病态改变缺乏自知力。这一症状常与思维贫乏、情感淡漠同时存在，构成精神分裂症的阴性症状，多见于精神分裂症晚期精神衰退时，也可见于器质性痴呆状态。

（4）意向倒错　患者的意向要求和意志活动与常理违背，令人难以理解。如患者伤害自己的身体，吃常人不敢吃的东西如吞食骨头、石子、玻璃碎片等，这些行为多在幻觉或妄想的影响或支配下产生，也可独立存在而不受其他症状的影响。有时患者对这些行为会作出荒谬的解释。意志倒错多见于精神分裂症。例如，某男性患者，20岁，用香烟头烫自己的身体，致双手臂多处瘢痕，不觉得痛，反倒觉得"挺好玩的"。

（5）矛盾意向　患者对同一事物同时产生对立的相互矛盾的意志活动，而且对此毫无察觉，也无法纠正。例如，碰到朋友时，患者一面伸出手来似乎要和朋友握手，一面却把手马上缩了回去。这种自相矛盾的行为难以被人理解。矛盾意向多见于精神分裂症。

九、动作行为障碍

动作是指单个简单的随意和不随意行动。行为是指有动机、有目的地进行的一系列运动。动作行为障碍又称为精神运动性障碍。精神疾病患者由于病态思维及情感的障碍，常可导致动作及行为的异常。常见的动作行为障碍如下。

（一）精神运动性兴奋

精神运动性兴奋是指患者整个精神活动增强，表现为动作和行为增加，可分为协调性和不协调性精神运动性兴奋两类。

（1）协调性精神运动性兴奋　患者的言语、动作、行为的增多与其自身的思维活动、情绪情感活动一致，并与周围环境密切相关。患者的行为具有一定的目的指向，在相当程度上能够被周围人理解，整个精神活动是协调的。患者最突出的表现是情感高涨，以此为主导从而影响和支配其他方面的精神活动，出现思维奔逸及意志活动增多等。这类症状多见于躁狂症。例如，某患者，自觉"心情特别好，脑子灵活"，总是面带微笑，见人打招呼，讲个没完，向别人炫耀自己的衣服好看，并说自己身体好，有使不完的劲，乐于助人，好打抱不平，成天忙碌，一会儿抢过拖把帮卫生员擦地、一会儿主动为病友打饭、洗衣，看见护士打针发药，他也跑去"帮忙"，一事没完又去做另一件事。

（2）不协调性精神运动兴奋　患者的言语动作增多与其自身的思维、情感活动不相协调，动作单调杂乱，无动机及目的性，使人难以理解，即自身的精神活动不协调；另一方面，患者的精神活动与外界环境之间毫无关联，是不协调或不配合的，表现为欣快、动作杂乱，常有作态、"载歌载舞"、古怪离奇的行为，或极度行为紊乱伴严重的冲动暴力行为。这类症状多见于精神分裂症青春型及精神分裂症紧张型，也见于谵妄状态。

（二）精神运动性抑制

精神运动性抑制是指患者整体精神活动降低，表现为言语活动和行为动作减少或迟缓。患者感到精神活动困难，思维迟钝，举步艰难，提笔如山，对工作、学习、生活仍可保留责任心与义务感，但力不从心。

（1）木僵 一种高度的精神运动性抑制状态，表现为言语活动、表情、动作行为的完全抑制或减少，并经常保持一种固定姿势。严重的木僵称为僵住，患者精神运动完全抑制，出现不言不语、不吃不喝、不动、不排大小便、面部表情固定，对体内外的任何刺激均缺乏反应，如不予治疗，可维持很长时间。一般认为，要达 24 h 以上才定为木僵。轻度木僵称为亚木僵状态，表现为问之不答、唤之不动、表情呆滞，但在无人时能自动进食，能自动大小便。根据其发生原因及临床特点不同，通常将木僵分为紧张性木僵、抑郁性木僵、反应性木僵及器质性木僵，其鉴别见表 2-2。

表 2-2 各型木僵的主要临床表现及常见病因

分 类	主要临床表现	常见病因
紧张性木僵	最常见。突然发生，全身肌张力增高，常与紧张性兴奋交替出现。言语、动作行为显著减少、缓慢，严重时出现口涎外流、蜡样屈曲、空气枕头	
抑郁性木僵	缺乏任何主动性言语、动作行为，反应极端迟钝，经常呆坐或僵卧，生活基本不能自理。表情木然，但仍显情感低落，可见双眼噙泪或"欲哭无泪"，与内心体验一致。症状常晨重夕轻。意识清楚，发作后可回忆	重症抑郁
反应性木僵	多发生在突然、强烈的精神创伤后，出现"呆若木鸡"表现，不语不动、不饮不食、面无表情，常伴有自主神经功能严重紊乱，如心跳加速、面色苍白或潮红、出汗等。有轻度意识障碍，发作后有片段回忆。刺激消失后症状立即消失	
器质性木僵	木僵程度表现不一，但都存在确定的脑器质受损的证据	

（2）蜡样屈曲 出现在紧张性木僵的基础上，表现为丧失任何随意动作，患者的肢体任人摆布，即使是不舒服的姿势，也较长时间如同泥塑蜡铸的一样维持不动。如将患者头部抬高似枕着枕头的姿势，患者也不动，可维持很长时间，称之为"空气枕头"，此时患者意识清楚，病好后能回忆。蜡样屈曲多见于精神分裂症紧张型。

（3）缄默症 患者的言语活动受到抑制，缄默不语，不主动讲话，也不用言语回答问题，但有时可用手势或以纸笔表达对问题的回答。缄默症常见于精神分裂症紧张型、癔症等。

（4）违拗症 要求患者做的动作，他不但不执行，而且表现出抗拒及相反的行为。违拗症患者并非有意地不合作，而是对所有的外来指令都做出一种无意的不由自主的对抗。患者能自主活动如正常饮水、吃饭、穿衣等，独处时有时行动敏捷，但别人向他提出要求时则拒绝和抵抗，常保持缄默，挪动其肢体时会遇到较大的阻力。违拗分为两种：①主动违拗：要求患者做的动作，他不但不执行，而且做出与对方要求完全相反的动作。如：要求患者张开嘴时，他咬紧牙关；要他咬紧牙关时，他却反而张开嘴；要他睁眼,他反而紧闭双眼;要他闭眼,他却睁大双眼;让患者前进一步时,他反而后退一步;要他后退一步时,他反而前进一步。②被动违拗:患者拒绝执行别人的任何要求,或者说患者对任何要求都无行为反应。如:要求患者张口也好,闭口也罢,患者都不做任何反应;让患者前进一步或后退一步,他始终不听从,站在原地不动;强行将患者拉向前一步或拉后退一步时,他立即又回到原处。违拗症多见于精神分裂症紧张型。

（5）刻板动作 患者机械刻板地反复重复某一单调的动作,如反复拍手、跺脚、用舌舔墙壁,反复持续地将被子打开、合拢等,常与刻板言语同时出现。刻板动作多见于精神分裂症紧张型,也见于强迫症及儿童孤独症等。

（6）模仿动作 患者毫无目的、毫无意义地完全模仿别人的动作,常与模仿言语同时存在。这完全是一种机械式的、不由自主的动作,并非患者的戏谑行为。如:你问患者姓什么,他也问你姓什么;你咳嗽,他也咳嗽;你移动一下椅子,他也移动一下椅子;你取听诊器,他也到口袋里做取物的姿势;你用手摸头发,他也摸头发。模仿动作多见于精神分裂症紧张型。

（7）作态 患者做出一些愚蠢的、幼稚做作的动作、姿势、步态与表情,给人以装腔作势之感。如患者把自己打扮得怪模怪样、尖着嗓子与人交谈、踮着脚尖走路等。作态多见于精神分裂症青春型。

（8）离奇行为、古怪动作 患者的动作和行为离奇古怪,不可理解。如患者无故挤眉弄眼、扮鬼脸、学狗叫、满地乱爬、突然钻到床底下或跳到桌子上,把废纸篓顶到头上等。患者对这些动作的解释荒谬离奇,更多的情况是没有任何解释。这类症状多见于精神分裂症青春型。

十、意识障碍

意识在心理学中定义为人所特有的一种对客观现实的高级心理反应形式,而在临床医学上,意识是指患者对周围环境及自身的认识和反应能力。意识状态的正常与否取决于大脑皮质功能的完整性及网状上行激活系统的兴奋性。当意识障碍时精神活动普遍抑制,表现如下:①感知觉清晰度降低、迟钝,感觉阈值升高;②注意难以集中,记忆减退,出现遗忘或部分性遗忘;③思维变得迟钝、不连贯;④理解困难,判断能力降低;⑤情感反应迟钝、茫然;⑥动作行为迟钝,缺乏目的性和指向性;⑦出现定向障碍,对时间、地点、人物定向不能辨别,严重时失去自我定向力,如姓名、年龄、职业也不能辨认。定向障碍为意识障碍的重要标志,但不能单纯根据定向力有无障碍作为意识障碍的判断标准,因为正常人在乘车途中或陌生城市中也会出现定向障碍而并无意识障碍。因此,临床上应根据上述意识障碍的表现进行综合判断。

（一）对周围环境的意识障碍

1. 以意识清晰程度降低为主的意识障碍

意识清晰程度降低即觉醒程度的降低。以精神活动的普遍抑制为特征。多表现为急性意识障碍,在脑器质性疾病和躯体疾病中多见,精神科相对少见。一般根据患者对疼痛刺激的反应、回答问题的准确性、肢体活动、痛觉试验、神经反射等将意识障碍分为不同的程度。

（1）嗜睡　一种病理性倦睡，是程度最轻的意识障碍。患者在安静环境中处于持续的睡眠状态，给予一定的刺激可清醒，醒后并能进行一些简短而正确的交谈或做一些简单的动作，但刺激去除后很快又进入睡眠状态。

（2）意识浑浊　意识障碍程度较嗜睡为深。意识清晰度轻度受损，能保持简单的精神活动，但反应迟钝，注意、记忆、理解都有困难，有周围环境定向障碍，能回答简单问题，但对复杂问题则茫然不知所措。思维和语言不连贯，可有错觉、幻觉、躁动不安等。此时吞咽、角膜、对光反射尚存在，也可出现原始动作如舐唇、伸舌、强握、吸吮和病理反射等。

（3）昏睡　较严重的意识障碍。患者意识清晰度进一步降低，环境意识及自我意识均丧失，接近于人事不省。对一般刺激已无反应，需要强烈刺激才引起防御反射。大声呼喊其姓名、摇动其身体可唤醒患者，但很快又再入睡，醒时答话含糊或答非所问。此时角膜、睫毛等反射减弱，对光反射、吞咽反射仍存在，深反射亢进，病理反射阳性。患者可出现不自主运动及震颤。

（4）昏迷　严重的意识障碍。意识丧失以痛觉反应和随意运动消失为特征。浅昏迷的患者意识大部分丧失，无自主运动，对声、光刺激无反应，对强烈的疼痛刺激尚可出现痛苦的表情或肢体退缩等防御反应，角膜反射、瞳孔对光反射、吞咽反射等存在，但反射迟钝，可引出病理反射。深昏迷的患者意识完全丧失，全身肌肉松弛，对任何刺激均无反应，深、浅反射均消失，瞳孔散大且对光反射消失。大小便失禁，体温、呼吸、脉搏、血压常有改变，患者处于濒死状态。

2. 以意识内容改变为主的意识障碍

此类意识障碍的特征是在意识清晰程度降低的基础上，出现了兴奋性症状，如错觉、幻觉、片断妄想、恐惧情绪、躁动不安、离奇体验等。意识变化常为一过性的，预后一般良好。常见的临床类型如下。

（1）谵妄状态　在意识清晰度水平降低的情况下，出现大量的错觉和幻觉，并伴有思维、情感、行为方面的障碍，最常见。患者意识浑浊，感知觉障碍以幻视多见，其内容多为生动而逼真的形象性的人物或场面，如昆虫、鬼神、猛兽、血腥屠杀的场面等，多带有恐怖性，患者常产生紧张、恐惧情绪反应，出现不协调性精神运动性兴奋，显著的躁动不安或冲动行为等。患者思维不连贯，自言自语，甚至大喊大叫，注意力不集中，记忆及理解困难，可出现片断妄想。患者的定向力全部或部分丧失，多数患者表现为自我定向力保存而周围环境定向力丧失。意识障碍的水平波动，呈昼轻夜重。一般持续数小时至数日，意识恢复后可有部分遗忘或全部遗忘。谵妄状态多见于感染、中毒、脑外伤及躯体疾病所致精神障碍。

（2）精神错乱　表现与谵妄状态相似，但病情较严重。患者意识状态进一步降低，思维极不连贯，对周围环境及自我的定向力均丧失，可有片断性的幻觉及妄想、恐惧情绪。精神运动性兴奋严重不协调，且其活动局限于病床范围以内，多表现为无规则的伸展、抖动或翻转身体，动作单调。此种状态一般都持续时间较长，可延续若干周，甚至数月，愈后可完全遗忘。精神错乱常见于严重的感染中毒性疾病。

（3）梦样状态　在意识清晰程度降低的情况下，患者似处于梦境之中，有梦样的体验。梦境的内容多反映现实生活的某些片断,并与富于情感色彩的幻想交织在一起,常出现丰富的假性幻视和幻听,以及愉快、忧郁或恐惧等相应的情感变化,致使患者完全沉湎于幻觉和幻想中,与周围环境失去联系,但外表看似清醒状。持续数日至数周或数月之久。事后可部分回忆。梦样状态常见于心因性、癫痫性、感染中毒性精神障碍等。

3. 以意识范围改变为主的意识障碍

此类意识障碍的特征是在意识清晰程度降低的基础上,出现意识范围缩小或狭窄,复杂精神机能受抑制,而简单精神机能尚保存,行为呈现"自动化"。

(1)朦胧状态 在狭窄的意识范围内,可有相对正常的感知觉,以及协调连贯的复杂行为,但除此范围以外的事物都不能进行正确的判断。患者表情呆板或迷惘、联想抑制,理解能力差,能回答简单问题,自动完成习惯动作,可有焦虑或欣快的情绪,有定向障碍,片断的幻觉、错觉、妄想以及相应的行为,并可在幻觉妄想支配下产生攻击或破坏性行为。常突然发生,突然中止,反复发作,持续数分钟至数小时,事后遗忘或部分遗忘。朦胧状态多见于癫痫性精神障碍、癔症及器质性精神障碍。

(2)漫游性自动症 朦胧状态的特殊形式,在狭窄的意识范围内有相对正常的感知觉及协调连贯的复杂行为,同时伴有意识清晰度降低,但不具有幻觉、妄想和情绪改变。多见于癫痫性精神障碍及癔症患者。其表现形式有如下两种。①梦游症(睡行症):患者多有入睡后 1~2 h 突然起床(此时仍未觉醒),到室外或在室内做些简单的、无目的的动作,持续数分钟至十几分钟,发作后又上床安静入睡。次晨醒来,对夜间发生的事茫然不知。②神游症:多于白天或在晨起后(清醒时)突然发作,患者无目的地外出漫游或到外地旅行,其间可以有一些复杂的动作和行为,如买车票、吃饭、住宿等,但行为无目的,经常遗忘随身物件,对周围环境缺乏足够的意识。一般持续数小时、一日或更长时间,常突然清醒,对发作中的经历可有部分回忆。

(二)自我意识障碍

自我意识是一个人对自己的认识和评价,是人对自己身心状态及对自己同客观世界的关系的意识。自我意识主要体现在如下五个方面:一是存在意识,即有对自身存在的现实体验;二是具有能动性意识,即具有精神活动受自己支配的体验,清楚地知道是"我自己"在做、在想等;三是具有同一性意识,即清楚地知道在不同地点和时间里的"我"都是同一个人;四是具有统一性意识,即清楚地知道在同一时间和地点,"我"是独立而唯一的;五是具有界限意识,即能清楚地体验到自己和他人、环境之间的界限和联系。自我意识障碍涉及以上一个或几个方面。精神科所见的意识障碍,除中枢神经系统疾病和其他影响大脑功能的严重躯体疾病所致的周围环境意识障碍之外,大部分仍属于自我意识障碍。

(1)人格解体 主要是自我存在意识和自我界限意识方面的障碍,属于感知综合障碍的"非真实感"。患者感受到自我的全部或部分似乎是不真实的、虚假的、遥远的或不存在的,或将自己视为异己力量所操作的自动化机体;感到自己和周围环境隔了一层帷幔或毛玻璃,对事物的感觉变得模糊而不自然。这种改变发生时,患者感觉正常而且情感表达能力完整,有自知力,知道这是他主观世界异常变化的结果,因此总是用"好像…似的"进行描述。其表现主要有三类。①精神人格解体：患者体验不到自己的精神活动或感到精神活动不属于自己，如患者说"我只是一个躯壳，我的灵魂出窍了"，"我明知自己在生气，但我内心却没有生气的感觉"等。②躯体人格解体：患者体验到躯体某部分不存在或不属于自己，例如，有的患者说，"我的脑袋离开了我的躯体"，"我走路时感觉不到下肢的存在"等。③现实人格解体：对环境缺乏真实感。人格解体多见于神经症、抑郁症、精神分裂症、颞叶癫痫、脑器质性疾病所致精神障碍。

知识链接

> 科塔尔综合征（Cotard syndrome）。以虚无妄想和否定妄想为核心症状。患者主要是认为自身躯体和内部器官发生了变化，部分或全部已经不存在了。如某患者称自己的肺烂了，肠子也烂了，甚至整个身体都没了。多见于抑郁状态，尤其是老年期抑郁。人格解体患者也可能声称"自己不存在了"，但在思维上仍认定自己是存在的，不属于思维障碍，此为二者的区别。

（2）人格转换　属于自我统一性意识的障碍，是指患者否认原来的自我，而自称是另外一个人或某种动物，如自称自己是"玉皇大帝""观世音菩萨""孙悟空"，或认为自己变成了"东北虎"等。临床常见一类属于癔症分离性症状的"鬼神附体"表现，患者突然丧失原来的身份感，而自称是某个死去的亲人或者某个"大仙"，并以其口气、声调讲话或有相应的举止行为。一般发作几小时，意识恢复后完全丧失记忆，恢复原来的人格。人格转换也可见于精神分裂症。

（3）双重人格　属于自我统一性意识的障碍，是指一个人在同一时间和地点有两种内心体验和活动，表现出两种截然不同的感觉和两种完全不同的人格。例如，一患者，用右手抓住自己的左臂，称"我抓住小偷了"，自己用口咬自己的右手却大叫"小偷咬我的手"。双重人格多见于精神分裂症患者。

（4）交替人格　属于自我同一性意识的障碍，是指一个人在不同时间和地点体验到两种或多种完全不同的内心感受和活动，表现出两种完全不同的人格，且交替出现。例如，患者，女性，某单位主管，白天是个体面的职业女性，但她每天深夜外出活动，去菜市场捡烂菜叶或到垃圾桶里去寻找食物，白天的她和晚上的"她"判若两人，患者自己也没意识到。交替人格多见于癔症患者。

十一、自知力障碍

自知力又称领悟力或内省力，是指患者对自身精神疾病或精神症状的认识和判断能力，其表现方式如下。①自知力完整：又称有自知力，患者能认识到自己患了病，知道哪些是异常表现，主动要求治疗。②自知力不完整：又称有部分自知力，患者对异常精神活动部分认识是正确的，但显得肤浅和不完整。如某患者的邻居问她（患者）："怎么好长时间未见到你呀？"患者回答："我住院了。"邻居问："你为什么住院？"患者答："我头痛、心烦、睡不着觉，总听到耳边有人讲话。"邻居问："诊断是什么病？"患者答："精神分裂症。"邻居问："现在好些了？ 还需要吃药吗？"患者答："嗯，每天坚持吃药。"

邻居问："你前段时间经常跟你丈夫吵架,也是因为这个病吗?"患者答:"不是,那是因为他在外面乱搞男女关系。"邻居说:"那是你多虑了,我和你丈夫同一个单位,我知道他作风正派。"患者大怒说:"你这么护着他,说明你心中有鬼,你们是不是好上了?难怪你们平时眉来眼去的,当我不知道。"③自知力缺乏:又称无自知力,患者对自己的异常精神活动丧失判断力,否认有病,拒绝治疗。

自知力障碍是精神障碍特有的表现。临床上将有无自知力及自知力恢复的程度作为判定病情轻重和疾病好转程度的重要指标。轻性精神障碍如神经症,其多数患者即使在疾病的发作期均保持较好的自知力,他们不仅能识别他们的精神状态是否正常,也能判断自身体验中哪些属于病态,主动就医诉说病情、求治心切。重性精神障碍如精神分裂症,其患者在疾病发作期均有不同程度的自知力损害,他们不认为自己有病,更不承认自己有精神病,因而拒绝看病、服药;但经过抗精神病药物治疗一段时间,当病情好转时,自知力可逐渐由有部分自知力恢复到自知力完整。临床上一般以精神症状消失,并认识自己的精神症状是病态的,即为自知力恢复。

第四节　精神障碍的常见综合征

人的精神活动是一个整体,各种精神活动协同作用、密切配合。当精神障碍时,认知、情绪情感、意志行为等异常的精神活动之间存在着相互联系又相互制约的关系,其产生的精神症状极少孤立存在,它们往往以一组症状组合成某些综合征或症候群同时出现或先后出现及消失;这些综合征构成一些精神障碍主要的临床表现,对确定疾病的诊断具有重要的意义。有些综合征是某一精神障碍所特有的,但也有的同一综合征可出现在不同的精神障碍患者中。在精神科临床上常将综合征称为"状态",如"谵妄综合征"在病历书写时常被描述成"谵妄状态"。临床常见的精神障碍综合征有以下几种。

一、幻觉妄想综合征

幻觉妄想综合征是临床上最常见的精神障碍综合征。幻觉妄想综合征以幻觉为主,在幻觉基础上产生继发性妄想。先出现幻觉如幻听、幻嗅等,常见的是言语性幻听;后出现妄想如被害妄想、关系妄想、物理影响妄想等,妄想内容与幻觉密切相关,相互依存又互相影响,妄想一般无系统化倾向。例如,患者凭空听到声音"你是大坏蛋,杀死你,杀死你",不久便产生被害妄想。一般幻觉消失后,妄想也会逐渐淡化、消失。常见于精神分裂症,也见于器质性精神病等其他精神障碍。

二、精神自动症综合征

精神自动症综合征对精神分裂症具有高度诊断价值。患者在意识清晰的状态下,出现一组表现复杂的精神症状,主要包括假性幻觉、强制性思维、被控制感、内心被揭露感、被害妄想及关系妄想等系统妄想。该综合征的核心特征是患者强烈地体验到自己的精神活动不受自己的控制(非自主感、异己感),即所谓的"精神自动",以及"完全被外界力量所控制、强制和影响"(被强制感),即所谓的"被动体验"。这种综合征可有思维云集、思维插入、思维被夺、思维扩散、思维被广播及影响妄想等被动体验,主要见于精神分裂症偏执型。

三、情感综合征

情感综合征是以情感障碍(情感活动的兴奋性过高或过低)为主的一种综合征,包括躁狂状态和抑郁状态。前者主要表现为情感高涨、思维奔逸、活动增多三主症,以情感高涨为主;后者则表现为情感低落、思维迟缓、意志减退三主症,以情感低落为主。两种状态可单独出现,也可交替出现。情感综合征多见于情感性精神障碍。

四、紧张综合征

紧张综合征是指在意识清晰状态下,以紧张性木僵和紧张性兴奋为主要特征的综合征。此综合征最突出的特点是全身肌张力显著增高(肌紧张)。紧张性木僵的患者表现为言语、动作行为完全抑制或减少,并经常保持一种固定姿势,持续较长时间。典型者出现不言不语、不吃不喝、不动、不解二便、不吐唾液、面无表情,对任何刺激均无反应,严重时出现蜡样屈曲、空气枕头。紧张性兴奋的患者表现为突然起床,暴发兴奋激动、冲动行为(伤人、毁物等),或在室内来回徘徊等,持续时间较短暂。两种状态可在无任何原因、诱因及先兆的情况下相互转换。紧张综合征最常见于精神分裂症紧张型,也可见于心因性精神障碍、脑器质性疾病所致精神障碍等。

五、脑衰弱综合征

脑衰弱综合征是以患者的精神活动易兴奋、易疲劳为主要特征的一类临床综合征,又称神经衰弱综合征、神经症样症状。精神症状主要表现:失眠多梦,感觉过敏,联想和回忆增多且杂乱无章,不能自控;疲乏无力、困倦思睡、疲劳感明显,注意力不集中,记忆力减退,思维迟钝,学习或工作效率低;常有内感性不适、情绪不稳、情绪脆弱、心情紧张、烦恼、易激动或焦虑不安等。常伴有头痛、头晕、耳鸣、心悸、出汗、食欲缺乏、全身不适、消瘦等自主神经功能紊乱症状及性机能障碍。脑衰弱综合征多见于神经症、脑器质性精神障碍、慢性器质性疾病的初期和恢复期。

六、遗忘综合征

遗忘综合征又称柯萨可夫综合征(Korsakoff syndrome),是一组以遗忘、错构症、虚构症及定向障碍为主要特征的综合征。患者主要是记忆障碍,尤其是近事记忆障碍突出,远事记忆相对保存,从而导致顺行性遗忘,也可出现不同程度的逆行性遗忘。在此基础上出现错构或虚构,同时伴随出现人格改变、情感和行为方面的异常。定向障碍以时间定向障碍明显。知觉及其他认知功能,包括智能往往保持完整。遗忘综合征常见于慢性酒精中毒所致的精神障碍以及脑器质性疾病所致精神障碍。

七、谵妄综合征

谵妄综合征又称急性脑病综合征,是以急性意识障碍为主,合并谵妄状态的一类临床综合征。患者表现为不同程度的意识障碍、意识清晰度下降、定向力障碍,显著的兴奋躁动,大量生动鲜明的恐怖性错觉和幻觉(多为幻视),伴紧张恐惧情绪及冲动行为。理解、判断能力降低、注意及记忆障碍,可出现思维不连贯及片段妄想,睡眠周期和节律紊乱(昼夜颠倒)。具有起病急、病程短、症状明显且昼轻夜重的特点。谵妄综合征常见于脑器质性疾病所致精神障碍、急性应激障碍及精神活性物质所致的精神障碍。

八、痴呆综合征

痴呆综合征又称慢性脑病综合征,是在意识清晰状态下,以遗忘、痴呆、人格改变为主要特点的一类临床综合征。多发生在老年人,病程进展缓慢。可由脑衰弱综合征或遗忘综合征进展而来,逐步出现部分性痴呆或全面性痴呆。患者主要是智能障碍,表现为思维、记忆、理解、分析、判断、推理、概括以及计算等能力均受损。随着病情的加重,可出现定向力障碍、自知力障碍、人格改变,并可有片断妄想、思维贫乏、情感淡漠、行为刻板无目的等,甚至日常生活和大小便不能自理。痴呆综合征主要见于慢性器质性精神障碍。

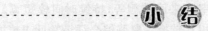

小 结

本章介绍了精神障碍与精神症状的定义、精神障碍发生的相关因素及精神疾病的诊断分类系统、各类症状的定义及临床特点、精神障碍常见的综合征及其临床意义等。通过学习与掌握,使学生能正确理解精神症状、正确判断精神活动的异常。精神症状是诊断精神障碍的依据,精神障碍的症状是精神医学的重要基础,只有深刻了解每一个精神症状的表现形式才能正确区别不同的精神症状。准确分析和辨认各种精神症状是精神科护士必须掌握的一项基本知识和技能。

能力检测

单选题

1. 人的个性特征的核心成分是(　　)。

A. 能力　　　B. 性格　　　C. 智力　　　D. 气质　　E. 理想

2. 错觉是指(　　)。

A. 对客观事物歪曲的知觉

B. 对已知的事物有未经历的陌生

C. 对从未经历过的事物有熟悉感

D. 对客观事物部分属性产生了错误的知觉感

E. 没有客观事物作用于感官时出现的知觉体验

3. 思维迟缓是(　　)。

A. 癔症的典型症状　　　　　　　B. 强迫症的典型症状

C. 抑郁症的典型症状　　　　　　D. 恐惧症的典型症状

E. 精神分裂症的典型症状

4. 关于思维奔逸,下列说法正确的是( )。

A. 是精神分裂症的常见症状   B. 是躁狂症的常见症状

C. 是急性应激障碍的常见症状   D. 是神经衰弱的常见症状

E. 是器质性精神障碍的常见症状

5. 妄想的定义主要是指( )。

A. 思维联想障碍   B. 联想形式障碍

C. 大量涌现的不自主观念   D. 不能被说服的病态信念

E. 无法摆脱的重复出现的观念

6. 临床上最常见的妄想是( )。

A. 被害妄想   B. 夸大妄想   C. 影响妄想

D. 钟情妄想   E. 关系妄想

7. 患者感到周围环境变得灰蒙蒙一片,没有生机,似乎隔着一层膜,这种症状为( )。

A. 幻觉   B. 非真实感   C. 交替人格

D. 双重人格   E. 意识朦胧状态

8. 注意转移主要见于( )。

A. 精神分裂症   B. 神经衰弱   C. 疑病症

D. 躁狂症   E. 精神发育迟滞

9. 下列说法正确的是( )。

A. 部分或全部不能再现以往的经历称为遗忘

B. 记忆的识记、保存、再认和回忆四个过程普遍减退为遗忘

C. 患者以想象的未曾亲身经历过的事件来填补亲身经历的记忆称为错构

D. 将过去经历过的事物在具体时间,具体人物或地点上搞错了,称为虚构

E. 患者把从未见过面的人当做熟人或朋友认识,称为虚构

10. 谵妄时最多见的幻觉是( )。

A. 听幻觉   B. 视幻觉   C. 味幻觉

D. 触幻觉   E. 嗅幻觉

11. 协调性精神运动性兴奋常见于( )。

A. 精神分裂症青春型   B. 躁狂症

C. 精神分裂症紧张型   D. 谵妄状态

E. 药物中毒

12. 作态主要见于( )。

A. 抑郁症   B. 精神分裂症   C. 躁狂症

D. 强迫症   E. 器质性精神病

13. 关于自知力以下描述正确的是( )。

A. 自知力就是指病感

B. 重性精神病患者都没有自知力

C. 神经症患者都有充分的自知力

D. 自知力是指患者对所患精神疾病的认识和判断能力

E. 有自知力的患者较没有自知力的患者预后好

14. 关于神经衰弱症候群,以下哪项描述是错误的?(   )

A. 主要表现为脑力活动能力降低   B. 有轻度的智力缺损

C. 常出现注意力不集中,思维迟钝   D. 常伴失眠、头痛

E. 患者情感脆弱

15. 谵妄综合征的主要特征是(   )。

A. 错觉   B. 幻视   C. 注意涣散

D. 记忆减退   E. 意识障碍昼轻夜重

16. 患者,女,35岁,每日在床头倚窗,静坐侧耳,有时面露微笑,有时双手捂耳,面露惊恐,或以被蒙头。此症状属于(   )。

A. 幻听   B. 幻视   C. 狂躁

D. 被害妄想   E. 行为退缩

17. 患者原先无任何精神异常,某次听广播时突然坚信播音员在说他,而他的生活经历与当时的广播内容并无明显联系。该患者可能的症状为(   )。

A. 听幻觉   B. 原发性妄想   C. 继发性妄想

D. 思维迟缓   E. 病理性象征性思维

18. 某女性,28岁,在被单位辞退后,突然精神失常,阵阵哭笑,检查问:"你今年多大年纪?"答:"3岁。"问:"你在何处工作?"答:"我是幼儿园的小宝宝。"患者的症状属于(   )。

A. 虚构   B. 错构   C. 痴呆

D. 谵妄状态   E. 假性痴呆

19. 患者,女,80岁,无明显诱因出现精神失常。表现能凭空听到已故的亲人呼唤他,叫她也随他们而去,称自己走到哪里,哪里就有已故的亲人都跟着她,这是(   )。

A. 歪曲的感觉   B. 歪曲的知觉   C. 虚幻的感觉

D. 虚幻的知觉   E. 正常人没有的知觉

20. 患者,女,22岁,近5个月来内心体验缺乏,面部表情呆滞,对家里和周围的事情漠不关心,对切身有关的各种事情也表现无动于衷。此症状属于(   )。

A. 情绪不稳   B. 情绪低落   C. 情感淡漠

D. 情感脆弱   E. 情感倒错

21. 患者,男,32岁,某日突然发觉自己的手变大了,汗毛像野兽毛一样浓密,镜子里自己的脸比黑熊还难看。此症状属于(   )。

A. 错觉   B. 视幻觉   C. 运动性幻觉

D. 心因性幻觉   E. 感知综合障碍

22. 患者,女,40岁,思维散乱,推理荒谬,话意互不联系,言语支离破碎,令人莫名其妙。此症状称为(   )。

A. 思维奔逸   B. 思维中断   C. 思维破裂

D. 思维贫乏   E. 强制性思维

23. 患者,男,21岁,2个月来多次撞向汽车轮胎,他解释说:"这样做是为了投胎,

重新做人。"该患者的症状属于(　　)。

    A. 幻想   B. 迷信   C. 夸大妄想

    D. 特殊意义妄想   E. 病理性象征性思维

24. 患者,女,40岁,近来总认为自己病情严重无法治疗,一直惶惶不可终日。该患者的症状属于(　　)。

    A. 夸大妄想   B. 疑病妄想   C. 被害妄想

    D. 嫉妒妄想   E. 广泛性焦虑

25. 患者,女,23岁,近1个月来一直觉得周围的任何东西都对她有特殊的暗示,如:她走进办公室,就有人哼唱"你就像冬天里的一把火",意思是骂她勾引异性;她一上街,许多牌照中含有4的汽车开过来,就表示让她死。该患者的症状属于(　　)。

    A. 幻想   B. 迷信   C. 钟情妄想

    D. 象征性思维   E. 特殊意义妄想

26. 患者,男,36岁,一日起床后,悄声外出关门,即从窗缝中窥视尚在熟睡中的妻子,良久不动,旁人问其所为,他的回答是在监视老婆是否与人有不轨行为。该患者的症状属于(　　)。

    A. 关系妄想   B. 夸大妄想   C. 嫉妒妄想

    D. 被害妄想   E. 物理影响妄想

27. 患者,男,59岁,口中常常喃喃自语"我该死,我该死",每晚席地而卧,上盖一破被单。该患者的症状属于(　　)。

    A. 被害妄想   B. 嫉妒妄想   C. 罪恶妄想

    D. 夸大妄想   E. 物理影响妄想

28. 患者,男,40岁,发病后认为同事倒土豆是要他滚蛋,别人谈摇头电风扇是说他立场不稳。该患者的症状属于(　　)。

    A. 关系妄想   B. 影响妄想   C. 强迫观念

    D. 象征性思维   E. 言语性听幻觉

29. 患者,女,一看到男性即不能自控地想是否要和他谈恋爱、结婚,明知不对也无法自控。这种症状是(　　)。

    A. 见人恐怖   B. 钟情妄想   C. 强迫观念

    D. 焦虑状态   E. 孤独状态

30. 某运动员,近来越来越易激惹,情绪不稳,曾两次殴打对手被罚。且他常闻到一股臭鸡蛋味,感觉"在梦里一样",而且常破口大骂。此现象称为(　　)。

    A. 错觉   B. 想象   C. 错构   D. 虚构   E. 嗅幻觉

31. 患者,男,32岁,言语缓慢,语量减少,语声甚低,反应迟缓,但思维内容并不荒谬,能够正确反映现实。患者自觉"脑子不灵了""脑子迟钝了""度日如年"。此表现属于(　　)。

    A. 思维迟缓、情绪低落   B. 思维贫乏、情感低落

    C. 思维迟缓、情感淡漠   D. 思维贫乏、情感淡漠

    E. 思维中断、情感高涨

32. 患者,男,46岁,上班乘坐公交车时总是担心会出现危险,尤其是车厢内人员

拥挤的时候,症状加重,出现心悸、头晕、出汗、发抖、胸闷、好像透不过气来。此症状为( )。

A. 症状为外部力量强加的　　　　　　B. 症状产生无明确客观对象

C. 症状产生于某一客观对象　　　　　D. 症状源于自己的主观体验

E. 症状不受自己主观意愿控制

33. 患者,女,38岁,患者向来小心翼翼,只要一拿钱,就重复数个不停,买东西前,要先列清单,并反复检查清单,生怕会有遗漏。出门前,门与灯虽已关了,但她仍不放心,一而再,再而三地重复检查。该患者为( )。

A. 强迫行为　　　　　B. 强迫意向　　　　　C. 强迫联想

D. 强迫思想　　　　　E. 强迫回忆

34. 患者,女,30岁,述自己经常听到一个声音在议论她,此症状为幻觉,真性幻觉和假性幻觉的区别是( )。

A. 二者均缺乏客观刺激　　　　　B. 二者来源和感知方式不同

C. 二者感知的幻觉形象生动　　　D. 二者均是对客观事物的错误感受

E. 二者均是客观事物的胡思乱想

35. 在意识清楚情况下,头脑中涌现大量异己的思维,伴不自主感,这是( )。

A. 强迫观念　　　　　B. 被动体验　　　　　C. 思维插入

D. 强制性思维　　　　E. 物理影响妄想

36. 患者,女,60岁,近一周来夜间出现行为紊乱,伴幻听、幻视、表情紧张、恐惧,白天卧床,自发言语较少,对夜间行为难以回忆,生活自理差,头颅CT示顶枕叶片状梗死灶,考虑目前患者处于( )。

A. 谵妄状态　　　　　B. 痴呆状态　　　　　C. 抑制状态

D. 木僵状态　　　　　E. 幻觉妄想状态

37. 患者,男,19岁,突然动作显著缓慢,整天卧床,不起来吃饭,也不上厕所,叫他推他均无反应,表情呆板。该患者的症状是( )。

A. 违拗症　　　　　B. 缄默状态　　　　　C. 木僵状态

D. 意志减退　　　　E. 兴趣减退

(38~39题共用题干)

患者,女,35岁,3天来不吃饭,只喝水,说有人一直在告诉她饭里有毒,要求家人陪同去派出所报案。

38. 该患者的症状是( )。

A. 感觉障碍　　　　　B. 知觉障碍　　　　　C. 思维奔逸

D. 被控制感　　　　　E. 强制性思维

39. 患者可能存在( )。

A. 情感淡漠　　　　　B. 思维贫乏　　　　　C. 思维鸣响

D. 无故发笑　　　　　E. 自知力缺乏

(40~42题共用题干)

患者,男,23岁。觉得大街上人们都在注意他的行动,对他有敌意,觉得房子里有人安装了摄像头监视他的行为;有时自言自语、自笑;不吃家人做的饭,害怕饭里有毒,要自己亲自做饭；对家人和同学漠不关心，父亲病重住院，患者无动于衷。

40. 该患者可能患有（　　）。

A. 癔症　　　　　　　B. 抑郁症　　　　　　C. 焦虑症

D. 精神分裂症　　　　E. 阿尔茨海默病

41. 该患者情感属于（　　）。

A. 欣快　　　　　　　B. 情感淡漠　　　　　C. 情感高涨

D. 情感低落　　　　　E. 情感爆发

42. 该患者思维属于（　　）。

A. 关系妄想　　　　　B. 夸大妄想　　　　　C. 被害妄想

D. 罪恶妄想　　　　　E. 物理妄想

（徐新娥）

第三章 精神科护理的基本技能

 学习目标 ┃...

> 掌握 精神障碍患者的基础护理,精神科常见危机状态的预防及护理措施。
> 熟悉 精神障碍患者的护理观察及记录。
> 了解 接触患者的要求、建立治疗性护患关系的技巧、影响治疗性护患关系的因素。

┃第一节 治疗性护患关系的建立┃

一、接触患者的要求

(一) 高尚的职业道德情操是建立良好护患关系的先决条件

精神病患者的精神症状常表现在思维、情感、意志和行为活动等方面的异常。同时与其他疾病相比,精神病患者自知力受损,往往不承认自己有病、拒绝治疗,甚至有冲动伤人、自杀、毁物及逃跑等异常行为而令人望而生畏。因此精神卫生护理工作与其他护理工作相比更具有复杂性和危险性,精神科护士需具有更崇高的思想境界。

(1) 热爱精神卫生护理工作,具有奉献精神。护士要有全心全意为人民服务的精神,不怕苦、不怕脏,将自己的爱心奉献给护理对象。

(2) 具有慎独精神。精神科护士工作独立性很强,尤其是在精神病患者发病期的封闭式管理中,精神科护士更应具有慎独精神,在工作中严格执行各项规章制度,以高度的责任感和同情心去照顾、护理患者。

(3) 充分尊重、接纳、容忍患者。精神科护士要认识到精神障碍是大脑功能发生紊乱所致,患者的异常言行是在病态思维支配下产生的,并不是患者的主观愿望和过错,患者的人格在法律上和正常人平等,因此不论患者的社会地位高低、经济状况好坏,还是与己关系亲疏远近,护士均应一视同仁。同时护士还应认识到精神疾病患者的异常言行只是一部分偏离正常,而不是全部异常,患者一方面有自卑心理,另一方面又比正常人更渴望被尊重、被重视、被关怀。因此任何时候、任何场合,不论其症状如何严重,如何可怕或令人生厌,护士均不能愚弄、嘲笑、歧视甚至侮辱患者。应该礼貌待人,关心患者所关心的,接纳患者所感受的,并尊重患者的个性。

(4) 保护患者隐私,维护患者生存的尊严。对患者的个人隐私保密是精神科护理人员应特别遵循的职业道德。由于精神障碍的发病与个人经历、家庭和社会环境等多种因素有关,其病史可能涉及患者的隐私。护理人员应注意为患者保密,对患者陈述的事情,不随意传播,在病室内不议论患者的缺陷、预后效果和家庭情况等,不允许任何无关人员翻阅患者的病历。

（二）要树立以患者为中心的服务理念

精神障碍的发病通常是多因素作用的结果,在护理过程中注重患者的心理、社会方面的问题,尽量帮助患者改变负性的认知和建立正常行为模式,既要善于换位思考,理解患者异常言行的原因,做到尊重、接纳患者,又要防止自己的认知及情绪受患者病态思维的影响。因此精神障碍护理更应树立以患者为中心的整体护理服务理念。

（三）要有精湛的专业技术

精神障碍的病因复杂,症状多种多样,同一患者不同时段的症状也可发生很大的变化。不同患者的护理、预后各不相同,一个合格的精神科护士不仅要有一般医学和精神疾病护理专业的理论知识、操作技能,还应具备一定的心理学及社会学知识。

（四）接触前应尽量了解、熟悉患者的基本情况

大部分精神障碍患者不能正确认识或不能正确陈述自己的病情。护士在接触患者之前,应尽量多收集信息、做到心中有数,然后根据不同的病情采取不同的接触方法,具体如下。

（1）一般情况 患者的姓名、年龄、性别、相貌、民族、籍贯、宗教信仰、文化程度、职业、兴趣爱好、个性特征、生活习惯、婚姻家庭情况和经济状况等。

（2）疾病情况 患者的精神症状,发病经过,诊治情况,发病后生活自理情况及工作、学习、社交情况,有无重大躯体疾病病史及其他特殊情况。

（五）持续性和一致性的态度

持续性是指患者在住院期间有相对固定的护士与其经常性的接触沟通,护士必须每日安排时间与患者接触交谈,随着护患接触交往频率增加,护患关系将逐步得到巩固、发展。一致性是指同一护士对同一患者前后态度一致、对不同患者态度一致,也指同一患者所接触的不同医、护人员以一致的态度对待患者。持续性和一致性的态度有利于建立和发展良好的护患关系,反之则会影响甚至破坏护患关系。

（六）良好的自身素质

在护患接触中,护士在不断地观察评估患者,患者同时也在观察评估护士。护士精神饱满、情绪乐观、仪表整洁、谈吐文雅、操作熟练、动作敏捷、态度良好,患者就会感到护士亲切、和蔼、可信而愿意与护士接触沟通。

二、建立治疗性护患关系的技巧

精神病患者处于大脑功能紊乱状态,缺乏自知力,难以接触。因此,护士只有掌握接触的技巧才能真正实施以患者为中心的护理。

（一）非语言交流

（1）站立 与有冲动倾向患者接触时,可站在患者的右侧或正前方,这样可避免

重伤害。若正面站立则应站在 1 m 以外。与有暴力行为倾向的患者接触说话时,最好隔一张桌子或选择靠门的方向。与无冲动倾向患者接触时,护士应靠近患者,以 40~50 cm 为宜。

(2)身体姿势　与患者交流时合理运用身体姿势,可增强交流效果。对于合作的精神病患者,交谈时身体应略前倾,最好坐在患者的床边与之交谈,这样会取得较好效果。对不合作的患者,应随机而变。

(3)眼神　护士的眼神应集中在患者的耳和肩之间,除非必要,不应直视患者的双眼,这样会使患者感到紧张而不安。护士的眼神也不应游移不定。

(4)面部表情　护士在倾听时应注意自己的面部表情变化,适时表达自己的内心感受。

(二)语言交流

接触前要充分了解患者的情况,包括姓名、性别、年龄、职业、职务、文化程度、兴趣爱好、生活习惯、病史资料等。谈话前首先向患者说明谈话的目的,尽量采用开放性话题。在谈话过程中,应根据具体情况采用倾听、认同、回避矛盾、澄清、突出主题、转换主题、重复问题、耐心等待、沉默、概述等不同的谈话技巧。

三、影响治疗性护患关系的因素

1. 交流缺少事前计划

交谈前没有对患者情况做必要的了解,对交流的主题、目的、内容未做出计划,对交谈时可能出现的问题认识不足及缺少相应的处理措施,往往导致交谈零散、没有重点,不仅达不到预期目的,甚至可能损害已经建立的护患关系。

2. 护士自身因素

护士情绪不稳定,将个人生活中的不良情绪带入工作中,或将与其他患者交谈不愉快的情绪扩大、泛化;护士专业知识不足,不能正确识别、理解患者的异常言行;护士缺乏沟通交流技巧,使用不良的交流方式而不能做到有效沟通等。

3. 患者因素

患者身体的因素,如疲倦、言语障碍、耳聋或疼痛等;心理因素,如被家人强迫就医而对护士有抵触情绪或敌对心理、听其他患者议论而对护士有先入为主的不良印象等。

4. 护患双方存在差异

护患双方在知识、价值观、处世态度、语言、技巧、经验、经历等方面存在较大的差异,无法达成共识,影响沟通的进行与效果。

｜第二节　精神障碍护理观察与记录｜

一、精神障碍护理观察

1. 观察的内容

(1)一般情况　观察的内容包括:患者的个人卫生情况与生活自理程度,如面貌、步态、衣着、举止、饮食、睡眠、排泄及女性患者月经情况等;患者与周围环境的接触能力及自知力的完整性,如接触的主动性,是否愿意参加集体活动和对治疗护理的态度等。

(2)精神症状 患者在意识、认知、情感和意志行为活动等方面的临床表现。如幻觉、妄想,病理性优势情感,自杀、自伤、毁物伤人甚至外走等病态行为,还应注意症状出现有无规律性。

(3)躯体情况 患者的生命体征、营养状况,心、肺、脑、肝、肾等重要脏器的功能,有无压疮,有无骨折、淤血等外伤标志。

(4)心理状况 患者的心理问题、与心理问题相关的因素和心理需要,特别是有无急需解决的心理需要。

(5)社会功能 患者的学习、工作、人际交往与沟通、遵守社会规则和生活自理的能力。

(6)治疗情况 治疗依从性、药物疗效与不良反应的观察。

2. 观察的方法

(1)直接观察 通过与患者交谈、护理体检等直接接触来观察患者,或通过观察患者与他人接触、参加集体活动及独处时的动态表现来了解患者的精神状况、心理状况与躯体状况。

(2)间接观察 通过患者的家属、同事、朋友、同室病友了解患者,或征得患者同意,通过患者的书信、日记、绘画或手工作品等了解患者。

3. 观察的要求

(1)客观地观察 护士在观察病情时。要客观地观察事实,不要随意加入自己的猜测和评论,以免误导他人对患者病情的了解。

(2)在全面观察的基础上有重点地观察 对病区内所有患者进行全面观察,尤其对新入院患者、有自杀倾向的患者、老年患者、出走等特殊患者重点观察;对患者住院期间各方面表现都进行观察,同时在患者疾病不同时段观察的内容应有针对性。如发展期重点观察其精神症状和心理状态,开始治疗时重点观察患者对治疗的态度、治疗效果和药物不良反应,缓解期重点观察病情稳定程度与对疾病的认识程度,恢复期重点观察症状消失情况、自知力恢复情况及对出院的态度。

(3)不知不觉地观察 和患者交流时,患者感到轻松、自然才会有真情流露,反之则会产生被监视、不被信任的感觉而紧张、反感,甚至拒绝交流,因此观察患者要在患者不知不觉中进行。

二、精神障碍护理记录

护理记录是将患者有意义的行为记录下来,以便及时反映病情,提出护理要求,所以必须认真、及时、如实地填写。

(1)记录要求 首先,记录应做到客观、实事求是,其次,要及时、准确、具体、简明扼要。文字简洁、通俗易懂、字迹清晰、项目齐全,不可涂改,要签全名及时间。尽量引用患者原话,避免使用医学术语。

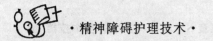

（2）记录内容　包括患者入院的生命体征等一般情况、躯体适应情况、诊断、医嘱、用药情况、病情变化及出院时的精神状况等几个方面。

第三节　精神障碍基础护理

一、安全护理

安全护理是精神科护理工作的重要组成部分，也是护理精神障碍患者的重要环节。精神障碍患者在疾病的急性期，某些行为具有一定的危险性。护理人员稍有不慎就可能出现意外，使治疗护理难以进行，甚至危及患者及他人的生命，因此，精神科护士应有高度的安全意识。

1. 掌握病情，有针对性地防范

护士必须熟悉患者的病情、诊断，尤其对有暴力、自杀、外走等行为或企图的患者要做到"四防"，即防自杀、防逃跑、防冲动、防毁物，并将患者置于护理人员的视线内活动，及早发现意外征兆，及时采取积极有效的防范措施。必要时将患者安置于重症室内 24 h 专人看护。

2. 建立良好的护患关系

大部分患者在自杀、自伤等冲动行为前有矛盾、犹豫的心理过程，良好的护患关系可使患者对护士充分信赖，这样，患者就有可能主动地对护士倾诉内心活动，也较易接受护士的劝慰。而理解、尊重、关心患者，可以减轻患者的敌对情绪，防止毁物、伤人等冲动行为的发生。

3. 严格执行护理常规与工作制度

精神护理工作中应牢记一句话："只有想不到的，没有不发生的。"各项护理常规与工作制度都是在长期的工作实践中总结的经验教训，护理人员必须严格执行各项护理常规和工作制度，这样才能做到防微杜渐，防患于未然。

4. 加强巡查，严防意外

凡有患者活动的场所，护理人员应每隔 10～15 min 巡视一次，重点患者不离视线，以便及时发现病情变化，预防意外。在夜间、凌晨、午睡等工作人员较少的情况下应特别加强巡视，厕所、走廊尽头、暗角等僻静处应仔细查看。

5. 加强安全管理

（1）病房设施要安全　病区内的设施要保持完好，如有损坏要及时修复。门窗应随手上锁，并保管好钥匙。

（2）病区内危险物品严加管理　如药品、器械、玻璃制品、绳带，易燃物、锐利物品等要严加管理，定位加锁，防止损坏与丢失，用后清点数目，放回原处，交接班时清点实物，一旦缺少及时追查。

（3）加强安全检查　凡患者入院、会客、外出活动返回时均需做好安全检查，严防将危险品带进病室。整理床铺时查看有无暗藏药品、绳带、锐利物品等。

（4）患者外出离开病房时，必须由工作人员陪伴，出院时应有家属陪伴。

(5) 对患者及其家属进行有关安全知识的宣教。

二、日常生活护理

精神障碍患者由于受症状的影响，不关心个人卫生，也不愿自理，以致生活没有规律，护理人员应鼓励和协助患者料理日常生活。

1. 清洁卫生护理

(1) 新患者做好卫生处置，检查有无外伤、头虱、体虱、皮肤病等，及时进行对症处理。

(2) 督促、帮助患者饭前便后洗手。

(3) 督促患者养成早、晚刷牙漱口，按时洗脸、洗脚，定期洗澡、洗发、理发、剃须及修剪指甲的卫生习惯，对于生活不能自理的患者，护士帮助其做好清洁卫生。

(4) 帮助患者保持衣着整洁，定期更衣。

(5) 督促女性患者每晚清洗会阴，经期督促更换会阴垫，保持衣裤清洁。

2. 排泄护理

精神障碍患者，尤其是痴呆和意识障碍的患者，常随地大小便或大小便失禁，护理人员应注意摸索其排便规律，定时给予坐便器或督促患者如厕，同时应加强教育与训练。

因服用抗精神障碍类药物或长期卧床少动，患者易出现便秘、排尿困难甚至尿潴留。因此必须每日观察患者排泄情况，鼓励患者多饮水、多吃蔬菜水果、多活动预防便秘，3 天未排大便者应给予缓泻剂或灌肠，12 h 未排小便者，先诱导排尿，无效时给予导尿。

3. 日常仪态护理

对病情缓解和恢复期的患者，协助患者整理服饰，修饰仪容仪表，这样有利于患者增强自信，提高生活情趣。

4. 重视卫生宣教

促进患者养成良好的卫生习惯，经常向患者宣传个人卫生与防病知识。

三、饮食护理

精神障碍患者在饮食方面可以出现各种各样的异常，如拒食、厌食、抢食、暴饮暴食、吞食异物或捡食污物，有可能因药物不良反应而噎食、吞咽困难等。做好饮食护理，既可保证患者的营养需要，维持正常生命活动，又可减轻药物反应，保证治疗的顺利进行。

1. 进餐前护理

餐室光线明亮、清洁整齐、宽敞舒适，餐具清洁，每人一套。一般患者给普食，采用集体进餐形式，给患者安排固定的座位，定位入座，以利检查；老年、吞咽困难、拒食、藏食、生活自理困难需喂食者，安排在重点照顾桌，由专人照顾；特殊重症患者于重症室内进餐；有躯体疾病或有宗教信仰对饮食有特别要求者，根据情况给予特别饮食。

2. 进餐时护理

(1) 在进餐过程中，护士观察患者进食量、进食速度等情况，防止患者倒食或藏食;维持进餐时秩序,防止患者用餐具伤人或自伤;检查有无遗漏或逃避进食的患者。

(2) 对老年患者、药物反应严重、吞咽动作迟缓的患者给予软食或半流食,并由专人照顾,严防意外。

(3) 对抢食、暴食患者,安排单独进餐,劝其放慢进食速度,并适当限制进食量,以防发生喉头梗阻、急性胃扩张等意外。

(4) 拒食患者的护理　拒食患者的每餐进食应由专人负责照看,喂食时,应先清洁口腔,再用小碗,以少量饭菜试喂。可用调羹的边缘先湿润嘴唇,刺激食欲,往往吃下第一口即能继续进食。确经劝说无效时,再给予鼻饲或静脉注射,做好进食情况的详细记录,并做重点交班。对长期拒食的患者,要认真做好口腔护理,密切注意躯体情况,出现不良变化应及时报告医生。

(5) 对食异物的患者要重点观察,外出活动时,需专人看护,严防吞服杂物、污物等。

3. 食品管理

会客时,向家属宣传饮食卫生知识,注意家属所带食品是否卫生、适量,预防胃肠道疾病。凡由家属或亲友送来的食品及香烟,均存放在专用柜内,由护理人员代为保管,再适时、适量送给患者食用。

四、睡眠护理

睡眠与人的生物节律和生理功能密切相关,睡眠的好坏直接影响人的思维、情绪和行为。精神障碍患者睡眠的好坏还预示着病情的好转、波动或加剧。因此,做好精神障碍患者的睡眠护理非常重要。

1. 创造良好的睡眠环境

(1) 病室内整洁、空气流通、光线柔和,温度适宜,床褥清洁平整。

(2) 处于兴奋状态的患者应安置于隔离室,并给予安眠处理。护理人员操作时做到“四轻”(轻声说话、轻声走动、轻声操作、轻拿轻放),保持病室内安静。

(3) 就寝时,可让患者听轻柔的催眠乐曲,以安定患者情绪,使他们易于入睡。

2. 安排合理的作息制度

为患者制定合理的作息时间并督促进行,组织患者参加各类工、娱、体活动,以利夜间正常睡眠。

3. 宣传教育,促进患者养成良好睡眠的习惯

向患者宣传睡眠与疾病的关系及良好睡眠的注意点。教会患者采取良好睡眠的方法。

4. 加强巡视严防意外

深入病室,勤查房,观察患者睡眠的姿势、呼吸声、是否入睡等,要警惕佯装入睡者。尤其是对有消极想法的患者要及时做好安全入睡处理,防止意外发生。

5. 失眠患者的护理

对未入睡的患者,护士应体谅患者的痛苦与烦恼心情,指导患者运用放松法或转移注意力等帮助其入睡。分析失眠原因,给予对症处理,必要时遵医嘱给予药物辅助入睡,并观察药物疗效,做好记录。

第四节 常见危机状态防范与护理

一、暴力行为防范与护理

(一)概念

暴力行为是精神科最常见的急危事件。暴力行为通常是指对他人的攻击或对物体的攻击行为,可造成严重伤害或危及生命。精神分裂症、人格障碍、情感性障碍、脑器质性精神障碍、精神活性物质依赖等患者,为暴力行为的主要危险人群。

(二)评估暴力行为发生的征兆

(1)行为评估 护理人员应警惕患者兴奋的表现,如不能静坐、握拳、呼吸增快、面部肌肉紧张等异常表现,这些表现可能就是暴力行为的前奏。

(2)情感评估 患者表现为愤怒、异常焦虑、激动、易激惹等,可能提示患者将失去控制。

(3)意识状态评估 如思维混乱、定向力障碍、记忆力损害、无力改变自身现状等。

(三)护理措施

1. 暴力行为的预防

(1)良好的护患沟通 护理人员用朴实贴心的语言安抚患者,用直接、简单、清楚的语言提醒患者暴力行为的后果,鼓励患者以语言等适当方式表达和宣泄情绪,倾诉内心困扰,控制自己的冲动。

(2)服用药物 护理人员遵医嘱给予药物治疗,有效减少患者的冲动行为。

(3)环境管理 保持环境安静、整洁,避免嘈杂、拥挤,使患者感到安全。管理好各种危险物品,防止成为患者攻击的工具。

(4)健康教育 向患者提供发泄愤怒的方法,如体育锻炼、改变环境、听音乐等。教会患者人际沟通的方法和表达愤怒情绪的适宜方式。

2. 暴力行为发生时的处理

(1)控制局面 首先呼叫其他工作人员,集体行动,指定一名工作人员转移被攻击的对象,疏散其他围观的患者离开现场。护理人员用平静、平和的声音和语气与患者交流,注意保持语言及行为的前后一致性。

(2)解除危险品 工作人员向患者表达对其安全及行为的关心,并以坚定、冷静的语气告诉患者,将危险物品放下,工作人员将其移开并向患者解释此物品是暂时代为保管,以后归还,以取得患者的信任。可答应患者提出的要求,帮助其减轻愤怒情绪,使其停止暴力行为。若语言制止无效,应一组人员转移患者的注意力,另一组人员趁其不备快速夺下危险物品。

(3)约束与隔离 必须在有医嘱的情况下使用。约束与隔离是一种保护性措施。

①隔离：基于封闭、孤立及减少感官刺激的三项治疗性原则，将患者隔离于一个安全、安静的环境中，并告知患者这不是惩罚，而是为了保证患者和整个病房的安全。②约束：如隔离措施无效，需进行约束。接近患者前，要有足够的工作人员，每人负责患者身体的一部分，接触患者身体要果断迅速，多人协调行动，不许伤害反抗的患者。让患者躺于床上，手臂放于两侧，在袖口等地方塞以填充物，关节处于功能位。约束期间加强基础护理，观察生命体征和末梢循环情况，关注其隐私，帮助其排泄。约束结束时，应先将患者的约束部位从四个变为三个，然后两个，但不能只剩一个约束部位，因为这样患者可以自行解开，从而增加了危险性。

（4）行为方式重建　暴力行为控制后，应运用心理治疗等对患者进行长期性的行为干预。

二、自杀行为防范与护理

（一）概念

自杀是精神科较常见的急危事件之一，也是精神疾病患者最常见的死亡原因。自杀行为是指自愿并主动结束自己生命的行为。自杀行为按照程度的不同可分为如下几种。①自杀意念：有自杀的想法，但无具体的自杀行为。②自杀姿态：以不至于死亡的自杀行为来表达其真正的目的。③自杀威胁：口头表达自杀愿望，但无自杀行为。④自杀未遂：有自杀的想法，并有相应的行为，但未造成死亡。⑤自杀死亡：可称为完成自杀或成功自杀。

（二）评估自杀行为发生的征兆及动机强度

大部分有自杀倾向的患者在实施自杀行为前都曾表现出一定的自杀征兆，可有如下表现。

（1）有企图自杀的历史。

（2）情绪低落，表现为紧张、无助、无望、经常哭泣。

（3）对现实或想象中的事物有负罪感，觉得自己不配生活在这个世界上。

（4）在抑郁了较长一段时间后，突然显得很开心，且无任何理由。

（5）谈论死亡与自杀，表示想死的念头，常常发呆。

（6）收集和储藏绳子、玻璃片、刀具，或其他可用来自杀的物品。

（7）将自己的事情处理得有条不紊，并开始分发自己的财产。

自杀念头的强烈程度取决于自杀念头出现的频率以及是否有明确的自杀计划。如果有自杀计划，是否具备相应的条件和方法去实施此计划。所以，评估患者自杀的危险性，必须通过严密观察、深入了解和倾听来取得患者自杀的线索、自杀的计划和致死程度。也可应用抑郁自评量表或自杀评估表等来分析患者自杀的危险性。

（三）预防措施及处理

1. 自杀的预防

护士与患者建立良好的治疗性关系，常倾听患者诉说，与其共同分析自杀的原因。鼓励患者接受乐观的信息，与其讨论解决困难或矛盾的方法，帮助患者建立正向的感觉和自信。住院期间,护士应对患者进行持续性观察或间隔性观察,同时告知家属对患者进行严密监测,如果发现一些细微的征兆就应及时告知全体医护人员,时刻保持警惕。用专业、尊重的方式检查患者的衣物及身体,将危险品拿走。

2. 常见自杀行为的紧急处理

(1)服毒 以精神药物最常见。首先评估患者的意识、瞳孔、肤色、分泌物及呕吐物等,然后催吐。对意识清醒者,应尽量诱导患者说出所服毒物的种类、过程,刺激咽喉促使其呕吐。无论服毒时间长短均应彻底洗胃。服毒种类不明确者,应留取胃内容物标本送检。洗胃后可导泻。对意识不清或休克的患者,应配合医生进行急救处理。

(2)自缢 应立即快速地解开患者的绳套。悬挂于高处的患者,解套的同时要抱住患者,防止坠地跌伤。解套后,就地放平,解松衣领和腰带,心跳尚存的患者,应将患者的下颌抬起,使其呼吸道通畅,并给予吸氧。如果心跳和呼吸已经停止,应立即行心肺复苏术。复苏后要纠正酸中毒和防止因缺氧导致脑水肿,并给予其他支持治疗。

(3)撞击 当发现患者撞击时,应立即阻止,转移其注意力。对不能听从劝告者,自己又无法控制的患者,应将其约束。迅速检查患者的伤情,如有开放性伤口,立即进行清创、缝合。配合医生对患者进行各项检查和紧急处理。

(4)自伤 对于由锐器引起的切割伤,应迅速止血,可用布带结扎近心端。观察患者的面色、口唇、尿量、血压、脉搏、神志,并根据受伤部位、时间估计失血量,判断是否存在休克,决定是否需要就地抢救和外科治疗。

三、出走行为防范与护理

(一)概念

出走行为是指没有准备或没有告诉家属突然离家外出。对精神病患者而言,出走行为是指患者在住院期间,未经医生批准,擅自离开医院的行为。患者出走会导致治疗中断,可能造成自己受伤或伤害他人,也可能因为走失而产生各种意外事件,造成严重后果。

(二)评估出走行为发生的征兆及行为表现

(1)出走行为征兆评估 护理人员应根据患者的表现及时发现其出走意图:①病史中有出走史;②患者有明显的幻觉、妄想;③患者对疾病缺乏认识,不愿住院或强迫入院;④患者对住院及治疗感到恐惧,不能适应住院环境;⑤患者有强烈的思念亲人,急于回家的想法;⑥患者有寻找出走机会的表现。

(2)出走行为的表现 意识清楚的患者多采用隐蔽的方法,如常守在门口观察是否有不结实的门窗等;同时,也会伴有焦虑、坐卧不安、失眠等情绪。意识不清的患者,出走时无目的、无计划,也不讲究方式,甚至会旁若无人地从门口出去;患者一旦出走,危险性较大。

(三)护理措施

1. 出走的预防

(1)安全管理 对病室损坏的门窗继续维修,严格保管各类危险品,经常检查患者身边是否有危险品。工作人员应保管好钥匙,不可随意乱放或借给患者。患者外出时要有专人陪同,加强观察和巡视,适当限制患者活动的范围。

(2)丰富住院生活　经常开展病室内工娱活动,充实患者的住院生活,使其安心住院。条件允许,也可组织患者到户外活动。

(3)争取社会支持　加强与患者家属或单位的联系,鼓励他们来医院探视,减少患者的被遗弃感和社会隔离感。

(4)加强监护　对精神发育迟滞、痴呆的患者及处于谵妄状态的患者,应加强监护。

2. 出走后的处理

发现患者出走后,应立即通知其他工作人员并与患者家属联系,分析并判断患者出走的时间、方式、去向,立即组织人员寻找。找到后要做好患者的医疗与护理,防止再次出走。

四、噎食防范与护理

(一)概念

精神障碍患者发生噎食窒息者较多:患者在进食时突然发生严重的呛咳、呼吸困难、面色苍白或青紫者即可能是噎食窒息。噎食窒息是一种十分紧急的情况,应立即处理。

(二)噎食的评估

(1)噎食的原因　服用抗精神病药物发生锥体外系不良反应时,出现吞咽肌运动不协调,抑制吞咽反射,若长期服用可致噎食。另外,患有脑器质性疾病如帕金森综合征的患者,吞咽反射迟钝,如果抢食或进食过急也会发生噎食。患有癫痫的患者进食时发生抽搐、意识不清时,也会发生噎食。

(2)噎食的表现　噎食一般突然出现,及时发现、及时抢救非常重要。程度较轻者表现为呛咳、呼吸困难、面色青紫、双眼直瞪、双手乱抓、四肢抽搐;严重者意识丧失、全身瘫痪、四肢发凉、二便失禁、呼吸和心跳停止。

(三)噎食的护理措施

(1)噎食的预防　严密观察患者的病情和药物的不良反应,尤其是服用抗精神病药物者,重点观察有无吞咽困难。如果已经发生药物不良反应,如吞咽反射迟钝,护理人员应给予半流质或流质饮食,避免带刺、带骨的食物。吞咽困难的患者,进食期间,应有专人守护或协助,避免患者抢食、暴饮暴食,纠正不良的进食习惯。对抢食、暴饮暴食的患者,应单独进食,适当控制其进食量。

(2)噎食发生后的处理　①立即清除口咽部的食物,疏通呼吸道,就地抢救,分秒必争。若患者牙关紧闭,可用筷子等撬开口腔取出食物。②经过上述处理,如果患者仍无缓解,应立即将患者拦腰抱住,头朝下并拍背。或将患者腹部扶卧在凳子上,让其上半身悬空,猛压其腰腹部迫使膈肌突然上移,逼迫肺内气体猛烈外冲,使气流将气管内的食物冲出。若反复5～6次无效,应立即用一粗针头在环状软骨上沿正中部位插入气管或行紧急气管切开,暂时恢复通气。③经上述处理后,呼吸困难可暂时缓解,食物仍滞留在气管内者,可请五官科医生会诊,决定采用气管镜、气管插管还是采用气管切开取食物。④食物取出后,应及时采取护理措施防治吸入性肺炎。⑤出现心跳骤停者,应立即行心肺复苏,同时应注意及早进行脑复苏。

五、木僵患者护理

（一）概念

木僵是一种较严重的精神运动性抑制综合征,患者经常保持一种固定姿态,很少活动或完全不动。轻者言语和运动明显减少或缓慢、迟钝,称为亚木僵状态。重者随意运动完全抑制,全身肌肉紧张,呆坐或卧床不起,面无表情、不语不动、不吃不喝,口内含满唾液,不知主动排泄,或相当长时间保持身体僵住不动。对外界刺激不起反应,可出现"蜡样屈曲"或"空气枕头"等表现,常见于精神分裂症紧张型的患者。木僵患者一般无严重的意识障碍,各种反射存在。

（二）木僵的评估

1. 原因

可出现木僵状态的精神障碍如下。

（1）精神分裂症的紧张性木僵。

（2）情感障碍的抑郁性木僵。

（3）严重应激障碍的反应性木僵。

（4）脑器质性病毒的器质性木僵(可见于病毒性脑炎、一氧化碳中毒性脑病、脑外伤等)。

（5）药物引起的药源性木僵。

2. 典型临床表现

紧张性木僵是木僵的典型临床表现。轻者言语行为明显减少,呆坐呆卧,有时有模仿、刻板动作。重者僵卧在床,不吃不喝,不语不动,无表情,无动作,推之不动,呼之不应,全身肌肉紧张,常出现"蜡样屈曲"或"空气枕头"等。对外界刺激多无反应,也可伴有唾液和大小便潴留。木僵解除后不少患者可清楚地说出病程经过。有的患者在无他人在场或夜深人静之际,可起床走动、舒展身体、解便或饮水觅食,然后重新陷入木僵状态。

木僵持续时间长短不一,可持续几小时、几天、几月,甚至可达数年。

木僵的临床表现可因病因不同而有不同特点,临床上需注意鉴别。

（三）护理措施

（1）做好安全护理。将患者安排在隔离室,单人居住。隔离室或重症监护室环境应安静、光线柔和、温度适宜。由于木僵患者失去防御能力,要防止其他患者的干扰和伤害。同时,也要提防患者突然转为兴奋而出现冲动伤人行为。

（2）动态观察病情变化,做好保护性医疗。患者虽处于木僵状态,但意识清楚,护理人员在执行操作时应耐心细致,动作轻柔,态度和蔼。操作前做好解释。操作时照顾体贴患者。切忌在患者面前谈论病情或取笑患者,以免对患者造成恶性刺激,使病情复杂化。

(3) 做好生活护理。由于木僵患者丧失生活自理能力,护士应帮助患者做好个人卫生,注意口腔、皮肤、大小便、饮食等的护理。

① 口腔护理　用生理盐水或清水早晚清洗口腔,及时清除口腔分泌物,保持口腔清洁和呼吸道通畅。

② 皮肤护理　定时翻身,避免局部组织长期受压,防止压疮形成,保持皮肤清洁。

③ 排泄护理　密切观察大小便情况,必要时给予导尿和灌肠。

④ 饮食护理　木僵患者进食多有困难,需耐心喂食,必要时鼻饲流质饮食,及时补充体液和营养,维持水、电解质和能量代谢的平衡。可视患者具体情况,在监护室试留饭菜、饮用水等。

(4) 针对不同病因采取适当的护理措施。若无禁忌证,应尽早给予电休克治疗。

小　结

本章介绍了治疗性护患关系的建立及建立技巧、精神障碍护理观察与记录、精神障碍患者的基础护理、精神科常见危机状态的预防及护理措施等。通过学习,使学生能正确理解建立治疗性护患关系的重要意义及建立技巧,会进行精神障碍护理观察与记录,懂得精神障碍患者的基础护理的重要性,特别是安全护理是精神科护理工作的重要组成部分,也是护理精神障碍患者的重要环节。因而,熟悉精神科常见危机状态的预防及护理措施十分必要。这也是精神科护士必须掌握的一项基本知识和技能。

能力检测

单选题

1. 精神障碍患者的基础护理不包括( )。

A. 饮食护理　　　　　　B. 睡眠护理　　　　　　C. 安全护理

D. 日常生活护理　　　　E. 保证医嘱的执行

2. 精神科患者的睡眠护理,不正确的是( )。

A. 说话轻、动作轻　　　　　　　　B. 白天睡眠时间长

C. 睡前避免饮用浓茶、咖啡　　　　D. 睡前不要进行刺激性谈话

E. 密切观察患者睡眠状态

3. 下列精神障碍基础护理措施,错误的是( )。

A. 护士要经常向患者进行个人卫生与预防疾病相关知识的教育

B. 护士要根据患者病情采用合适的进食方式

C. 保证医嘱的执行

D. 注意精神科患者的安全护理

E. 患者睡觉时可不用观察患者睡眠状态

4. 暴力行为的危险人群不包括( )。

A. 精神分裂症的患者   B. 人格障碍的患者

C. 有暴力家族史的患者   D. 情感性障碍的患者

E. 精神活性物质依赖的患者

5. 噎食发生后的处理措施,错误的是( )。

A. 心脏停搏者立即胸外心脏按压

B. 立即清除口咽部的食物

C. 保持呼吸道通畅

D. 食物取出后为缓解症状可悬空患者上半身猛压背部使气管内食物冲出

E. 经抢救有自主呼吸者无需专人监护

6. 处理暴力行为时,下列做法错误的是( )。

A. 与患者保持一个手臂的距离,预留退路

B. 保持语言和行为的前后一致性

C. 从患者后面悄悄接近

D. 集体行动

E. 转移患者注意力,乘其不备快速夺下危险物品

7. 患者,男,32岁,衣着整洁,兴奋躁动,踱来踱去,语速快,语音洪亮。说自己是因为已经2周没有服药而来住院的。患者的病史记录中最重要的是( )。

A. 兴奋躁动   B. 衣着整洁

C. 说话声音大,语速快   D. 已经2周没有服药

E. 踱来踱去

8. 患者,女,38岁,自诉其在大学时代就已经有"神经问题"。最近有抑郁和焦虑,处于悲伤和抑郁状态。她对医生说:"给我一点特殊的东西让我安静地睡觉吧"。在入院交谈阶段,护士至少需要评估的项目是( )

A. 支持系统   B. 应对机制   C. 自杀倾向

D. 生活状态   E. 身体状况

(蔡红霞)

第四章 精神分裂症患者的护理

 学习目标 ┃……

> 掌握　精神分裂症的临床特点。
> 　　　能对精神分裂症患者制定相应护理计划并采取相应的护理措施。
> 熟悉　精神分裂症的治疗原则与方法。
> 了解　精神分裂症的预防与健康指导。

┃第一节　精神分裂症临床特点┃

一、流行病学

　　精神分裂症是一组病因未明的重性精神疾病,具有思维、情感、行为等多方面的障碍,以精神活动和周围环境不协调,自身知、情、意不协调和人格解体等分裂症状为主要特征。

　　随着我国社会经济体制改革的日益深入,生活节奏的加快,社会竞争不断加剧,家庭结构发生变化,人们所面临的压力越来越大,精神卫生问题日益凸显。精神分裂症在精神疾病中是最多见的疾病,几乎占到70%以上,好发于青壮年,多发于16~40岁之间。有1%的人口在他们一生中某些时间会患精神分裂症。估计全球有4500万至5000万人患精神分裂症,其中3300万在发展中国家。父母一方是精神分裂症,其子女有10%的风险患精神分裂症。

　　尽管近年来治疗水平不断进步,精神分裂症依然是一种破坏性和花费昂贵的疾病,住院费用和护理费用占全部医疗费用的绝大部分,而药物治疗费用只占全部医疗费用的很小部分。据最新的调查显示,精神疾病所致的社会负担已成为我国疾病总负担排名首位的疾病,已超过了心脑血管、呼吸系统及恶性肿瘤等疾病。

二、病因

　　精神分裂症到目前为止病因未明,无器质性改变,为一种功能性精神病,本病患者一般无意识和智力方面的障碍,但发作时不仅影响本人的劳动能力,而且对家庭和社会也有影响。经研究发现,精神分裂症的发病可能与以下因素相关。

　　(1)遗传因素　临床遗传学研究证明,遗传因素在本病的发生中起一定的作用。

据调查,发现本病患者近亲中的患病率比一般居民高数倍。与患者血缘关系越近,精神分裂症的发病率越高。有关孪生子的研究显示,本病单卵孪生的同病率比双卵孪生一般高4～6倍,寄养子也是如此。关于遗传途径,目前多处于假设阶段,许多作者倾向于多基因遗传,即疾病是由于几对致病基因和环境因素共同作用而起病的。近几年由于分子遗传学的进展,英国科学家在精神分裂症家族聚集性较明显的家系中进行研究,提示本病的病理基因位于第5对染色体,引起精神学界的重视。目前对精神分裂症的基因定位研究,尚无定论。

(2)内分泌因素　本病大多在青春期前后性成熟期发病,部分患者在分娩后急性起病。此外,本病发病率在绝经阶段也较高。以上临床事实说明,内分泌在发病中具有一定作用。甲状腺、性腺、肾上腺皮质和垂体功能障碍,也曾被不少学者疑为本病的病因,但有关研究未能作出肯定的结论。

(3)病前个性特征　孤僻、敏感、害羞、好幻想、逻辑性思维差等特殊的病前个性导致精神分裂症的人是精神分裂症患者的50%～60%,国内资料分析发现,病前具有胆小、犹豫、主动性差、依赖性强等性格的占40%,比对照组高7倍。

(4)环境因素　在围产期受到病毒感染的胎儿,其成年后发生精神分裂的概率明显高于对照组,孕期及围产期的并发症也使本病的发病率提高。

(5)社会心理因素　本病的发生多是由于在幼年至成年生活中的困难遭遇而造成的,其中与精神分裂症亲属的接触是致病的主要因素。有学者认为,社会心理因素在精神分裂症发生中起决定性作用,国内12个地区的精神疾病流行病学调查资料显示。经济水平高与经济水平低的人群患病率不同,差别有显著性,在业人群与不在业人群的患病率也有显著性差异,这可能与生活的物质环境差、经济贫困所造成的心理压力大、社会心理应激多有关。

(6)神经生化病理研究　抗精神病药物的药理作用是通过拮抗多巴胺受体的功能而发挥治疗作用的,是多巴胺受体阻滞剂。

三、临床表现

精神分裂症根据病情的发展,一般分为三个阶段:前驱期、发展阶段、后期阶段。

(一)前驱阶段

前驱阶段即精神分裂症早期,其症状典型,但易被忽视,主要有以下表现。

(1)类神经衰弱状态　头痛、失眠、多梦易醒、做事丢三落四、注意力不集中、遗精、月经紊乱、倦怠乏力,虽有诸多不适,但无痛苦体验,且又不主动就医。

(2)性格改变　一向温和沉静的人,突然变得蛮不讲理,为一点微不足道的小事就发脾气,或疑心重重,认为周围的人都跟他过不去,见到有人讲话,就怀疑在议论自己,甚至别人咳嗽也疑为是针对自己的。

(3)情绪反常　无故发笑,对亲人和朋友变得淡漠,疏远不理,既不关心别人,也不理会别人对他的关心,或无缘无故地紧张、焦虑、害怕。

(4)意志减退　一反原来积极、热情、好学上进的状态,变得工作马虎,不负责任,甚至旷工,学习成绩下降,不专心听讲,不愿交作业,甚至逃学;或生活变得懒散,仪态不修,没有进取心,得过且过,常日高三竿而拥被不起。

(5)行为动作异常 一反往日热情乐观的神情为沉默不语,动作迟疑,面无表情,或呆立、呆坐、呆视,独处不爱交往,或对空叫骂,喃喃自语,或做些莫名其妙的动作,令人费解。

如果发现有以上异常迹象,而又无合情合理的解释,且有过近期精神史,应予高度重视,以免延误治疗。

(二)发展阶段

此时表现出精神分裂症的特征性症状,患者的精神活动与现实脱离,具有确定诊断意义。

1. 思维障碍

思维障碍包括思维联想障碍、逻辑进程障碍和妄想。思维联想过程缺乏连贯性和逻辑性,是精神分裂症最具有特征性的障碍。其特点是患者在意识清楚的情况下,思维联想散漫或分裂,缺乏具体性和现实性。最典型的表现为破裂性思维,即患者的言语或书写中,语句的文法结构虽然无异常,但语句之间、概念之间,或上下文之间缺乏内在意义上的联系,因而失去中心思想和现实意义。逻辑进程障碍是指患者不按正常的思维逻辑规律来分析问题,表现出概念混乱和奇怪的逻辑推理。妄想一般为原发性妄想。

思维障碍在疾病的早期阶段可仅表现为思维联想过程在内容意义上的关联不紧密,松弛。此时患者对问题的回答叙述不中肯、不切题,使人感到与患者接触困难,称为联想松弛。

思维障碍的另一种形式是患者用一些很普通的词句、名词,甚至以动作来表达某些特殊的,除患者自己外旁人无法理解的意义,这称为象征性思维。有时患者创造新词,把两个或几个无关的概念词或不完整的字或词拼凑起来,赋以特殊的意义,即所谓的词语新作。

2. 情感障碍

情感迟钝淡漠、情感反应与思维内容及外界刺激不配合是精神分裂症的重要特征。最早涉及的是较细致的情感,如对同事、朋友的关怀、同情,对亲人的体贴。患者对周围事物的情感反应变得迟钝或平淡,对生活、学习的要求减退,兴趣爱好减少。随着疾病的发展,患者的情感体验日益贫乏,对一切无动于衷,甚至对那些使一般人产生莫大悲哀和痛苦的事件,患者表现冷漠无情,无动于衷,丧失了对周围环境的情感联系。如亲人不远千里来探视,患者视若路人。

此外,可见到情感反应在本质上的倒错,患者流着眼泪唱愉快的歌曲,笑着叙述自己的痛苦和不幸,或对某一事物产生对立的矛盾情感。

3. 意志行为障碍

在情感淡漠的同时,患者的活动减少,缺乏主动性,行为被动、退缩,即意志活动低下。患者对社交、工作和学习缺乏应有的要求,不主动与人来往,对学习、生活和劳动缺乏积极性和主动性,行为懒散,无故不上课、不上班。严重时患者行为极为被动,终日卧床或呆坐,无所事事。长年累月不理发、不梳头,口水流在口内也不吐出。随着意志活动愈来愈低,患者日益孤僻,脱离现实。

有些患者吃一些不能吃的东西,如吃肥皂、昆虫、草木,喝痰盂水,或伤害自己的身体(意向倒错)。患者可对一事物产生对立的意向(矛盾意向)。患者顽固拒绝一切,如让患者睁眼,患者却用劲闭眼(违拗)。或相反,有时患者机械地执行外界任何要求(被动服从),任人摆布自己的姿势,如让患者将一只腿抬高,患者可在一段时间内保持所给予的姿势不动(蜡样屈曲),或机械地重复周围人的言语或行为(模仿语言、模仿动作)。有时可出现一些突然的无目的性的冲动动作,如一连几天卧床不动的患者,突然从床上跳起,打碎窗上的玻璃,以后又卧床不动。行为动作不受自己意愿的支配,是具有特征性的症状。

4. 其他症状

(1)幻觉和感知综合障碍 幻觉见于半数以上的患者,有时可相当顽固。最常见的是幻听,主要是言语性幻听。患者听见邻居、亲人、同事或陌生人说话,内容往往是使患者不愉快的。最具有特征性的是听见两个或几个声音在谈论患者,彼此争吵,或以第三人称评论患者(评议性幻听)。语声常威胁患者、命令患者,或谈论患者的思想,评论患者的行为。患者可以清楚地听出议论他的每一句话,因此十分痛苦。

患者行为常受幻听支配,如与声音做长时间对话、发怒、大笑、恐惧,或喃喃自语,作侧耳倾听状,或沉醉于幻听中,自笑、自言自语、作窃窃私语状。幻听可以是真性的,声音来自客观空间,也可以是假性的幻觉,即患者听见脑子里有声音在对话,在谈论他。

幻视不少见,精神分裂症幻视的形象往往很逼真,颜色、大小、形状清晰可见,内容多单调离奇,如看见一只手、半边脸、没有头的影子,灯泡里有一个小人等。幻视的形象也可在脑内出现,患者说是用"内眼"看见的,即假性幻视。

感知综合障碍在精神分裂症不少见,其人格解体在精神分裂症中有一定的特点,如患者感到脑袋离开了自己的躯干,丧失了体重,身体轻得好像风能吹起来一样,走路时没感到下肢的存在等。有时此类体验较复杂抽象,如患者诉说其丧失了完整"我"的感觉,"我"分裂成两个或三个,自己是其中一个,只有部分精神活动和肉体活动受自己的支配等。

(2)紧张症综合征 此综合征最明显的表现是紧张性木僵:患者缄默、不动、违拗或呈被动服从,并伴有肌张力增高。患者的姿势极不自然,如患者卧在床上,头与枕头间可隔一距离(空气枕头),也有日夜不动地闭目站立。可见蜡样屈曲,患者的任何部位可随意摆布并保持在固定位置。有时可突然出现冲动行为,即紧张性兴奋,患者行为冲动,动作杂乱,做作或带有刻板性。

(3)人格解体 精神分裂症患者认为自己的一部分内心体验或活动不属于自己,如走路时自己的腿不存在,自己分裂成了 2 个或 3 个人,丧失了"自我"感觉。

(三)后期阶段

经治疗后,部分患者可获得临床痊愈,即不存在精神病症状,也有的患者痊愈后残留类似神经症的症状;部分患者呈发作性;少部分患者迁延恶化。

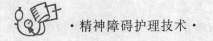

四、临床分型

当疾病发展到一定阶段时,可根据临床占主导的症状将其划分为几个亚型。

1. 偏执型精神分裂症

本型为精神分裂症中最多见的一型。一般起病较缓慢,起病年龄也较其他各型为晚。其临床表现主要是妄想和幻觉,但以妄想为主,这些症状也是精神病性症状的主要方面。妄想多为原发性妄想,主要有关系妄想、被害妄想、疑病妄想、嫉妒妄想和影响妄想。这些妄想通常结构松散、内容荒谬。例如,出现关系妄想时,患者总觉得周围发生的一切现象都是针对自己的,都与自己相关;别人的议论是对他的不信任的评价;别人润嗓子时发出的声音是在传递不利于自己的信息;别人瞥一眼是在鄙视自己等。

幻觉在妄想形成前后或同时均可出现,以内容对其不利的言语性幻听最为多见,此外也可出现幻视、幻触、幻嗅等。除妄想和幻觉外,虽然也可有情感不稳定、行为异常等表现,但一般对情感意志和思维的影响较少,行为也不很奇特。本型患者智力完好,日常生活也能自理,虽然自发缓解较少,但经过治疗通常能取得较好的效果。

> **案例引导**
>
> 某男,25岁,未婚。22岁那年,父亲突然病逝,这给他造成了不小的打击,偏偏祸不单行,交往了一段时间的女友提出分手,双重打击使得他郁郁寡欢,情绪低落,觉得生无可恋,并开始失眠,还说自己"活不了多少天了"。他害怕火车鸣响,不敢出门,独自躲在角落里,自说自笑,拒绝就医。家人看到他的这个情况后就把他送到医院治疗,医院诊断为抑郁症,治愈后出院。但不久他走在街上突然受惊地往回跑,说"前面有一道白光太厉害了。"他常常听到一些说话声音,见到公安人员就害怕,口称"我有罪",看见家人就问:"公安局的人和你们谈过话了吗?为什么我想的事情别人都知道?"他看到白鸽飞起就说父母将有大难。由于他行为紊乱,在家人的陪同下再次入院,入院后体检正常,生活能自理,进食差。
>
> 诊断:偏执型精神分裂症

2. 青春型(瓦解型)精神分裂症

本型在精神分裂症中也较为多见。起病多在18～25岁的青春期。起病缓急,常与始发年龄相关,始发年龄越早,起病就越缓慢,病情发展呈阵发性加剧;始发年龄越晚,起病就越急骤,病程在短期内就能达到高潮。其临床表现主要是思维、情感和行为障碍。思维障碍表现为言语杂乱、内容离奇,难以为人理解;情感障碍表现为情绪波动大、喜乐无常,时而大哭,时而大笑,转瞬又变得大怒,令人难以捉摸;行为障碍表现为动作幼稚、愚蠢、做鬼脸、玩弄粪便、吞食苍蝇、傻笑等,使人无法接受。此外,也可能有妄想和幻觉,但较片面简单。本型患者生活难以自理,预后较差。

案例引导

某女,18岁,高中学生,汉族,因学习成绩急剧下降,行为紊乱就诊。患者父母于1年前离异。患者于父母离异后逐渐出现失眠、上课时注意力不集中。一向内向腼腆的她却主动要家长给介绍男朋友,慢慢地发展到不去读书,在街上闲游,后来还经常半夜大声唱歌、自言自语、扮丑脸、做怪动作、照镜子、痴笑,有时头插鲜花,甚至赤身裸体、将家中玻璃窗打碎、喝痰盂中小便、自打耳光、哭笑无常、讲话前言不对后语,无故咒骂老师,言语粗鲁。因学校和家长难以管理,送入院。患者幼年发育良好,沉默寡言,爱读书、写作,成绩好。家族无精神病史,入院体检正常。精神检查:患者在家属陪同下入院,衣着散乱。入院后,生活不能自理,进食差。

诊断:青春型精神分裂症

3. 紧张型精神分裂症

本型较为少见。起病较急,多在青壮年期发病。其临床表现主要是紧张性木僵,患者不吃、不动也不说话,如泥塑木雕,或如蜡像一般,可任意摆动其肢体而不做反抗,但意识仍然清醒。患者有时会从木僵状态突然转变为难以遏制的兴奋躁动,这时行为暴烈,常有毁物伤人行为,严重时可昼夜不停,但一般数小时后可缓解,或重新进入木僵状态。本型可自行缓解,治疗效果也较理想。

案例引导

某女,32岁,已婚,工人。病前性格:温和、胆怯、寡言。体健,无重病史。无精神病家族史。家庭和睦。无明显精神刺激因素,突然失眠,变得特别沉默,一天讲不到三句话,整日呆坐,保持一个姿势,饮食被动,生活需人照料。晚上夜深人静时则起身把橱中饭菜吞吃一空,自语,痴笑。近一周来变得不言不动,不哭不笑,推她不动,喂她不食,口腔内积着大量唾液不肯吐出,膀胱胀满不肯排泄。躯体检查与神经系统检查无特殊发现。精神检查:表情刻板,缄默不语,僵卧不动,对被动运动有抗拒,有"蜡样屈曲"及"空气枕头"征,间或出现模仿言语及模仿动作。

诊断:紧张型精神分裂症

4. 单纯型精神分裂症

本型较为少见。起病隐袭,发展缓慢,多在青少年期发病。其临床表现以思维贫乏、情感淡漠,或意志减退等"阴性症状"为主,早期可表现为类似神经衰弱症状,如精神萎靡、注意力涣散、头昏、失眠等,然后逐渐出现孤僻、懒散、兴致缺失、思维贫乏或松弛、情感淡漠和行为古怪,以至无法适应社会需要,但没有妄想、幻觉等明显的阳性症状。病情严重时精神衰弱日益明显。病程至少2年。本型预后最差,以痴呆状态为最终表现。

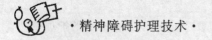
案例引导

　　某男,13岁,最近一年来突然变得很古怪,常常一个人在房间里呆坐,不言不语,学习成绩急剧下降,整天懒懒散散,与家人沟通少,独来独往几乎不与同学相处。近来还经常平白无故地扭打邻居的孩子,砸烂家中的用具。患者无精神病家族史,父母离异,性格内向。

　　诊断:单纯型精神分裂症。

5. 其他型精神分裂症

　　精神分裂症除以上几种类型外,还有未分型、残留型和抑郁型等几种类型。未分型精神分裂症是指多种症状交叉混合,很难归入上述任何一型的精神分裂症,也可成为混合型。残留型精神分裂症是指在以阳性症状为主的活动期后迅速转入以阴性症状为主的非特征性表现的人格缺陷阶段的精神分裂症,本型在精神分裂症中也较为多见。抑郁型精神分裂症是指精神分裂症急性期除阳性症状外,同时伴有抑郁症状的精神分裂症,若精神分裂症其他各种症状减轻后才逐渐出现抑郁症状,则称为分裂症后遗抑郁状态。

五、治疗原则与预后

(一) 治疗原则

　　精神分裂症的治疗原则是早期、足量、足疗程。采取综合性的措施,在疾病不同阶段,其治疗是有差异的。急性期患者症状丰富,应以药物治疗为主,必要时配以电休克治疗。疾病缓解期除用药物维持治疗以外,还应配合心理治疗。疾病衰退期则以家庭、社会支持为主,药物治疗为辅。在精神分裂症的治疗中,需要强调的一点就是药物维持治疗的重要性。研究表明,在精神分裂症症状消除后的头一年若停药,大多数患者都会复发,并随时间的延长,复发的可能也渐渐增加。因此,在患者症状控制后一定要维持较长时间的药物治疗。一般来说,对首次发病患者,药物维持需 2～3 年,药量以治疗量的一半为宜。

【药物治疗】

1. 常用药物

　　(1)氯丙嗪　有明显的镇静、控制兴奋及抗幻觉妄想作用,适用于有精神运动兴奋和幻觉妄想的急性期患者。对住院治疗的患者,日剂量一般为 300～400 mg,分 2～3 次服用。60 岁以上的老人日剂量应酌减。常见不良反应为锥体外系症状、体位性低血压、肝肾功能损害等。严重心、肝疾病患者慎用,少数患者可出现变态反应、猝死、胃扩张、药源性抑郁等药物毒副作用。

　　(2)奋乃静　抗幻觉妄想作用同氯丙嗪,而镇静作用较氯丙嗪弱,但引起锥体外系反应较氯丙嗪轻,适用于伴发躯体疾病及老年患者。成人治疗量每日 20～60 mg。

　　(3)氟哌啶醇(氟哌丁苯)　有明显的抗幻觉妄想作用,能快速地控制精神运动性兴奋。可有效地控制患者的急性幻觉妄想和精神运动性兴奋。口服日剂量为 12～20

mg。本药有较明显的锥体外系副作用,长期大剂量使用可引起心律失常,一般禁用于心功能不全患者。

(4) 舒必利　该药有兴奋、激活作用,对木僵、缄默等精神运动抑制症状有明显疗效,适用于阴性症状为主的精神分裂症,每日治疗量 600～1200 mg,分 2～3 次服用。

(5) 氯氮平　新型抗精神病药。其镇静作用强于氯丙嗪,能有效控制幻觉妄想和急性兴奋症状,对阴性症状也有一定疗效。该药锥体外系副作用小,但可引起流涎、体位性低血压,心电图及脑电图改变等。部分患者可出现白细胞减小或粒细胞缺乏,一般不宜做首选药。有效日剂量 200～600 mg,应定期监测血常规,一旦发现粒细胞下降,需立即停药,并积极处理。

(6) 利培酮(维思通)　苯丙异噁唑的衍生物。能改善本病患者的阳性症状、阴性症状及情绪障碍。老人、心血管疾病患者、肝肾损伤的患者需谨慎使用。日剂量口服 4～6 mg,分次服用。

(7) 长效制剂　多用于维持治疗和预防病情复发。

2. 用药原则

抗精神病药按其作用机制分为经典药物和非经典药物两类。经典药物又称神经阻滞剂,其主要通过阻断 D_2 受体起到抗幻觉妄想的作用。临床常用的有两类:一类以氯丙嗪、奋乃静为代表。这类药镇静作用强、抗胆碱能作用也强、对心血管和肝脏毒性较大,但锥体外系副作较少。而另一类以氟哌啶醇为代表,它抗幻觉妄想的作用突出、镇静作用较弱、对心血管和肝脏的毒性小,缺点是锥体外系副作用大、治疗剂量小。

根据临床症候群的表现,可选择一种非典型药物如利培酮、奥氮平或奎硫平,也可选择典型药物如氯丙嗪、奋乃静、氟哌啶醇或舒必利,如经 6～8 周疗效不佳者,也可换用非典型抗精神病药物氯氮平。以单一用药为原则。急性发作病例,包括复化和病情恶化者,根据既往用药情况继续使用原有效药物,剂量低于有效剂量者,仍以单一治疗为主,可增加至治疗剂量继续观察;如果已达到治疗剂量仍无效者,酌情加量或考虑换用另一种化学结构的非典型或典型药物,仍以单一治疗为主。总之,治疗应个体化,因人而异。

经上述治疗疗效仍不满意者,可考虑两种药物联合应用,以化学结构不同、药理作用不尽相同的药物联合应用为宜,达到预期治疗目标后仍以单一用药为宜。

【电休克治疗】

电休克疗法对于控制语言运动性兴奋,解除木僵及伴有严重自杀企图的抑郁状态有良好效果。一般用于合并治疗,它有巨大副作用,有危险性,应慎用。禁止用电休克疗法作为威胁恐吓患者或打击报复患者的手段。

【心理社会疗法】

传统观念认为,精神病是不可治愈的,一旦患上精神病,只能长期服用药物来维持正常的精神状态。随着社会的发展,通过心理疗法可以彻底治疗部分精神病。

对于患者家属而言,应该注意要信医不信巫,谨慎选择治疗方法和就医单位,对待患者要有耐心,想方设法为他们创造一个宽松的环境,尤其是在患者犯病的时候一定不要急躁,不能以正常人的思维去判断是非曲直,更不能对患者丧失信心,放弃治疗。

开展社区康复治疗,在社区设立康复机构,如工疗站、工疗车间等,对慢性患者进行康复、日常生活能力、职业劳动能力和人际交往能力训练,以提高患者回归社会后的社会适应能力。

【中医调控平衡激活疗法】

精神分裂症属于中医内科学癫狂症的范畴,中医学理论认为,痰迷心窍,大脑阴阳平衡失调是导致本病产生的根源。张景岳等医家主张:治癫宜解郁化痰,宁心安神为主;治狂则可先夺其食,或降其火,或下其痰,药用重剂。

(二)预后

对于预后的估计,在某些方面虽持有不同的见解,但归纳起来,较为一致的意见有以下几点。

(1)发病年龄与预后　一般来说,发病年龄越早,预后越差。

(2)起病形式和诱发因素与预后　由于精神分裂症的病因不明,许多因素仅被看做诱发因素,如与别人生气、闹矛盾等。有些患者没有明显的因素诱发,病情起病隐蔽,缓慢发展,一旦发现有病,往往有几个月甚至几年的病程,这种没有明显诱发因素、起病缓慢的患者,预后往往不良;而有明显的诱发因素,起病急骤或亚急性起病者,预后相对较好。

(3)病程经过与预后　精神分裂症患者的病程有间歇性发作和持续发展两种形式,一般认为,前者提示预后较好,后者则预后不良,容易衰退。病程愈长,预后愈差;病程愈短,预后愈好。

(4)临床症状表现与预后　阳性症状以幻觉、妄想、冲动伤人及毁物、兴奋等为主,阴性症状则以情感平淡、淡漠、言语贫乏、意志减退为主要表现,前者经治疗症状缓解较快,疗效好,预后好,而后者则相反,提示预后差:往往以衰退为结局。另外,紧张型分裂症预后相对较好。

(5)家族史与预后　研究资料显示,精神分裂症的预后好坏也与家族史有关,家族史阳性者,预后较差,家族史阴性者预后相对较好。

(6)病前性格与预后　病前工作能力强、社会适应能力良好、性格外向者预后较好;性格孤僻、交际差、社会适应不良者预后差。

(7)治疗情况与预后　由于抗精神病药物的应用,特别是新型抗精神病药物的广泛应用,精神分裂症的缓解率明显提高,精神分裂症的预后与治疗有明显的关系,未治疗者预后差,经系统治疗者预后好。

(8)社会文化、社会心理因素与预后　跨文化国际协作机构对精神分裂症的研究表明,发展中国家患者的预后较好,发达国家的预后相对较差,经济状况好的患者预后好,经济状况差的患者预后差。这种相关见于城乡两组患者,城市患者预后较农村患者预后好。

(9)其他因素与预后　已婚患者较独居、分居、离婚者预后好;性心理正常者较性心理适应不良者预后好;工作良好者较工作不良者预后好;社会关系良好者较社会隔离者预后好。

总之,影响患者预后的因素较多,判断预后好坏要根据患者的实际情况综合判断,仅靠其中一两个因素不能得出正确的结论。

第二节 精神分裂症患者的护理

一、护理评估

掌握好资料的来源,准确的评估来源于对症状学的熟练掌握,评估时要关心和了解患者的需求,可忽略精神分裂症的分型,因为分型对护理计划的制定意义不大。对明显精神活动紊乱的患者不能配合时,宜采用其亲属、朋友等提供的资料,并在护理过程中予以证实,但客观资料内容主要为患者的精神活动。

护理评估的重点包括躯体功能(如生命体征、饮食、排泄等)、心理功能(精神症状)和社会功能(人际交往能力、生活自理能力等)的评估,必要时可借助评估量表来测定。

(一)护理评估的内容

1. 患者的病史

(1)年龄、性别、住址、文化背景、职业等一般情况。

(2)生活方式、受教育程度、个人爱好。

(3)住院原因,最近有无经历创伤性事件或其他诱因,发病时间及病情特点,既往有无类似经历及就诊情况。

(4)人际关系变化,患者处理压力的方式。

(5)近期工作、生活、学习状况,患者的观念等。

(6)性格有无改变,是否有家族史等。

(7)其他,如对性的态度,是否滥用麻醉品等。

2. 躯体状况评估

意识状态、外貌、自我照顾的情形、生命体征、全身营养情况、睡眠状况、饮食状况、排泄状况等,是否有躯体疾病,有无生活懒散、疲倦感等。

3. 心理状况评估

(1)思维状态评估:有无思维障碍及类型、特点。

(2)情绪状态评估:有无抑郁、焦虑、兴奋、易激惹及其程度。

(3)对疾病认识的评估:有无自知力。

(4)妄想内容是否离奇、抽象、脱离现实。

4. 社会功能评估

家庭成员对疾病的认识程度,家庭环境气氛,患者在家中的地位,患者的经济状况,工作环境、社会支持系统对患者恢复的影响,患者能否坚持正常工作,患者与同事能否正常相处,家庭或工作单位是否有条件让患者治疗、休养。

二、护理诊断

(1)生活自理缺陷 与运动及行为障碍、精神衰退导致生活懒散有关。

(2)思维感知改变(幻觉、妄想) 与感知障碍、思维障碍有关。

（3）躯体移动障碍（木僵）　与意志行为障碍有关。

（4）不合作（有逃跑行为的危险）　与自知力丧失，不安心住院等有关。

（5）社交孤立（不能与人正常交往）　与精神状态异常有关。

（6）自我形象紊乱　与感知综合障碍、幻觉妄想、抑郁有关。

（7）个人应对无效　与应对能力、应对动力下降或缺乏、社会歧视等有关。

（8）有冲动、暴力行为的危险（如自伤或伤人、毁物等）　与幻觉、妄想精神运动性兴奋、自知力缺乏等有关。

三、护理目标

（1）患者住院期间不发生自伤及伤害他人行为。

（2）患者住院期间不发生逃离医院的行为。

（3）患者出现幻觉后避免发生危险的行为。

（4）患者治疗期间由他人协助生活料理。

（5）患者治疗期间定时、定量进餐。

（6）患者治疗期间臀部皮肤不出现损伤状态。

（7）患者住院期间，在护士的指导下恢复与人正常交往的能力。

（8）患者木僵状态时避免被其他人伤害。

（9）患者在护士的协助下维持基本的自理及活动能力。

（10）患者在护士的帮助下出现尿潴留后能及时得到治疗。

四、护理措施

精神分裂症患者占精神科住院患者的半数以上，且常常由于精神症状影响或严重精神刺激而出现危机状态，如伤人毁物、自杀自伤、出走、藏药、噎食、木僵等，对患者自身及他人和环境具有威胁性和不可预测性，这就要求精神科护士充分掌握患者的病情特点，针对各种危机状态制定危机干预预案。建立良好的护患关系。以爱心、细心、耐心对待患者，减少患者的不良刺激，随时掌握患者的病情变化，及时采用针对症状的护理。在做好一般性护理的基础上，需重视护理工作中的"五防"，即防伤人毁物、防自伤自杀、防藏药、防出走、防退缩（精神衰退）。

（一）日常生活护理

（1）应仔细观察、了解患者。护理人员应关心患者的生活，取得患者的信任。要耐心倾听，接纳患者，在病情好转时及时进行治疗性沟通，帮助患者逐渐恢复自知力。

（2）有被害妄想的患者常常拒食，对此，应分析患者拒食的原因，用不同的劝食方法，如：集体进食，让患者任选饮食；有时也可让别人先吃一口再让患者吃，以解除患者疑虑；在旁督促，劝导或喂食；对木僵患者不宜强行喂食。完全拒食达一日以上者，应静脉输液或给予鼻饲以维持营养和提供液体。

（3）加强基础护理，定时协助患者如厕，如便在房间及被褥上应及时清理更换，防止患者吃排泄物。每周定时协助、强迫患者洗澡更衣，定期理发、剪指甲，防止因卫生不洁发生感染。

（4）为缓解症状,可根据患者的爱好安排其参加工娱活动,以分散其注意力。

（5）为患者创造良好的睡眠环境,缩短其入睡过程,使幻觉减轻。加强护患沟通,护患合作以促进患者自知力的恢复。入睡前遵医嘱为患者注射后协助患者卧床(必要时可以采用约束的方法,待患者睡着后解开约束带)。减少与患者谈话、减少各种环境刺激,尽可能使患者情绪安定,必要时给予镇静药帮助患者控制兴奋,达到睡眠状态,保证治疗需要的睡眠时间。

（6）木僵患者可在夜深人静或环境安静时,在无他人在场的情况下,可主动进食、饮水,故应在患者床头柜上留置饭菜、饮用水等供患者食用。由于患者长时间卧床不动,要加强生活护理,注意保暖、做好口腔护理、皮肤护理,注意患者排泄情况,要尽量保持患者肢体的功能位置。

（二）心理护理

（1）通过护理,取得患者信任,患者能接受治疗、配合护理。护理人员对患者要有高度的责任感和同情心。只有与患者主动接触、关心和尊重患者,才能取得患者信任,为下一步配合治疗打下基础。

（2）加强护患沟通,帮助患者逐步认识正确对待住院观察和治疗的意义。关心、体贴患者,争取得到患者的信任。争取得到患者对治疗护理的配合。护理时首先采取与患者语言交流的方式,态度要和蔼、耐心、语言要诚恳,争取得到患者的信任。用蔬泄的方式让患者尽量谈出自己的想法,并给予解释、劝慰和正确的指导。同时用肯定的语气告诉患者,其部分思维方式与常人是有距离的,在药物的治疗下可以逐渐缩短与常人思维方式的距离,坚持治疗可以达到正常的思维方式,用这种劝说的方法争取得到患者的配合。

（三）社会功能护理

鼓励患者参加病区内的集体活动等,以分散、转移对病态的注意力。指导家属及有关单位领导,正确对待患者的疾病,学习有关疾病及健康教育的知识,尊重及关心患者,争得社会和家庭的支持,待患者出院后,为其创造良好的休养环境,逐步完成力所能及的劳动,消除患者的顾虑,为重返工作岗位打下良好的基础。

（四）特殊护理

1. 有冲动、暴力行为的护理

对精神分裂症患者,应围绕"四防"即防伤人毁物、防自伤自杀、防藏药、防出走开展工作,必须加强监护,以防意外。

（1）护理人员应高度重视安全护理,对重症患者应做到心中有数,并进行重点防范。应掌握病情的动态变化。夜间、凌晨以及医护人员交接班时较容易发生意外,护士应提高警惕,密切观察。

（2）严格执行工作常规,做好安全检查工作,防止留存或获得用于自杀、伤人的物品。

（3）要特别注意对患者的态度。护理过程中,护士要细心、耐心、和蔼、同情、尊重患者、不使用刺激性语言,避免激惹患者。

（4）重视病房设施安全工作，勤查勤修，各门户随时上锁。

（5）重症患者（兴奋躁动、伤人毁物、自伤自杀、木僵、拒食、出走及伴有严重躯体疾病者）应安置在重症监护室内、实行 24 h 专人护理，密切注视。

（6）对有冲动行为者、自杀自伤者予以相应紧急处理，必要时予以约束，谨防意外。有自杀危险的患者禁止住单间，应安置在重病室、专人护理。

（7）对持续躁动的患者，要注意保证患者的营养及摄入液体量，每天摄入液体量不应少于 2500 mL，并注意观察患者生命体征的变化。

（8）密切配合治疗，观察患者的病情动态变化和用药后的反应，检查和治疗时应防止损坏器械和用品，如防止患者咬碎体温表等。

2. 幻觉、妄想的护理

幻觉和妄想可同时出现，也可单独出现，常可支配患者的思维、情感和行为。护理时要根据妄想、幻觉的内容、疾病的不同阶段进行护理。

（1）对有妄想的患者，应仔细观察、了解患者妄想的内容、特点。护理人员应关心患者的生活，取得患者的信任。在症状活跃期，不可贸然触及患者的妄想内容，若患者叙述妄想内容时，要耐心倾听，接纳患者，掌握患者妄想的内容，在病情好转时及时进行治疗性沟通，帮助患者逐渐恢复自知力。

（2）对有幻觉的患者，要注意观察其表情、言语、情绪和行为的表现，根据幻觉出现的内容、次数和时间，及时阻止患者在幻觉支配下伤人、毁物。

（3）为缓解症状，可根据患者的爱好安排其参加工娱活动，以分散其注意力。

（4）为患者创造良好的睡眠环境，缩短其入睡过程，使幻觉减轻，加强护患沟通，护患合作以促进患者自知力的恢复。

3. 不合作患者的护理

（1）做好心理护理，加强与患者沟通。了解其病态的内心体验，掌握病情动态变化，同时要了解患者出现自杀行为的规律。一般在凌晨、清晨、午睡或工作忙乱时及患者抑郁情绪突然好转时容易发生意外。这些时间护士要提高警惕，加强责任心，密切观察，杜绝意外事件发生。

（2）对不承认有病、拒绝注射、拒绝服药的患者，须在患者服药后认真检查患者的口腔，确保药物服下。在解释、劝说无效时，可采用强迫患者接受治疗的方式，尽量以注射给药为主以确保治疗到位，必须口服药物时要将药物研碎帮助患者服下。

（3）针对患者不安心住院而意图逃离的问题，护理人员要做到心中有数，重点交班。平时要加强巡视，患者活动范围要在护士视线范围之内，同时要经常与患者沟通，了解患者心理反应及逃离医院的想法，及时做好心理疏导工作，帮助患者正确对待住院的现实和认识治疗的意义。

五、预防及健康指导

精神分裂症是一种慢性精神疾病，且有反复发作的特点。所以，精神分裂症患者除应及时、正规、系统地住院治疗外，出院后的维持治疗对预防疾病的复发也是很重要的，患者和家人都要积极配合出院后的治疗。患者自知力恢复后，给患者介绍疾病知识及健康教育的内容,帮助患者树立重返社会的信心和能力,教会患者如何尊重别人、尊重家人和逐渐恢复正常生活的方法。

（一）预防复发

指导家属学习有关知识,正确对待精神病患者,不歧视患者,尊重患者,给予关怀,为患者出院后创造良好的家庭护理环境,让患者广泛地接触现实生活,参加力所能及的家务劳动,逐步适应社会生活,密切与周围环境接触,以改善精神状态,从而避免患者因长期住院与社会隔绝而引起的精神衰退。

教导患者按时服药,积极配合治疗。教导患者如何避免各种精神刺激,防止病情反复。如生活规律,劳逸结合,克服性格中的缺陷,保持良好的人际关系,正确对待及处理生活中的事件,适应并正确处理有关的社会矛盾,消除自卑与不满,树立坚强的意志等。同时患者家属还应注意以下几点。

（1）要了解常用抗精神病药物的一般常识,抗精神病药物大致分为典型抗精神病药和第二代抗精神病药物（包括利培酮、奎的平等）。第二代抗精神病药物相对来说副作用小,耐受性和依从性好,对阴性症状有效,并且能改善认知功能,但价格比典型的抗精神病药物贵。

（2）注意观察药物的治疗效作用,不同的药物对不同的精神症状有着相对的选择性,不同的药物用在不同的患者身上,疗效也有很大的差异。

（3）家属要为患者保管好药物,防止患者受精神症状支配而一次吞服大量药物而发生意外。每次服药时,家属都要督促,检查患者的服药情况,保证药物吞入胃中。

（4）家庭治疗必须在精神科医生的指导下进行,出院时一定要按出院时医生的嘱咐,按时按量地帮助患者服药,再定期门诊复查。另外,精神科药物治疗技术性很强,药物的加减都是根据患者病情变化而决定的。家属决不能认为患者目前病情已好转或担心服药后有副作用就自行停药。

（5）出现以下情况需立即在医院复查。

① 病情波动 家属要密切注意病情复发的征兆,最先出现的失眠,注意力为集中、发呆,如出现上述情况,应及时调整治疗方案,阻止病情复发。

② 患者出现较重的药物副作用,如急性肌张力障碍导致的患者眼睛上翻,口颈歪斜,严重的导致吞咽困难而出现意外。

③ 发现患者身上出了皮疹,及时送到医院复查。

④ 患者出现家属弄不明白的问题,也应尽快到医院复诊。

（6）随时观察药物的副作用（抗精神病药物都有一定的副作用）。

（二）健康教育及指导

健康教育对精神分裂症患者、家属及其他照顾者都是有益的,了解并有效地解决患者环境中的压力。

（1）对患者及家属进行有关疾病的教育,使他们认识到继续维持抗精神病药物的治疗对防止疾病复发的重要性。嘱患者按时门诊复查,服从治疗,坚持服药。并对患者及家属解释药物可能出现的毒副作用,以便能在出现问题时快速地进行处理。

（2）指导或帮助患者掌握解决有关社会环境压力的方法。争取社会的支持，以减少或消除复发因素。

（3）鼓励患者参加综合康复活动，加强工娱治疗，达到巩固疗效，逐步与社会现实接近，力争达到回归社会的目的。

（4）加强心理护理，以提高患者的认识，具体包括以下内容。

① 教育患者正确地对待及处理生活中的事件，适应并正确处理与己有关的社会因素。

② 努力克服性格中的缺陷，保持良好的人际关系。

③ 保持合理而有规律的生活习惯，注意劳逸结合，合理用脑及参加适当的体力劳动。

（5）帮助患者及其家属了解病情波动、复发的早期症状，以便及时就医。同时，让患者亲属了解精神分裂症病程发展及预后情况，了解患者临床治愈后可能面临的问题和困难（如经济问题、个人问题、就业问题等），为患者尽快回归社会做好心理准备。

六、护理评价

（1）患者住院期间是否发生伤害他人或被他人伤害的情况。

（2）生活自理能力是否得到了改善和进步。

（3）住院期间饮食是否按身体需求得到了保证，能否配合治疗护理，正确服药。

（4）自知力是否恢复，妄想内容是否动摇或消失。

（5）精神症状是否得到了控制，行为紊乱是否消失。

（6）出现尿潴留时是否得到了及时的治疗和护理。

（7）患者身体是否清洁，是否能在一定程度上生活自理。

（8）患者及家属对本疾病是否有所了解。

小 结

本章介绍精神分裂症的临床特点、治疗原则与方法，介绍了如何为精神分裂症患者制定相应的护理计划，如何采取相应的护理措施对精神分裂症患者进行预防与健康指导。通过学习使学生能掌握精神分裂症是一组病因未明的，具有思维、情感、行为等多方面障碍的，精神活动和周围环境不协调的，自身知、情、意不协调的，以人格解体等"分裂"症状为主要特征的精神疾病。要求学生能针对精神分裂症患者写出护理诊断，根据护理诊断制定必要的护理措施。伤人毁物、自杀自伤、出走、藏药、噎食、木僵等精神病患者，对患者自身及他人和环境具有威胁性和不可预测性，这就要求精神科护士充分掌握患者的病情特点，针对各种危机状态制定危机干预预案，即在做好一般性护理的基础上，需重视护理工作中的"五防"：防伤人毁物、防自伤自杀、防出走、防藏药、防退缩（精神衰退）等。

能力检测

单选题

1. 一青年患者,三个月前急性起病,意识清晰,表现为说话难以理解,行为幼稚怪异,本能意向亢进,有片断的耳闻远方亲友声音的幻觉,经常觉得有人跟踪。该患者最可能的诊断是(　　)。

　　A. 青春型精神分裂症　　　　　　　　B. 偏执型精神分裂症

　　C. 单纯型精神分裂症　　　　　　　　D. 病毒性脑炎

　　E. 分裂样精神病

2. 青年女性,家人诉其近 2 年来逐渐变得少语少动,不与人交往,孤僻离群,对亲友冷淡,不讲究个人卫生,有时发呆。该患者最可能的诊断是(　　)。

　　A. 青春型精神分裂症　　　　　　　　B. 品性障碍

　　C. 单纯型精神分裂症　　　　　　　　D. 偏执型精神分裂症

　　E. 人格障碍

患者,男,20 岁,患病 3 个月,入院后常侧耳倾听,说有人在室外议论他,说他是最坏的学生,要开除他,公安局也派人暗中监视他,患者到处找议论他的人,却始终找不到,因此经常对着窗外说:"我要和你们辩论⋯⋯"。

3. 该患者最可能的诊断是(　　)。

　　A. 青春型精神分裂症　　　　　　　　B. 偏执型精神分裂症

　　C. 单纯型精神分裂症　　　　　　　　D. 人格障碍

　　E. 紧张型精神分裂症

4. 该患者最主要的妄想是(　　)。

　　A. 被害妄想　　　　　　B. 嫉妒妄想　　　　　　C. 牵连观念

　　D. 思维散漫　　　　　　E. 夸大妄想

5. 该患者不适合用哪种药物?(　　)

　　A. 维思通　　　B. 奥氮平　　　C. 氯丙嗪　　　D. 奋乃静　　　E. 氟西汀

6. 该患者的主要护理问题是(　　)。

　　A. 社交障碍　　　　　　　　B. 预感性悲哀　　　　　　C. 思维过程改变

　　D. 穿着或修饰自理缺陷　　　E. 生活自理能力降低

多选题

1. 下列哪些症状对诊断精神分裂症有重要价值?(　　)

　　A. 情感淡漠　　　　　　　　B. 情感不协调　　　　　　C. 情绪低落

　　D. 情感高涨　　　　　　　　E. 情绪焦虑、恐惧

2. 改善精神分裂症预后的措施有(　　)。

　　A. 早期发现　　　　　　　　B. 尽早使用抗精神病药物　　　C. 注意维持用药

　　D. 配合家庭、社会治疗　　　E. 保证住院时间达 6 个月

(毛　静)

第五章　情感性精神障碍患者的护理

 学习目标 ...

掌握　情感性精神障碍的临床特点。
　　　能对情感性精神障碍患者制定相应护理计划并采取相应的护理措施。
　　　能对情感性精神障碍患者进行疾病的健康指导。
熟悉　情感性精神障碍的治疗原则与方法。

第一节　情感性精神障碍临床特点

一、流行病学

情感性精神障碍的临床表现主要分为双相障碍和单相躁狂或抑郁。双相障碍即病程中既有躁狂相又有抑郁相的状态。病程中只有躁狂相,或只有抑郁相,称为躁狂发作(单相躁狂)或抑郁发作(单相抑郁)。反复发作的单相抑郁最常见,双相患者仅为单相抑郁的一半。临床上单相躁狂较少见,占全部情感障碍的 5%～10%。情感性精神障碍患者大多数有周期发作的特点,间歇期间精神状态基本正常。躁狂症以春末夏初发病多,抑郁发病多见于秋、冬季。病程长短不一,抑郁症一般较长,平均为 6 个月,躁狂症病程较短,平均为 3 个月。情感障碍预后一般较好,部分可有残留症状或转为慢性。情感障碍的发病率因性别、年龄、社会阶层、种族、婚姻状况和季节而有所不同。我国 1992 年在 7 个地区抽样调查发现其总患病率为 0.083%,1982 年相关调查发现该病农村患病率(0.412%)高于城市(0.209%)。西方国家也反复多次进行流行病学调查,报道的患病率为 1%～10%,这远远高于我国的数字。

二、病因

情感障碍的病因尚不清楚,大量的研究资料提示与遗传因素、神经生化因素和心理社会等因素有关。大多数学者认为,生物学因素(如遗传因素)或性格特征等因素在发病中起主导作用,但心理社会因素的促发作用不能忽视。负性生活事件对心境障碍的发病起着"扳机"的作用,尤其与抑郁症的关系较为密切,特别是首次发作的抑郁症较为明显。据报道,在最近六个月内有重大生活事件发生者,其抑郁发作的危险率增高 6 倍,自杀率增高 7 倍。离婚家庭中的儿童和青少年中 37% 的人可能患抑郁症。

但并非所有的创伤性生活事件都引起心境障碍,还有生物等因素的综合作用。

心境障碍患者的护理措施,重点放在确保患者安全,保证充足睡眠和满足基本的生活需要,并做好患者的心理护理和健康教育。

三、临床表现

情感性精神障碍(affective disorder)也称心境障碍(mood disorder),是以显著而持久的心境或情感改变为主要特征的一组疾病。临床上主要表现为情感高涨或低落;伴有相应的认知和行为改变,可有精神病性症状,如妄想、幻觉等,但属于继发和从属的。

四、临床分型及表现

《中国精神疾病分类方案与诊断标准(第三版)》(《CCMD-3》)将情感障碍分为躁狂发作、双相障碍、抑郁发作、持续性心境障碍等几个类型。临床上单相躁狂较少见,《美国精神疾病分类与诊断标准》(《DSM-Ⅳ》)提出,只要有躁狂发作就归属双相障碍,认为单相躁狂以后多发展为双相,或者,有可能是病程中有过轻度抑郁发作而未被发现。但临床上确实有少数患者终生仅为躁狂发作,《ICD-10》和《CCMD-3》仍保留单相躁狂发作的分型。躁狂症和抑郁症症状多样,表现不一。

(一)躁狂发作

典型的躁狂症的基本临床表现是"三高"症状,即情感高涨、思维奔逸和活动增多。同时有较多患者表现出精神病性症状(如幻觉、妄想等)。躁狂症状必须持续存在1周以上才考虑躁狂症的诊断。

1. 心境高涨或易激惹为必备的症状

(1)患者主观体验愉快,自我感觉良好:患者兴高采烈、欢欣喜悦,讲话时眉飞色舞,喜笑颜开,表情生动,似乎从来没有忧愁和烦恼。

(2)患者内心体验与周围环境相符合:具有"感染力"的特征,能引起周围人的共鸣。

(3)部分患者以易激惹的心境为主:会因某种小事而发怒,显得蛮不讲理,好争吵、好斗,好似有股怨恼的情绪,甚至出现破坏和攻击行为,但很快转怒为喜或又赔礼道歉。

2. 思维奔逸

(1)联想迅速,涉及内容多而广:患者自述脑子反应特别快,好像加了"润滑剂","舌头在和脑子赛跑","不假思索可出口成章",表现为口若悬河、滔滔不绝,但讲话的内容较肤浅,凌乱且无意义,方向不确定。

(2)话题"随境转移":患者的话题随外界环境改变而转移。有的患者可出现音联和意联,按词汇的同音押韵或意义相近来转换话题。

3. 活动增多

(1)精力旺盛:自感全身有使不完的劲;对各种事物都感兴趣,活动明显增多。

(2)被动注意增强:做任何事常常是虎头蛇尾,有始无终,一事无成;爱管闲事,好打抱不平。

（3）对自己的行为缺乏正确的判断：任意挥霍钱财、乱购物、随意将礼物赠送同事或陌生人等；社交活动多，主动与人打招呼，没有陌生感；男性患者行为轻浮且好接近女性，女性患者则打扮艳丽，说话及行为失去女性羞涩，大胆接触男性。

4. 精神病性症状

部分患者可能出现幻觉与妄想。幻觉多见于幻听，内容大多是称赞自己的才能和权利的，与其情绪相符合。妄想的内容常常与自我评价过高密切相关。患者自认为是世界上最聪明、能力最强、最富有、最漂亮的，能解决所有问题。甚至形成夸大妄想，自称有显赫的家族或权威的地位，如称自己是"亚洲总统"，"能管理几十个国家"。有人由此派生出被害妄想，认为别人嫉妒他的钱财和地位，要加害于他。但妄想一般持续时间不长，多继发于情感高涨。

5. 躯体症状

患者很少有躯体不适主诉，常表现为面色红润、两眼有神、心率加快。患者食欲增加，但因活动增多，可出现消瘦。性欲亢进，睡眠需要减少，每日只睡 2～3 h，主要为入睡困难。

（二）抑郁发作

抑郁发作的典型症状是"三低"症状，即情感低落、思维迟缓、意志活动减退为主要特征。抑郁症状必须持续存在 2 周以上才考虑为抑郁发作。

1. 情感低落情绪

低落是必备的症状。患者感到忧心忡忡，闷闷不乐，无精打采，愁眉苦脸，唉声叹气，且此种低落的情绪不为喜乐的环境而改变，患者即使碰到令人高兴的事也高兴不起来。对孩子、挚友失去热情，漠然置之。遇到喜讯，充耳不闻。患者自诉"高兴不起来，活着没意思"。有时患者也会察觉到自己与别人不同，因而尽力掩饰伪装，称为"微笑性抑郁"。有些患者在情感低落的基础上伴有焦虑、紧张、恐惧、坐立不安、惶惶不可终日、搓手顿足、来回踱步等症状。在情感低落的影响下，患者自我评价低，悲观失望，此表现不仅是诊断的重要论据，也是抑郁患者自杀的根源。具体表现如下。

（1）对过去感到自责自罪：患者往往为了一些小事而过分自责，例如，曾用公家的信笺和信封写私人的信件，认为是有"贪污行为"，犯了不可饶恕的大罪。有人则是夸大了"罪孽"，耿耿于怀，自称"罪大恶极"。

（2）对现在感到无用和无助：患者对任何事情只看到消极的一面，自感一切不如别人，自己无能和无用，连累了家庭和社会。感到自身处于孤立无援的境地，既无力自拔，别人也帮不上忙，明显感到无助。

（3）对将来感到无望：患者预料将来的自己必将一败涂地，或工作失败，或家庭不幸，或健康恶化，前途渺茫，毫无希望，感到生命已到尽头，活着毫无意义。

2. 思维迟缓

患者思维联想速度缓慢，反应迟钝，思考问题困难，自觉"脑子生了锈转不动"。临床表现为主动言语减少，语速减慢，回答问题拖延很久，难以出口，患者感到脑子不能用，不能胜任工作，学习能力下降。

3. 意志活动减退

(1) 兴趣减少或缺失：几乎所有患者都有此症状，表现为不参加原来喜爱的日常工作和业余爱好，自己感到对任何事情都"不再热心"。原先爱好体育活动的人，再也不去球场，如今独坐一旁或整日卧床，似乎已"看破红尘"。

(2) 精力缺乏：患者感到全身乏力，做任何事情都很吃力。不参加外界活动，甚至个人卫生也懒于料理。有些原先很勤快的家庭主妇被褥不整理，碗筷不洗，自认为做这些平常很容易的事是一个极大的负担。

(3) 抑郁性木僵：病情严重时，发展为不语、不动、不食，可达木僵状态，但仔细进行精神检查，其表情、姿势和内心体验协调一致，患者流露痛苦或抑郁情绪。

4. 精神病性症状

抑郁症患者悲观失望，有罪过感，无价值感，在此基础上形成妄想。如罪恶妄想、疾病妄想、被害妄想（患者认为是罪有应得）等。可有轻度的感知觉障碍，如幻听、幻视等，但抑郁心境缓解后不持续存在。对疾病缺乏自知力。

5. 睡眠障碍

(1) 入睡困难、睡眠浅和早醒：患者不能通宵睡眠，最具特征的是凌晨早醒。典型的早醒表现为比往常提早 2～3 h 醒来，随后再难入眠，在此期间情绪极差，睁着眼睛躺在床上，对自己完全丧失信心，陷于绝望，有根本无法逾越的困难，抑郁患者在早醒的同时常伴有情绪的低潮。

(2) 晨重暮轻：患者早晨 7—8 点钟时情绪最低落，下午渐见好转，而到傍晚几乎可以恢复到常人模样，但入睡后，又进入下一次循环。

6. 仪表及躯体症状

患者具有特殊的面部表情：嘴角向下垂挂，两眉紧蹙，两眸凝含泪珠，如稍作启诱，便泪如线下，弯腰垂首，双肩下垂，动作较少，甚至端坐半晌而姿势不变。患者食欲减退、体重减轻、便秘、性欲减退，甚至阳痿或闭经等。

（三）双相障碍

双相障碍是指反复（至少 2 次）出现心境和活动水平紊乱的发作，有时表现为情感高涨、活动增加等躁狂症状，有时表现为情感低落、活动减少等抑郁症状，发作间歇期基本缓解。如果在目前疾病发作中，躁狂和抑郁症状同时存在，临床表现都很突出，如情绪高涨而运动减少，情绪低落而思维奔逸，持续病期不短于 2 周，则可诊断为双相障碍混合发作。

五、治疗原则与预后

（一）躁狂症的治疗

对躁狂症患者提倡早发现、早治疗，主要包括药物治疗和电休克治疗。

1. 药物治疗

(1) 碳酸锂　治疗躁狂发作的首选药物。其治疗量为 600～2000 mg/d，维持量为 500～1500 mg/d。一般从小剂量开始，3～5 天内逐渐加至治疗量，因其治疗量与中毒量接近,故用药过程中需监测血锂浓度,其上线不宜超过 1.4 mmol/L,以防过量引起中毒。锂中毒时主要表现为意识障碍、抽搐、共济失调、肌肉震颤及低血钾所致的各种心律失常,重者可死亡。

(2) 其他情绪稳定剂 除锂盐外,可选用卡马西平及丙戊酸盐。卡马西平常见不良反应有嗜睡、恶心、呕吐、皮疹等,丙戊酸盐常见不良反应包括消化道症状,共济失调、脱发等。

(3) 抗精神病药 常用药物有氯丙嗪、氟哌醇、氯氮平等,对兴奋症状明显的躁狂症患者可适当应用,能有效地控制发作。

因本病易复发,故患者症状缓解后还需维持治疗,以巩固疗效。维持治疗时间长短及用药剂量由患者发作次数及严重程度而定,首次发作经系统治疗取得满意疗效后,尚需维持治疗 4~6 个月。药物用量应以个体化原则为主。

2. 电休克治疗

急性躁狂发作或对锂盐治疗无效的患者,为防止其伤人或自伤,可考虑电休克治疗,以及早控制症状。可单独使用或合并药物治疗,一般隔日 1 次,8~12 次为 1 个疗程。相应的药物应减量。

(二) 抑郁症的治疗

1. 心理治疗

心理治疗是治疗抑郁症的重要方法,目的在于减少应激性生活事件,使患者消除不必要的顾虑和悲观情绪,以便主动配合治疗。具体包括以下几个方面。

(1) 认知治疗 重症抑郁症患者多有认知扭曲,如对环境中负面信息过度注意以及对其后果进行不现实的病态推理等。通过认知治疗,帮助患者建立灵活、积极的思考方式,学习新的应对方式。

(2) 人际交往治疗 有些患者工作中上、下级关系或同事关系紧张,是其致病的重要因素,通过心理医生的治疗,可使患者的心理适应能力和人际交往能力得到明显的改善。

(3) 婚姻家庭治疗 亲人及家庭成员(如父母、配偶、子女等)对患者给予积极的照顾、交流及陪伴,可提高患者的生活满意度,从而减轻抑郁症状。

(4) 行为治疗 反复训练学习适应新环境,以矫正不良行为,促进患者活动,是一种有效的治疗方法。

2. 药物治疗

药物治疗是治疗抑郁症的主要而有效的方法,临床抗抑郁的药物很多,各有其特点,选择用药应谨慎。若为首次患病可依据患者的典型症状来选药,若为复发可根据以往病史中最有效的药物选择使用,同时一定要注意药物的副作用及不良反应。

(1) 单胺氧化酶抑制剂(MAOI) 第一代抗抑郁药,但因其副作用较多,临床应用受到限制。目前使用的为新型单胺氧化酶 A 抑制剂,代表药为吗氯贝胺,它克服了原有的高血压危象、肝损害及体位性低血压等不良反应,对精神运动性迟滞的抑郁症患者尤其适用。口服吸收迅速,不良反应少,耐受性好。

(2) 三环类抗抑郁药(TCAs) 传统的抗抑郁药,价格便宜。常用的有丙咪嗪、阿米替林及多塞平等。常见不良反应包括阿托品样不良反应、体位性低血压、心律失常、心力衰竭、昏迷等,其治疗作用及不良反应与血药浓度有关,应密切监测用药。

(3) 选择性 5-羟色胺再摄取抑制剂(SSRIs) 新型抗抑郁药,因其疗效确切,适用范围广,安全性好及不良反应少等优点,易被患者接受,目前已广泛应用于临床。代表药物有氟西汀、帕罗西汀、舍曲林等。

(4) 其他抗抑郁药 目前临床上的新型抗抑郁药种类繁多,作用机制各异,如万拉法新、米氮平、安非他酮等,应根据患者的具体情况选择使用。

抗抑郁药物的使用应注意个体化合理用药、从小剂量开始逐步递增、尽可能单一用药、急性期足量足疗程给药及维持时间要长等。

3. 电痉挛治疗

对于有强烈自杀观念和企图的或病情严重无法耐受药物不良反应的患者,可采用电休克治疗。此法安全性高,见效快,一般一个疗程病情即能够明显缓解。

(三) 预后

情感性精神障碍一般预后较好,但复发率高,患者症状缓解后,尚需较长时间的维持治疗,以巩固疗效防止复发。对于初发患者,经系统治疗取得满意疗效后仍需维持治疗 4～6 个月;对于复发患者,尤其 2 年内复发的患者,则在药物起效后需继续治疗 2 年以上;对于发作频繁的患者则需长期维持用药,甚至终生用药。影响预后的因素可能与遗传、人格特点、发作次数、发病年龄、治疗效果等有关。

第二节 情感性精神障碍患者的护理

一、躁狂症的护理

(一) 护理评估

情感性精神障碍的评估重点在于掌握病情及症状的严重性、危险行为(包括自杀、自伤、伤人)的可能性程度、是否已满足基本需要、有无心理社会因素、认知模式是否歪曲、对住院治疗的态度等。

(1) 健康史 患者的个人史、生活史、患病史及家族史,起病前有无明显的诱因,如重大生活事件、工作压力等。

(2) 身体、心理及社会状况 患者起病后的睡眠状况,饮食及二便状况,生活自理情况,性格及情绪方面的变化,社会参与能力、人际关系方面的变化等。

(3) 精神状况 患者的认知情况,行为与活动状况,如有无情绪不稳和易激惹情况、是否有兴奋过度、是否承认自己有病、是否愿意接受治疗等。

(4) 检查及用药状况 患者有明显躯体症状时能否排除原发性躯体疾病;用药情况,如有无恶心、呕吐、运动失调等。

(二) 护理诊断

(1) 有暴力行为的危险 与易激惹、挑剔、多事有关。

（2）睡眠型态紊乱　与兴奋、精力旺盛等因素有关。

（3）生活自理能力下降　与兴奋、忙碌、无暇自理个人生活有关。

（4）营养失调（低于机体需要量）　与进食不规律、活动过多、消耗过多有关。

（5）有外伤的危险　与兴奋、好挑逗、自控能力下降等因素有关。

（6）潜在并发症　如药物中毒、电休克治疗的并发症。

（7）不合作　与自知力缺乏有关。

（8）思维障碍　与躁狂所致的思维内容障碍有关。

（三）护理目标

（1）患者学会控制和疏泄自己高涨或焦虑的情绪，不发生因行为不当而造成的身体或环境的损害，住院期间不会伤害他人和自己。

（2）饮食和睡眠改善，能适当维持营养和水分的摄入、排泄，维持适当的睡眠和休息。

（3）患者能按计划完成日常活动。

（4）患者能描述与躁狂发作有关的因素，认识和分析自己的病态行为，思维、人际关系和行为方式得到改善。

（5）患者能接受持续的药物治疗及定期的化验检查。

（四）护理措施

1. 安全护理

预防患者发生暴力行为。由于患者精神活动处于异常高涨、亢奋、易激惹状态，自控力下降，稍有不满便会发生冲动伤人、毁物等意外暴力事件，因此，防止发生冲动、稳定患者情绪是护理工作的重点。对于有暴力倾向的患者，应加强预防措施，防止患者因冲动而伤人。

（1）提供适宜环境　给患者提供一个安静、舒适的环境，室内色彩淡雅、设施简单，减少各种不良环境因素的刺激，以免加重患者的兴奋状态。

（2）及时发现暴力行为的征兆　患者发生暴力行为之前，往往会表现出不同程度的异常，称为暴力发生征兆，如坐立不安、情绪激动、表情愤怒、辱骂、挑剔、夸大或歪曲事实，拒绝治疗，幻觉、妄想等症状丰富，情感反应强烈等。及时发现这些征兆可有效阻止患者的冲动攻击行为。

（3）了解和减少诱发因素　对于既往发生暴力行为或目前出现暴力征兆的患者，要及时了解造成其情绪激动的原因，分析是否可以消除或最大限度地减少这些刺激因素，如改善环境、满足合理要求、改变工作人员的态度等，通过减少这些外界的不良刺激，可有效地防止暴力行为的发生。

（4）采取恰当的接触方式　由于躁狂患者易激惹、挑剔，因此在接触患者时态度要友善，语气要温和，避免使用指责、训斥、批评的语言；对于有夸大妄想的患者，不要与之争辩；对于情绪激动、易激惹的患者，要尽量满足其要求；对于患者的过激言行不与之争辩，应因势利导，鼓励患者表达或宣泄自己的情感。治疗、护理时若需要与患者发生躯体接触应有他人陪同（或有第三者在场）。

（5）冷静处理暴力行为　当患者出现暴力行为时，护理人员一定要沉着冷静地应对,切不可硬性阻拦,以免发生更大的危险。首先,呼叫其他工作人员以取得帮助,共同控制局面;其次,疏散周围人群,维持周围环境的安静,对患者进行劝导,设法在患者不注意时进行约束、控制。

2. 基础护理

(1)饮食 提供独立的就餐环境,避免外界干扰。供给高营养、高热量、易消化的饮食及足够的饮水。必要时鼻饲或静脉补充营养。

(2)生活护理 引导患者按时料理个人卫生及床单位整理,加强大小便的观察和护理,对患者的进步及时给予表扬和鼓励。

(3)限制活动 采取各种措施控制患者活动量,促进睡眠,以保证患者机体得到及时充分的休息,减少消耗。

3. 心理护理

躁狂患者在疾病恢复期,其自知力逐渐恢复,因回忆起疾病期自己的表现而出现消极、压抑的情绪,甚至产生自杀、自伤的念头。护理人员要真诚地帮助患者从不良的情绪中摆脱出来,尊重患者,倾听患者诉说,对患者情绪中纠结的问题给予积极的解释和引导,指导患者建立良好的人际关系,改变对挫折的看法,提高社会适应能力。

4. 治疗护理

主要是用药护理。如劝导患者服药,注意观察药物的作用及不良反应,服用锂盐期间注意监测血锂浓度及中毒反应。鼓励患者多喝一些淡盐水,以增加钠的摄入,促进肾脏对锂的排泄等。

5. 健康教育

对患者及其家属讲解有关疾病的相关知识,帮助其正确认识疾病。讲解用药的相关知识:长期、规律用药对巩固疗效、减少复发的意义;治疗的相关知识;常见药物的不良反应;避免引起发病或复发的诱因。

(五)护理评价

通过各项护理措施的实施,患者的各种护理问题是否已得到解决,如:主要症状是否已经控制;营养失调是否已得到改善;睡眠状态是否恢复正常;生活自理能力是否恢复。

二、抑郁症的护理

(一)护理评估

情感性精神障碍的评估重点在于掌握病情及症状的严重性、危险行为(包括自杀、自伤、伤人)的可能性程度、是否已满足基本需要、有无心理社会因素、认知模式是否歪曲、对住院治疗的态度等。

(1)健康史 患者的个人史、生活史、既往史及家族史,起病前有无明显的诱因,如重大生活事件、工作压力等。

(2)身体、心理及社会状况 患者起病后的睡眠状况,有无入睡困难、早醒等;饮食及二便状况;生活自理情况,如个人卫生、衣着是否整洁等;性格及情绪方面的变化;

社会参与能力、人际关系方面的变化等。

（3）精神状况　患者的认知情况、行为与活动状况，如：有无情绪不稳、抑郁、焦虑、沮丧等情况；是否有自伤、自杀、哭泣等反常行为；有无语言活动减少、不食不动、抑郁木僵等；是否承认自己有病，是否愿意接受治疗等。

（4）检查及用药状况　患者有明显躯体症状时能否排除原发性躯体疾病；用药情况，如有无恶心、呕吐、头晕、直立性低血压等。

（二）护理诊断

（1）有自伤、自杀的危险　与抑郁情绪、无价值感、认知障碍、绝望等因素有关。

（2）营养失调（低于机体需要量）　与抑郁情绪、食欲下降、自罪妄想等因素有关。

（3）生活自理能力下降　与兴趣减低、无力照顾自己有关。

（4）睡眠型态紊乱　与情绪低落、绝望等因素有关。

（5）情境性自我贬低　与情绪低落、自我评价过低等有关。

（6）焦虑　与罪恶感、无价值感有关。

（7）个人应对无效　与情绪低、自我评价低、缺乏兴趣、精力不足等有关。

（8）思维障碍　与认知障碍、思维联想受抑制有关。

（三）护理目标

（1）患者在住院期间不伤害自己，恢复生活自理能力。

（2）能主动在病房与病友及工作人员交流、相处。

（3）能用语言表达对于自我、过去和未来的正向观点，出院前自我评价增高。

（4）对疾病有所认识，并有积极的应对方式。

（5）患者在不服用药物期间，每晚有 6～8 h 充足的睡眠时间。

（四）护理措施

1. 安全护理

防范患者发生自杀、自伤行为。自杀观念和行为是抑郁症患者最严重的状况，可发生于疾病的任何时期。因此及时发现患者的自杀意图和倾向，有效防范和阻止患者的自杀自伤行为是护理工作的重点。

（1）能早期识别自杀的先兆　通过患者情感行为、语言和书写内容的变化等，及早发现患者的自杀意图和可能采取的自杀方式，及时采取有效的措施阻止。对于有自杀意图的患者应禁止其单独活动，外出要有人陪同。

（2）加强安全管理　对于可能造成伤害的危险品要严加管理，如药品、器械、刀剪等利器；患者入院后、会客后均需进行安全检查，严防将危险品带入病房，每天整理床单位时要注意检查。

（3）提供适宜环境　病室内阳光、空气、温度、湿度均应适宜，室内设置应整洁、色彩明快，以提高患者的情绪。

2. 日常生活护理

满足患者的生理需要，维持适当的营养、休息及睡眠等。

（1）热情接待患者，主动向其介绍新环境及相关的病友和医护人员，耐心帮助患者使其产生安全感和信任感。

(2) 鼓励患者 因患者疲劳无力,所以生活懒散,连最基本的穿衣、叠被等也不愿去做,护士可与患者共同制定生活计划并协助完成,对患者取得的进步及时给予表扬和鼓励,帮助患者建立起生活信心。

(3) 改善营养及睡眠 抑郁患者常食欲不振甚至拒食,故常出现营养不良及消瘦。可陪伴患者用餐或少量多餐,必要时喂食或鼻饲,食物搭配应合理并富含纤维素以解除患者便秘。抑郁患者可出现入睡困难或早醒,对入睡困难和半夜醒来再难入睡者,可遵医嘱适当使用镇静催眠药,帮助患者入睡,以减轻患者的紧张和焦虑;对早醒患者因早晨是其一天中最悲观抑郁的时候,应督促其起床,并做一些活动,避免患者陷入极度的悲观抑郁中。

3. 心理护理

(1) 护理人员相对固定,以建立护患信任感。

(2) 改善患者被动消极的人际交往方式,使其主动与病友及医护人员相处。

(3) 建立良好的护患关系,护士应运用自己的护理学及心理学相关知识,掌握好与不同患者勾通的技巧。例如,以亲切友善的态度亲近患者,专心倾听患者的诉说,鼓励患者表达自己的情感及需要,给予积极的肯定与支持等。

4. 用药护理

护士应确保患者每次药物全部服下,对发现有藏药、吐药意图的患者,服药后应检查患者口腔及药杯,注意观察其服药后的行为,对药物常见的不良反应,护士可视情况事先告诉患者,使患者有一定的心理准备,并最大限度地减低药物不良反应对患者的影响。

5. 健康教育

帮助患者及家属正确认识疾病,了解疾病的常见症状、治疗及预防,讲解药物治疗的重要性,不能随意增减药量或停药,讲解药物不良反应及处理措施。帮助患者正确评价自我,保持乐观积极的心态。

(五) 护理评价

通过以上护理措施的实施,患者的护理问题是否已得到解决,如基本的生理需要是否已得到满足、患者的抑郁情绪是否已得到改善、是否发生了自伤和自杀行为、是否可以正确认识疾病、人际关系是否得到了改善等。

小 结

(1) 情感性精神障碍又称心境障碍,是以显著而持久的心境或情感改变为主要特征的一组疾病,包括躁狂症、抑郁症及双相障碍等。其中以反复发作的单相抑郁最常见。本病一般预后较好,少部分可有残留症状或转为慢性。

(2) 情感性精神障碍有周期性发作的特点,躁狂症的典型临床表现是"三高",即情感高涨、思维奔逸、活动过多,同时可伴有精神病症状,如幻觉、妄想等。抑郁症的典型临床表现为"三低",即情感低落、思维迟缓、意志活动减退等。

（3）情感性精神障碍的护理诊断　躁狂症的护理诊断如下。①有暴力行为的危险：与易激惹、挑别、情绪激动有关。②睡眠型态紊乱：与兴奋、精力旺盛等因素有关。③生活自理能力下降：与兴奋、忙碌、无暇自理个人生活有关。④营养失调（低于机体需要量）：与进食不规律、活动过多、消耗过多有关。⑤有外伤的危险：与兴奋、好挑逗、自控能力下降等因素有关。⑥潜在并发症：如药物中毒、电休克治疗的并发症。⑦不合作：与自知力缺乏有关。⑧思维障碍：与躁狂所致的思维内容障碍有关。抑郁症的护理诊断如下。①有自伤、自杀的危险：与抑郁情绪、无价值感、认知障碍、绝望等因素有关。②营养失调（低于机体需要量）：与抑郁情绪、食欲下降、自罪妄想等因素有关。③生活自理能力下降：与兴趣减低、无力照顾自己有关。④睡眠型态紊乱：与情绪低落、绝望等因素有关。⑤情境性自我贬低：与情绪低落、自我评价过低等有关。⑥焦虑：与罪恶感、无价值感有关。⑦个人应对无效：与情绪低、自我评价低、缺乏兴趣、精力不足等有关。⑧思维障碍：与认知障碍、思维联想受抑制有关。

（4）情感性精神障碍的护理措施　躁狂症的护理措施包括安全护理、基础护理、心理护理、用药护理及健康教育等；抑郁症的护理措施包括安全护理、日常生活护理、心理护理、用药护理及健康教育等。

能力检测

单选题

1. 情感性精神障碍的病程特点是（　　）。

A. 病程缓慢，进行性加重　　　　B. 急性起病，可自行缓解

C. 发作性，间歇期基本正常　　　D. 起病急，发展快

2. 对严重抑郁的患者，护理不当的是（　　）。

A. 发药后仔细检查口腔

B. 测体温时，见患者将体温表放在腋下后方，患者可走开

C. 加强责任心，严格执行护士巡视制度

D. 病房设施简单、整洁

3. 对躁狂症患者的护理，不当的是（　　）。

A. 房间内设施要简单、整洁　　　B. 供给高营养的食物

C. 限制患者参与工娱活动　　　　D. 室内墙壁以明快色彩为主

4. 对有自杀企图的抑郁症患者护理不当的是（　　）。

A. 将患者安置在护士易观察的大房间　　B. 避免让患者单独活动

C. 室内物品要简单、整洁　　　　D. 使用约束带来保证患者的安全

5. 对有睡眠障碍的抑郁症患者，不宜采取的护理措施是（　　）。

A. 鼓励患者白天参与工娱活动　　B. 睡前喝热牛奶

C. 晚间入睡前喝热茶　　　　　　D. 睡前避免会客及谈病情

6. 下列哪种患者自杀的可能性大？（　　）

A. 抑郁症　　　　　　　　　　　B. 焦虑症

C. 严重的神经衰弱　　　　　　　D. 精神分裂症

7. 关于电痉挛治疗,下列哪项正确?( )

A. 易被患者及家属所接受

B. 只适应躁狂、极度兴奋状态的精神病患者

C. 可用于严重抑郁、有强烈自伤、自杀行为的患者

D. 其不良反应是永久的记忆障碍

(8～10 题共用题干)

患者,女,35 岁,教师。因年终评优,今年她所带的初三(7)班毕业考试成绩不理想,考入重点高中的人数在全年组 8 个班中排名最后。近两周患者每天早晨 3 点多钟醒来,情绪悲观,不梳洗穿戴,被督促起床后,呆坐一旁,低头弯腰,不动不语,上午 10 点钟以后稍有活动,下午 3—4 点钟活动逐渐增多并可少量进食,傍晚时,患者可面带笑容与家人言谈,但次晨再次陷入又一次循环。

8. 患者的临床诊断为( )。

A. 抑郁症　　　　　　　　　　B. 焦虑症

C. 严重的神经衰弱　　　　　　D. 癔症

9. 该患者的睡眠障碍特点是( )。

A. 入睡困难　　　　　　　　　B. 早醒

C. 噩梦惊扰　　　　　　　　　D. 睡眠需要增多

10. 该患者的情绪波动特点是( )。

A. 晨轻夕重　　　　　　　　　B. 上午轻下午重

C. 晨重夕轻　　　　　　　　　D. 上午重下午轻

病例分析题

病例分析要求:注明病历中的精神症状(请用画线的方法划出并编号,并按编号顺序逐条列出所划症状的名称)。

病例资料如下。

患者,女,17 岁,高三学生。

本学期因学校经常进行模拟考试,该患者学习成绩下降,自感记忆力减退,头脑变笨,常愁眉苦脸、哭泣流泪。睡眠差,晚上躺在床上翻来覆去睡不着,一般 11—12 点才能睡着,而且只睡 2～3 个小时便醒来。醒后表情呆滞,不说不动,问及"你怎么了",患者不停地唉声叹气,自认为患了"癌症",不愿上学,不愿与人交往,到下午情绪稍好转,可与家人简单交流并少量进食,但到第二天又出现类似的情绪变化。

家族史:家族中无类疾病史。

个人史:足月顺产,第一胎,儿童期生长发育无异常。发病前学习刻苦,在班级学习成绩一直很好,平素性格内向。

既往史:无患此病历史,无药物过敏史。

入院躯体检查及常规实验室检查无异常。

精神检查:神志清楚,接触被动,不愿回答问话。交谈时患者表情多无变化,自语道:"我没有病,我考不上大学了,活着没意思"。

(刘明霞)

第六章 神经症与癔症患者的护理

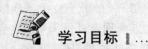

学习目标

掌握 神经症和癔症的概念、类型、诊断。

　　　能识记神经症和癔症的护理目标与护理措施。

熟悉 神经症和癔症的临床表现。

了解 神经症和癔症的治疗。

第一节　神经症概述

一、神经症的概念

由于各国学者理解神经症病因学观点不一致,所以神经症的命名、概念、分类等争议较多。

《中国精神障碍分类与诊断标准(第三版)》(《CCMD-Ⅲ》)中对于神经症的描述性定义如下:"神经症是一组主要表现为焦虑、抑郁、恐惧、强迫、疑病症状,或神经衰弱症状的精神障碍。本障碍有一定人格基础,起病常受心理社会因素的影响。症状没有可证实的器质性病变作基础,与患者的现实处境不相称,但患者对存在的症状感到痛苦和无能为力,自知力完整或基本完整,病程多迁延。各种神经症性症状或其组合可见于感染、中毒、内脏疾病、内分泌或代谢疾病、脑器质性疾病,称为神经症样综合征。"

综合有关研究,神经症的概念可定义如下:神经症又名神经官能症、精神神经症,是一组以焦虑、抑郁、恐惧、强迫、疑病症候群或神经衰弱症候群为主要临床表现的非精神病性精神障碍。神经症的任何一组症候群所表现的症状可相互穿插,同时存在,但有主次之分。

二、神经症的分类及共同点

在国际疾病分类第十版和《美国精神疾病诊断与统计手册(第四版)》这两个最具权威性的分类系统中删除了神经症。我国学者仍认为神经症是一客观存在的临床实体,因此在我国的《中国精神疾病分类方案与诊断标准(第二版)》《中国精神障碍分类与诊断标准(第三版)》中仍然保留了神经症的分类诊断标准。从目前的临床实践来看,这是非常实用的。因为现实意义的精神疾病诊断仍停留在现象学的基础上,所以,我国的精神疾病分类体系中,仍保留了神经症这一疾病单元是符合当前临床需要的可操作的诊断标准。而将抑郁性神经症归类于情感障碍、癔症单列出来,因为其症状特点有它们的特殊性,尤其是癔症。另外,疑病症降级为一个亚型,与躯体化障碍、躯体形式自主神经功能紊乱、躯体形式疼痛障碍一同归入躯体形式障碍列于神经症分类中。2001年4月出版的《中国精神障碍分类与诊断标准(第三版)》(《CCMD-Ⅲ》)将神经症分为如下六个亚型:①恐惧症;②焦虑症;③强迫症;④躯体形式障碍;⑤神经衰弱;⑥其他或待分类的神经症或躯体形式障碍。

神经症患者发病前多有一定的易患素质基础和个性特征;疾病的发生与发展在很大程度上受社会、心理因素的影响;症状以主观体验为主,找不到足以证实的器质性病变作为依据,具有相对完整的人格,与现实环境保持一致。患者的主观感觉与检查结果不相称;患者对存在的症状感到痛苦、焦虑和无可奈何,能保持完整的自知力,有积极求治的愿望和要求。病程大多持续迁延、反复。因此,这类患者的共同点可概括如下。

(1)起病常与心理素质和社会因素有关。

(2)存在一定的人格基础,常自感难以控制本应可以控制的意识或行为。

(3)症状没有相应的器质性基础。

(4)社会功能相对完好,一般意识清楚,与现实接触良好,人格完整,无严重的行为紊乱。

(5)症状以主观体验为主,患者的主观感觉与检查结果不相称,患者对存在症状感到痛苦、焦虑和无可奈何,有积极求治的愿望。

(6)一般没有明显或较长的精神症状。

神经症是常见病,患病率相当高。世界卫生组织根据各国和调查资料推算:世界人口中的5%~8%有神经症或人格障碍,患病率是重性精神病的5倍,西方国家的患病率为10%~20%,我国为1.3%~2.2%。

三、神经症的病因学特点

神经症的发病原因非常复杂,是生物、心理和社会因素协同作用的结果。心理因素在发病过程中起重要作用,它会造成兴奋与抑制过程的失调,而神经组织的病理形态学方面没有发现肯定的改变。神经官能症是由心理因素引起的,基本上都是主观感觉方面的不良,没有相应的器质性损害。其主要表现为当事人一般社会适应能力保持正常或影响不大,有良好的自知力,对自己的不适有充分的感受,一般能主动求治。它在病因学方面特点如下。

(1)与心理社会因素有关 许多研究表明,社会心理应激因素与神经症的发病有关。一方面可能是个体对应激反应的承受能力较差,容易产生心理矛盾和冲突,遇到一些麻烦事情更易产生对生活的"不满",具有神经症易感性;另一方面可能是神经症患者在病前遭受过更多的应激性事件,如婚姻问题、两性关系问题、人际关系问题、经济困难问题或工作不顺问题等。

(2)主观感觉多样,无器质性病变基础 各种神经症的症状均可见于内科、妇科多种躯体疾病中,尤其在疾病的早期和恢复期最为常见,所以对神经症的诊断不可掉以轻心,必须在排除躯体疾病后,检查没有发现病理基础的前提下才能诊断为神经症。故目前可以认为,神经症症状的产生必须是功能性的,然而,神经症病理学的发现还有待于今后医学科研水平的提高和发展。

(3)无精神病性症状,自知力完整,求治迫切　神经症患者一般不出现精神病性症状,极少数患者可能出现牵连观念、疑病观念、幻听等症状,多持续时间短暂且与心理因素有一定联系。多数神经症患者在疾病的发作期均能保持较好的自知力,其现实检验能力通常不受损害。患者不仅能识别自身的精神状态是否正常,同时也能判断自身体验中哪些属于病态,患者往往夸大自己的病态体验和痛苦,有摆脱疾病的求治欲望。但也有些神经症患者,社会功能受损,自知力不全,如严重的疑病症患者、某些慢性强迫症患者等。

(4)社会功能相对完好　即使在疾病发作期,神经症患者也能生活自理,甚至能勉强坚持工作或学习。他们的言行通常都保持在社会规范所允许的范围以内,但大多数神经症患者与发病前相比,其社会功能只是相对完好;他们的工作学习效率和适应能力均有不同程度的减退,如果患者本人不说,周围及同事、邻居也不认为患者有病。部分严重的神经症患者也会出现较为严重的社会功能障碍。

四、神经症的临床表现及疾病特点

神经症发作时表现如下:脑力和体力的不足、头痛、失眠;或表现为莫名的广泛性的焦虑或紧张感,厌世,意志消沉;也可能失去自信,并被疑虑所困扰而全神贯注于一些小病症;或者反复出现明知不合理而又无法摆脱的观念、意向和行为;或者对某种特定事物或境遇怀有强烈的恐惧等。患者对疾病状态有良好自知力,常主动要求诊治,并能适应社会生活,能与外界环境保持良好的接触。

神经症是一种精神障碍,主要表现为持久的心理冲突,患者觉察到或体验到这种冲突并因之而深感痛苦且妨碍心理功能或社会功能,但没有任何可证实的器质性病理基础。因此,神经症具有以下五个特点。

(1)意识的心理冲突　神经症患者意识到他处于一种无力自拔的自相矛盾的心理状态。通俗地讲就是自己总是跟自己过不去,自己折磨自己,患者知道这种心理是不正常的或病态的,但是不能解脱。

(2)精神痛苦　神经症是一种痛苦的精神障碍,喜欢诉苦是神经症患者普通而突出的表现之一。

(3)持久性　神经症是一种持久性的精神障碍,不同于各种短暂的精神障碍。

(4)妨碍患者的心理功能或社会功能　神经症性心理冲突中的两个对立面互相强化,形成恶性循环,从而越来越严重地妨碍患者的心理功能或社会功能。

(5)没有任何躯体疾病作基础　患者虽然主诉很多躯体症状,但却没有相应的躯体疾病与之相联系。

五、神经症的诊断

神经症的诊断应注意鉴别神经症和因其他疾病引起的类似症候群。因此,对神经症患者必须进行仔细的体格检查,同时要注意某些躯体疾病在早期,其阳性体征是不易检查出来的。因此神经症的诊断至少要符合两个条件：一是经过仔细检查没有发现相应的可以解释其症状的躯体疾病；二是精神因素在其发病及病情变化上有很大的影响。

六、神经症的治疗

神经症属于心因性疾病，应以精神治疗为主，辅以药物及其他物理治疗。患者应该在医生的指导下进行循序渐进的对症治疗，消除病因，增强体质，促进康复。一般来说，药物治疗对于控制神经症的症状是有效的，如前所述，神经症发生与社会应激因素、个性特征有密切关系，病程常波动迁延。可因应激事件而反复发作。因此，成功的心理治疗可能更显重要，不但可以缓解症状，还有可能根治。

1. 心理治疗

由于不同的心理学派对神经症发病机制创立了不同的学说，心理治疗的方法也多种多样。然而，通过临床实践证明，心理治疗必须因人而异。心理治疗不但可以缓解症状、加快治愈过程，而且能让患者学会或增强对生活应激事件的应对和处理能力。这也是药物治疗所不及的。此外，治疗者的处世态度、人生哲学、信念理想等对患者都会产生较大影响。因此，要求治疗者必须是心理健康、富有同情心、责任感强、积极向上、社会知识丰富并且具有一定专业知识的医生。

2. 药物治疗

治疗神经症的药物种类较多，如抗焦虑药、抗抑郁药以及促进大脑代谢药等。药物治疗是对症治疗，可针对患者的症状选药。药物治疗的优点是控制症状起效较快，尤其是早期与心理治疗合用，有助于缓解症状，提高患者对治疗的信心，并促进心理治疗的效果和患者的遵医行为。

西医药物治疗主要为镇静安神。常选地西泮、安宁、硝西泮、水合氯醛、苯巴比妥等，按医嘱睡前服用以帮助睡眠平稳、充分休息。

我国中医学博大精深，可根据患者的病情辨证施治。常用方剂选择如下。①阴虚肝旺：杞菊地黄丸、朱砂安神丸等。②心肾不交：六味地黄丸、补心丹、养心汤等。③心脾两虚：归脾汤、桂枝龙骨牡蛎汤等。④肾阴虚：六味地黄丸、参麦六味丸等。⑤肾阳虚：金匮肾气丸、右归饮、参茸地黄丸等。

应该注意的是，用药前一定要向患者说明所用药物的起效时间，并婉转地告诉患者在治疗过程中可能出现的常见副反应，使其有一定的心理准备，以增强患者对医生的信任和对治疗的依从。

第二节 焦 虑 症

一、焦虑症的概念

焦虑症又称焦虑性神经症，以广泛性焦虑症（慢性焦虑症）和发作性惊恐状态（急性焦虑症）为主要临床表现。

焦虑症与正常焦虑情绪反应不同：第一，焦虑症是无缘无故的没有明确对象和内容的焦急、紧张和恐惧;第二,焦虑症是指向未来,似乎某些威胁即将来临,但是患者自己说不出究竟存在何种威胁或危险;第三,焦虑症持续时间很长,若不进行积极有效的治疗,数周、数月甚至数年迁延难愈。最后,焦虑症除了呈现持续性或发作性惊恐状态外,同时伴有多种躯体症状。

简而言之,病理性焦虑是一种无根据的惊慌和紧张,心理上体验为泛化的无固定目标的担心、惊恐,生理上伴有警觉增高的躯体症状。

不光只有单纯的焦虑症才有这些症状,一些精神疾病也可能产生焦虑症状,如精神分裂症、强迫症等。这类疾病的焦虑症状只是其症状之一,这类焦虑症状在临床上的症状和精神医学上与单纯的焦虑症没有本质的区别,在治疗上也许比单纯的焦虑症要复杂,因为在治疗其焦虑症状的同时,还要治疗此类患者的其他症状,所以,在此需要与单纯的焦虑症有所区分。

焦虑症即通常所称的焦虑状态,全称为焦虑性神经官能症,是一种具有持久性焦虑、恐惧、紧张情绪和自主神经活动障碍的脑机能失调,常伴有运动性不安和躯体不适感,发病于青壮年期,男女两性发病率无明显差异,常伴有头晕、胸闷、心悸、呼吸困难、口干、尿频、尿急、出汗、震颤和运动性不安等,其焦虑并非由实际威胁所引起,或其紧张惊恐程度与现实情况很不相称。

二、焦虑症的临床表现

患者表现焦虑、恐慌和紧张情绪,感到最坏的事即将发生,常坐卧不安,缺乏安全感,整天提心吊胆,心烦意乱,对外界事物失去兴趣。严重时有恐惧情绪,对外界刺激易出现惊恐反应,常伴有睡眠障碍和自主神经功能紊乱现象,如入睡困难、做噩梦、易惊醒、面色苍白或潮红、易出汗、四肢发麻、肌肉跳动、眩晕、心悸、胸部有紧压感或窒息感、食欲不振、口干、腹部发胀并有灼热感、便秘或腹泻、尿频、月经不调、性欲缺乏等。

焦虑症病例

案例引导

[案例1] 李先生,男,30岁,公司管理干部,平素喜爱体育活动,身体强壮。3个月前的某日,他在与客人进餐时突然无任何原因地出现剧烈的恐惧、胸闷、心慌和觉得心快要跳出到嘴来了,房中的氧气似乎没有了,似乎马上就要失去理智了,马上就要面临可怕的死亡,手脚发抖,头也晕得厉害。进餐的同事见到李先生痛苦的表情,以为李先生得了某种会马上危及生命的疾病,急呼"120",将李先生送往餐馆附近的一家医院急诊,直接进行"抢救"。在急救车上,大概30 min后,李先生的所有症状突然全部消失,一切恢复常态。尽管一切症状都没有了,李先生仍然随急救车到了医院,在进行了一系列的全面检查证实无异常后方离开医院。在此后的3个月内,李先生在工作时,在休息时,在购物时,在无任何先兆的情况下多次发生与第一次"发病"时一样的症状,每次均突然发生,突然消失,每次均到医院进行全面的检查,但也均未发现任何问题。在不发作时,李先生除感到害怕发作外,日常的生活、工作等均未出现问题。

案例引导

[案例2] 杨小姐,25岁,某百货商店营业员。近一年来,杨小姐不明原因地出现担心新婚的丈夫在上下班途中会被人抢劫或出车祸,担心身体健壮、不到50岁的父母会突然死亡,整日忧心忡忡、紧张、焦虑、坐立不安、心跳、心慌,因口干而饮水多,频繁上洗手间,夜间难以入睡或易惊醒。近3个月来,除了上述表现外,杨小姐还出现肌肉疼痛和来月经时间延迟。为找到引起目前所患疾病的原因和确诊,杨小姐在近一年的时间内走遍了该地区多家有名的医院,到过内科(含内分泌科、呼吸科、泌尿科)、妇科、中医科、神经科和"奇难杂症"专科等科就诊,进行过甲状腺、大脑以及泌尿生殖系统的全面检查,均未发现存在病变,各科医生均认为她目前"没病","如果有病的话那只是一种怪病原体,而目前的医疗设备还未先进到能证实这种怪病的存在"。

1. 案例1有哪些症状?
2. 案例2有哪些症状?

三、焦虑症的症状分类

焦虑症根据其症状分为持续症状(广泛性焦虑症 generalized anxiety disorder)与阵发症状(急性焦虑症)两类。

广泛性焦虑症以缺乏明确对象和具体内容的提心吊胆、紧张不安同时伴有自主神经症状(如心跳心慌、多汗、口干、尿频、腹泻等)及运动性不安(如坐立不安、肌肉紧张或疼痛等)为临床特征。

阵发症状根据其成因又分为两种:一是在特殊状态下阵发的焦虑(恐惧焦虑症 phobic anxiety disorders);二是在任何情况下都可能发生的焦虑(惊恐障碍 panic disorder)。惊恐障碍以反复的不明原因的惊恐发作为特征,而且这种惊恐发作不局限于任何特定的环境和不可被预测,在发作期间除害怕或担心外,无明显异常,一般每次发作时间为30 min。

恐惧焦虑症又可细分成特定对象恐惧症(specific phobia)、社交恐惧症(social phobia)和与广场恐惧症(agoraphobia)。

[案例1、2分析]

焦虑症,又称焦虑性神经症,是神经症的一种临床类型,焦虑症又可分为两种形式:一是李先生所患的惊恐障碍(急性焦虑症);另一种则是杨小姐所患的广泛性焦虑症。惊恐障碍患者在发作时可以出现惊恐(如强烈的恐惧感、濒临死亡感、窒息感等),发作突然开始,迅速达到高峰,不会有神志不清,患者感到难以忍受但又无法摆脱。广泛性焦虑以缺乏明确对象和具体内容的提心吊胆、紧张不安同时伴有自主神经症状(如心跳心慌、多汗、口干、尿频、腹泻等)及运动性不安(如坐立不安、肌肉紧张或疼痛等)为临床特征,焦虑症因临床表现较为特殊,故往往被误诊为甲状腺功能亢进症、冠心病、心绞痛、泌尿道感染,药物过量(中毒)等。

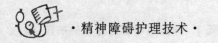

四、焦虑症的病因

对焦虑症的起因,不同学派的研究者有不同的意见。这些意见并不一定是相互冲突的,而是相互补充的。

第一,躯体疾病或者生物功能障碍虽然不是引起焦虑症的唯一原因,但是,在某些罕见的情况下,患者的焦虑症状可以由躯体因素而引发,如甲状腺亢进、肾上腺肿瘤等。研究者试图发现,焦虑症患者的中枢神经系统,特别是某些神经递质,是引发焦虑症的罪魁祸首。很多研究集中在两个神经递质上,即去甲肾上腺素和血清素。患者处于焦虑状态时,他们大脑内的去甲肾上腺素和血清素的水平急剧变化,但是,人们无法确定这些变化是焦虑症状的原因还是结果。

第二,认知过程,或者是思维,在焦虑症的形成中起着极其重要的作用。研究发现,抑郁症患者比一般人更倾向于把模棱两可的甚至是良性的事件解释成危机的先兆,更倾向于认为坏事情会落到他们的头上,更倾向于认为失败在等待着他们,更倾向于低估自己对消极事件的控制能力。日常生活中,很多情境客观上是有危险的,如果对现实情境的威胁评价恰当,这时的焦虑被认为是恰当的。而焦虑患者通常对情境的危险有过度评价,这种过度评价能自动地和反射性地激活"焦虑情境",并产生焦虑症状。之所以患者有对"危险"的过度评价,是基于其建立在多年经验基础上的认知方式,即潜在的功能失调性假设或规则。一般来说,当认知不协调时,人们对待这种不协调的常见办法是竭力解释,以便在两种矛盾事物之间取得某种协调。焦虑症患者的认知图示和结构具有一定特点,使他们倾向于对通常情境做威胁性或灾难性的解释,他们或者缺乏自信,认为自己无能,或者期望过高,以致实际情况常常和他们的期望不一致。如果他们又没有积极的应对方法,意识的焦虑就将发生。

第三,在有应激事件发生的情况下,更有可能出现焦虑症。而甲状腺素、去甲肾上腺素这些和紧张情绪有关的激素的分泌紊乱(过量)则对以上过程有放大作用。

第四,神经回路假设,2007年,国际权威科学杂志《自然》美国杜克大学教授冯国平的研究成果,首度揭示了强迫、焦虑和压抑的生理机制,指出"皮质—纹状体—丘脑—皮质回路"出现信息传导不畅是产生焦虑、压抑、强迫的病理原因,而在清华大学出版社的著作《心灵杀毒2.0——弗洛伊德的拼图》中也进一步指出,强迫、焦虑是心灵呼吸的哮喘症,发明了以此原理开发的缓解焦虑、解除痛苦的有效心理自助方法,以上说明神经回路信息传导不畅与焦虑症相关。

五、焦虑症的临床诊断及鉴别诊断

神经衰弱患者可能有焦虑症状,但焦虑症的焦虑、紧张情绪较一般神经衰弱的症状更为突出。恐惧症多表现为对某一物体,某疾病或某种环境的恐惧和严重不安,且常伴有其他强迫观念和行为,虽伴发焦虑,但与焦虑症有区别。疑病症患者的紧张恐惧情绪多继发于疑病症状,而疑病症状又与自身内部特殊不适感受和以往生活经历、联想或暗示等有关,因而应与焦虑症相鉴别。抑郁症与焦虑症不同,前者的焦虑必然与其疑病和自卑等观念有关,这类患者的焦虑发作的背后,忧伤情绪总是存在的。精神分裂症在早期也可有严重的焦虑或疑病焦虑,若发现精神分裂症的基本症状时,鉴别并不困难。有一些器质性脑病的患者,临床上尚无明显的痴呆症状时,可能有焦虑或焦虑发作。另外,也有许多药物中毒或戒断症状是以焦虑开始的,应根据病史及检查进行鉴别。

对于一般性焦虑症,一般都是紧张、不安、担心并持续较长时间,《CCMD-3》的标准病程要求大于 6 个月。所以对某一事物,比如学习、工作的担心超过半年,就构成焦虑症。焦虑和担心的内容,如果是关于被细菌感染(强迫症)、惊恐发作(惊恐症)、当众出丑(社交恐惧症)、长胖(神经性厌食症)、严重疾病(疑病症),应该适用对应的心理障碍。但也可以用治疗焦虑的某些措施缓和情绪,消除紧张。如果焦虑是由疾病、药物(包括酒精、毒品)引起的生理作用,则以消除这些问题为主。

六、焦虑症的防治措施

对焦虑症患者的治疗,首先是心理治疗。以同情的心情去关心体贴患者,协助其消除病因,对病因有正确的认识,解决具体困难,并对疾病的性质加以科学的解释,必要时配合使用适量的抗焦虑药物。例如,利眠宁 10～20 mg 或安定 2.5～7.5 mg,每日 3 次口服。胰岛素低血糖疗法有镇静作用,当焦虑症状与忧郁症状同时存在时,三环类抗忧郁药可与利眠宁类药物合并应用。

焦虑症是焦虑神经症的简称,是一种功能性或心理障碍。患者身体各系统并无疾病,也没有任何危险性,不会危及生命。如何自我防治焦虑症呢?

(1) 应充分认识到焦虑症不是器质性疾病,对人的生命没有直接威胁,因此,患者不应有任何精神压力和心理负担。

(2) 要树立战胜疾病的信心,患者应坚信自己所担心的事情是根本不存在的,经过适当的治疗,是完全可以治愈的。

(3) 在医生的指导下学会调节情绪和自我控制,如心理松弛,转移注意力、排除杂念,以达到顺其自然,泰然处之的境界。

(4) 学会正确处理各种应急事件的方法,增强心理防御能力。培养广泛的兴趣和爱好,使心情豁达开朗。

(5) 在可能的情况下争取家属、同事、组织上的关照、支持,解决好可引起焦虑的具体问题。

(6) 适当应用抗焦虑药,如:安定 10 mg,每晚口服 1 次;多塞平 25 mg,每日 2 次口服;氯丙咪嗪 25 mg,每日 2 次口服。

▌第三节 强 迫 症▌

一、强迫症的概念及特征

强迫症(obsessive-compulsive disorder,OCD)即强迫性神经症,是一种神经官能症,是以强迫观念和强迫动作为主要表现的一种神经症。本病以有意识的自我强迫与有意识的自我反强迫同时存在为特征,患者明知强迫症状的持续存在毫无意义且不合理,却不能克制地反复出现,越是企图努力抵制,越感到紧张和痛苦。病程迁延者以仪式性动作为主要表现,虽精神痛苦显著缓解,但其社会功能已严重受损。在生活中反复出现强迫观念或强迫行为,自知力完好,知道这样是没有必要的,甚至很痛苦,却无法摆脱。

概括地讲,强迫症主要有三个方面的特征:第一,来访者体验到思想或者内在驱使是他自己的,是他主观活动的产物,但他有受强迫的体验;第二,主观上感到必须进行意识抵抗,这种反强迫与自我强迫同时出现;第三,有症状自知力,即来访者感到这是不正常的,甚至是病态的,至少希望能够消除强迫症状。

强迫症的实质是来访者过于不接受自己,甚至苛求自己,才是导致自我强迫与自我反强迫的尖锐冲突。自我强迫和自我反强迫是神经症性心理冲突的典型形式,也是来访者精神痛苦的根本所在。

二、强迫症的临床分类及表现

强迫症的症状多种多样,既可为某一症状单独出现,也可为数种症状同时存在。在一段时间内症状内容可相对固定,随着时间的推移,症状内容可不断改变。其临床分类主要有强迫观念、强迫动作、强迫意向和强迫情绪。

(一)强迫观念

强迫观念是指以某种联想、观念、回忆或疑虑等形式顽固地反复出现,难以控制。

(1)强迫联想:反复联想一系列不幸事件会发生,虽明知不可能,却不能克制,并激起情绪紧张和恐惧。

(2)强迫回忆:反复回忆曾经做过的无关紧要的事,虽明知无任何意义,却不能克制,非反复回忆不可。

(3)强迫疑虑:对自己的行动是否正确,产生不必要的疑虑,要反复核实。如出门后疑虑门窗是否确实关好,反复数次回去检查。否则就焦虑不安。

(4)强迫性穷思竭虑:对自然现象或日常生活中的事件进行反复思考,明知毫无意义,却不能克制,如反复思考"房子为什么朝南而不朝北。"

(5)强迫对立思维:两种对立的词句或概念反复在脑中相继出现而感到苦恼和紧张,如想到"拥护",立即出现"反对",说到"好人"即时想到"坏蛋"等。

(6)强迫思维:在病程中某一思想、冲动意念或想象,会反复或持久地很不合适地闯入头脑,以致引起显著的焦虑或痛苦烦恼。

(二)强迫动作

具体的强迫动作如下。

(1)强迫洗涤:反复多次洗手或洗物件,总摆脱不了"脏的感觉",明知已洗干净,却不能自制而非洗不可。

(2)强迫检查:通常与强迫疑虑同时出现。患者对明知已做好的事情不放心,反复检查,如反复检查已锁好的门窗,反复核对已写好的账单,信件或文稿等。

(3)强迫计数:不可控制地数台阶、电线杆等,做一定次数的某个动作,否则感到不安,若漏掉了要重新数起。

(4)强迫仪式动作:在日常活动之前,先要做一套有一定程序的动作,如睡前要按一定程序脱衣、鞋并按固定的规律放置,否则感到不安,完成后,再按相反程序脱。

（三）强迫意向

强迫意向是指在某种场合下,患者出现一种明知与当时情况相违背的念头,却不能控制这种意向的出现而十分苦恼。如母亲抱小孩走到河边时,突然产生将小孩扔到河里去的想法,虽未发生相应的行动,但患者却十分紧张、恐惧。

（四）强迫情绪（obsessive emotion）

强迫情绪主要表现为强迫性恐惧。这种恐惧是患者害怕自己的情绪会失去控制的恐惧,如害怕自己会发疯,会做出违反法律或社会规范甚至伤天害理的事,而不是像恐惧症患者那样对特殊物体、处境等的恐惧。

案例引导

他希望下属周末也工作

廖先生在一家大型家电企业担任市场部经理,对工作要求尽善尽美的他经常让下属觉得筋疲力尽。他经常长时间一遍又一遍地看着客户发来的订货传真或者本季度职员的业务报告,还把"年度业绩总数上升图"、"个人业绩指数表"等图表挂在办公室。一到周末,他就下意识地给下属打电话询问业务情况,明知这样不好,但无法控制。

三、强迫症的发病机制、病程与预后

强迫症之类的神经症主要是患者对人、对己、对事过分敏感所致,患者虽有克服这些症状的强烈愿望,但苦于无法摆脱,以致给生活、学习、工作造成障碍。这类患者多有疑病素质和强烈的求生欲望及追求完美等表现,起初是由于过分注意自身生理变化,如心跳快些、肠蠕动多些,便疑为病态,产生紧张情绪,这种情绪反过来又强化了上述主观症状,并固定而形成病症。

强迫症一般起病缓慢,病程较长,症状可持续多年或时轻时重。病前性格特征明显、发病年龄较早和病程较长者,治愈后欠佳。随年龄增长,症状逐步减轻。病前有较明显的精神因素、强迫性性格特征不显著者,病程较短。无阳性家族史者的症状也有可能自发缓解。

四、强迫症的诊断与鉴别诊断

1. 强迫症的诊断依据

（1）不可控制的反复出现某种观念、动作或意向,伴有焦虑和痛苦的情绪体验。

（2）患者明知这些症状不合理、不必要,却难以摆脱,迫切要求治疗。

（3）患者的工作、学习效率明显下降,对日常生活也产生了不良影响。

（4）病前性格特征及病程可助诊断。病程可长可短,研究病例的病程至少3个月。

（5）排除精神分裂症、抑郁症及脑器质性疾病伴发的强迫症状。

2. 强迫症的鉴别诊断

（1）妄想症与强迫症　　有些强迫症个体表现出来的强迫思维也具有妄想特征。有5％的强迫症患者坚信其强迫思维是真实的，另外，20％的人也相信，但是没有到坚信的地步。因此，医生在诊断的时候必须考虑用缺乏"自知力"这个标准来诊断那些对自己的思维坚信不疑的患者。妄想症与强迫症的区别是强迫症会有强迫动作。因为强迫症中，强迫思维往往伴有强迫动作。

（2）强迫思维与抑郁性沉思（depressive rumination）　　对强迫思维与抑郁性沉思要做出明确的区分具有一定的困难。二者的区别在于思维的内容和对思维的抵制程度不同。与强迫思维不一样，抑郁性沉思的内容是悲观的，最后陷入沉思。而且，抑郁性沉思的人不太会努力压抑这些想法，而强迫症患者会努力压制这些想法。当患者同时患有强迫症和抑郁症时，他会表现出这两种症状，但是在暴露联系中，只有强迫症状得到处理。在临床上还发现，患有抑郁症的患者认为治疗是无效的，这样的观点会影响患者对治疗进展的正确评价，影响患者的积极性，虽然这与强迫症无关，但是，在进行治疗时，也需要得到处理。

3. 广泛性焦虑症

广泛性焦虑症与强迫症在过度忧虑上就有很多相似之处，但是，它与强迫思维的内容不一样。过度忧虑，其忧虑的具体内容一般在现实生活中存在，而且患者并不认同自己的忧虑是不合适的（即自我协调，ego syntonic），它们不会觉得它们不应该担心那些事情。而强迫思维的内容一般是虚构的，而且对这些想法患者认为是不合适的（自我不协调 ego dystonic），他们认为不应该出现这些念头。除此之外，广泛性焦虑障碍患者和强迫症患者都会担心他们日常的一些事情，比如担心他们的孩子会生病，广泛性焦虑障碍患者会担心由于生病导致的长远的后果（如学习退步，身体衰弱等），而强迫症患者则会注意疾病的病菌（如他们的孩子身上的感冒病毒会大批滋生）。对于那些没有强迫动作，只有强迫思维的患者，尤其要区分忧虑与强迫思维。

4. 恐惧症

如果不考虑仪式行为，特定的恐惧症和强迫症是很相似的。例如，对细菌和老鼠恐惧的患者常常能够通过成功回避老鼠来降低焦虑，但是，对于强迫症患者来说，如果他带有"老鼠身上携带病毒"的强迫思维，虽然老鼠已经走了，他仍然会感觉受到细菌的感染，即便是在知道某个地方只是在几个小时前出现老鼠的情况下，他也会感觉到被感染。这些问题通常会导致患者随后采取回避性行为（如洗衣服、洗澡等）。这些行为通常在特定的恐惧症患者身上不会发生。

5. 疑病症与身体变形障碍（body dysmorphic disorder）

疑病症的特点是对自己的健康特别关注，身体变形障碍关注的则是自己身体上有什么畸形，这两个方面也是强迫症患者强迫思维的内容。大多数疑病症和身体变形障碍关注的只是某一个方面的问题。而且，强迫症患者害怕将来会感染上疾病，而疑病症与身体变形障碍患者通常关注的是现在已有的一些问题，如疑病症患者害怕自己已经患了什么病。

6. 抽动秽语综合征(tourette's syndrome)和其他抽搐障碍(tic disorders)

要把这两种心理障碍刻板的机体行为同强迫症区分开来,主要要分析行为与强迫思维之间的功能性关系。机体抽搐通常是自动的,其目的并不在于压制强迫思维带来的痛苦、烦恼。相对来说,从行为上区分抽搐与"纯粹"的强迫动作并不容易,而且只有纯粹的强迫动作的强迫症患者也很少见。强迫症并发抽搐障碍的概率很高,所以对某个患者来说,在他身上往往可能同时出现两种障碍。正如抑郁性沉思一样,区分抽搐行为和强迫动作对于同时患有这两种障碍的患者来说是非常重要的,因为仪式行为阻止法的对象是强迫动作,而不是抽搐行为。

五、强迫症的治疗

1. 行为疗法

研究显示,行为疗法中的"暴露与不反应"是治疗强迫症的有效方法。强迫症患者在专业的指导之下,学到如何在强迫想法的刺激之下暴露自己。且学习如何对抗强迫想法、冲动。例如,指导一位过分怕脏的患者去摸脏东西而禁止洗手,这个技巧就叫做"暴露不反应法"。您将学到避免习惯性的强迫行为,而以新的健康的行为取代。

行为疗法是让患者了解自己强迫的原因,如何处理强迫症状带来的恐惧与焦虑,最终治疗强迫行为,具体操作根据下列四个步骤来进行。

第一步最重要的就是学习"认清"强迫症的想法与行动。在行为治疗当中要学习控制自己不对强迫性想法作反应,不管他们有多干扰。目标是控制你对强迫症状的反应,而不是去控制强迫思维或冲动。因此接下来是要通过学习新的方式来控制对强迫症状的行为反应。

第二步,再"归因"。自己对自己说:"这不是我,这是强迫症在作祟!"强迫性想法是无意义的,那是脑部错误的信息。你要深切地去了解,为何急着检查或"为何我的手会脏"这么有力量,以致让人无法承受。假如你知道这些想法是没有道理的,那么为何你对它要反应呢?了解为何强迫思维是如此的强烈,与为何无法摆脱它,是增强你的意志力和强化你去抵抗强迫行为的关键。这个阶段的目标是学习"再归因":强迫想法的源头是来自脑部生化反应的不平衡。

第三步,转移注意力。例如,一位外科医生手术前的刷手,从开始到结束是很自然的动作,他很自然地觉得已经刷够了。但是强迫症患者却一次又一次地刷,没完没了。转移注意力是要将注意力离开强迫症状,即使是几分钟也行。首先选择某些特定的行为来取代强迫症状。任何有趣的建设性的行动都可以。最好是从事自己的嗜好活动,如散步、运动、听音乐、读书、玩计算机、玩篮球等。

将成功地转移注意力的行为记录下来也是很重要的,因为你可以回头去看何种行为对于你转移注意力最有帮助。当列出来的项目达到预期的效果时,可以帮助你建立信心。记录可以帮助你在强迫症状严重时调整状态,并且训练自己记得过去曾做了些什么。当成功的经验越多时,自己就越受到鼓励。

第四步,再评价。18 世纪的哲学家亚当史密斯描述:部分观察者是我们内在的一部分,正如心中的另一位观察者,这个人了解我们的感觉、状态;当我们想要努力地强化这个部分观察者时,我们可以随时叫他出来观察自己的行为;换言之,我们可以用旁观者的角色来见证我们的行为与感受。正如史密斯所描述的那样:我们是自己行为的观察者。

强迫症患者必须努力地处置强迫症状,必须努力地维持旁观者的角色,如此可以让其有能力去抵抗病态的冲动直到消失。强迫症患者必须了解强迫症状是无意义的,是来自脑部错误的信息,所以,必须转移注意力、调整状态。你必须集中所有的心力,永远记得:"这不是我这个人本身,这是我的强迫症在搞鬼!"虽然一时无法改变感觉,但是却可以改变行为。靠着改变行为,你会发现感觉也会随之改变。再评价的终极目标是贬低和抑制强迫症状的价值,不随着它起舞。

2. 解释性心理治疗

对于强迫症患者要冷静分析本人的人格特点和发病原因,包括童年有无产生强迫症的心理创伤。若能找出原因,应树立必胜信心,尽力克服心理上的诱因,以消除焦虑情绪。要以坚强的意志力克服不符合常情的行为和思维。矫正强迫症行为和思维要循序渐进,并持之以恒,不断总结成功的经验,同时多参加集体性活动及文体活动,多从事有理想有兴趣的工作,培养生活中的爱好,以建立新的兴奋灶去抑制病态的兴奋点。

3. 特殊疗法

特殊疗法如生物反馈疗法、系统脱敏疗法、厌恶疗法、心灵重塑疗法、森田疗法、暴露疗法等,都有一定效果。

可以试用这样的治疗方法:把患者置于严密监护下,当患者欲进行强迫动作或思维时,家人就以谈话或邀请参加某种活动的方法分散转移其注意力,以阻止强迫动作和思维的发生。同时请精神科医生讲解治疗原理,给患者以鼓励和奖品。第二阶段,再让患者逐步接触能诱发强迫的刺激,一方面阻止症状的出现,另一方面使刺激逐渐升级。实践证明,经多种治疗无效的难治患者,大多数用此法能获得较好的效果。

对于强迫观念者,当强迫观念一出现,立即用声音进行干扰,效果也较满意。

家属对患者应有一个正确的态度,不要过分担心,尽量避免跟患者讲大道理,尤其不能追根究底。对患者提出的问题,最好按常识给予答复,说一遍即可,无需重复。

4. 药物治疗

强迫症可用三环类抗抑郁剂及单胺氧化酶抑制剂进行治疗。

(1)氯丙咪嗪:目前对强迫症状最有效的药物,同时对伴随的抑郁症状也有治疗效果。氯丙咪嗪的治疗剂量为150～300 mg/d,分2次口服。开始用时剂量宜小,逐渐加量。这是传统用药,目前使用率较低。

(2)舍曲林(左洛复)和氟西汀(百忧解):对强迫症状有较好疗效,尤其是舍曲林,安全性、耐受性好。左洛复起始剂量为50 mg/d,目标治疗剂量为200 mg/d;氟西汀的治疗量为20～80 mg/d。

(3)氯羟安定:对强迫症状也有一定效果。氯羟安定的治疗量为1～2 mg/d。

5. 精神外科治疗

对少数症状严重、久治不愈的强迫症患者,可破坏患者大脑的某些部位如额叶内下侧、扣带回等,对减轻强迫症状和社会适应功能均有一定帮助,但须严格掌握适用对象。

六、强迫症的预防

强迫症的预防措施主要有如下几点。首先,从小注意个性的培养是十分必要的。不要给予过多、过于刻板的要求,对于预防强迫症的发生有很大帮助,特别是父母本人有个性不良者更应注意。其次,参加集体性活动及文体活动,多从事有理想有兴趣的工作,培养生活中的爱好,以建立新的兴奋点去抑制病态的兴奋点。再次,采取顺应自然的态度。有强迫思维时不要对抗或用相反的想法去"中和",不要带着"不安"去做应该做的事。有强迫动作时,要理解这是违背自然的过度反应形式,要逐步减少这类动作反应直到和正常人一样。坚持练习,必然有益。最后,注意心理卫生,努力学习对付各种压力的积极方法和技巧,增强自信,不回避困难,培养敢于承受挫折的心理品质,这是预防的关键。

┃第四节 恐 惧 症┃

一、恐惧症的概念

恐惧症又称恐怖性神经症,是指对某些特定的对象,如蛇、电梯、猫等,或某些特定的情景,如黑暗、空旷的场所、飞机等发生过分恐惧的一种心理异常。患者对某些特定的对象产生强烈和不必要的恐惧,恐惧的对象可能是单一的或多种同时并存,恐惧发作时往往伴有显著的自主神经症状,患者极力回避所害怕的处境,恐惧反应与引起恐惧的对象极不相称,本人知道害怕是过分的、不应该的或不合理的,但却难以控制而反复出现。

二、恐惧症的分类

按恐惧的对象来分,恐惧症又可细分为场所恐惧症、社交恐惧症、学校恐惧症、单一恐惧症等。

(1)场所恐惧症:又称广场恐惧症、旷野恐惧症等,是指患者对某一特定的场所产生极度恐惧,恐惧症中最常见的一种,约占60%。场所恐惧症多起病于25岁左右,35岁左右为另一发病高峰年龄,女性多于男性。

(2)社交恐惧症:患者对与人交往产生极度恐惧。主要特点是害怕被人注视,一旦发现别人注意自己就不自然,脸红、不敢抬头、不敢与人对视,甚至觉得无地自容,因而不愿社交,不敢在公共场合演讲,集会不敢坐在前面。社交恐惧症多在17~30岁期间发病,常无明显诱因突然起病。

(3)学校恐惧症:患者对学校这一特定环境产生极度恐惧,是一种较为严重的儿童心理障碍,多见于7~12岁的小学生。由于存在各种不良心理因素,患者害怕上学、害怕学习,故又称恐学症。其主要表现如下:第一,害怕上学,甚至公开表示拒绝上学;第二,发病期间,如果父母强迫患儿上学,就会使其焦虑加重,倘若父母同意暂时不去上学,则患儿焦虑马上缓解;第三,焦虑的症状表现为心神不安,惶惶不安,面色苍白,全身出冷汗,心率加快,呼吸急促,甚至有呕吐、腹疼、尿频、便急等。

(4)单一恐惧症:患者对某一具体的物件、动物等有一种不合理的恐惧,如恐惧狗、老鼠等。

三、恐惧症的临床表现

恐惧症是以恐惧症状为主要临床表现的一种神经症,是对某种物体或某种环境的一种无理性的不适当的恐惧感。一旦面对这种物体或环境时,恐惧症患者就会产生一种极端的恐怖感,以致会千方百计地躲避这种环境,因为他害怕自己无法逃脱。

案例引导

宋某,女,18 岁,大一学生,既往身体健康,没有得过大病,也无明显躯体疾病。她认为自己是个怪人,有个害羞的怪毛病。两年多来,从不多与人讲话,与人讲话时不敢直视,眼睛躲闪,像做了亏心事似的。一说话脸就发烧,低头盯住脚尖。心怦怦地跳,肌肉起鸡皮疙瘩,好像全身都在发抖。她不愿与班上同学接触,觉得别人讨厌自己,在别人眼中是个"怪人"。最怕接触男生,即使在寝室里,只要有男生出现,也会不知所措。对老师也害怕,上课时,只有老师背对学生板书时才不紧张。只要老师面对学生,就不敢朝黑板方向看。常常因为紧张对老师所讲的内容不知所云。更糟糕的是,现在在亲友、邻居面前说话也"不自然"了。由于这些毛病,极少去社交场所,很少与人接触。自己曾力图克服这个怪毛病,也看了不少心理学科普图书,按照社交技巧去指导自己,用理智说服自己,用意志控制自己,但作用就是不大。后来她哭诉说,这个怪毛病严重影响了她各方面的发展:学习成绩下降;交往失败,同学们说她清高。她急切地问:"老师,请你快点告诉我,我为什么会这样呢,我该怎样才能克服这种怪毛病呢?"

诊断:此案例患者为社交恐惧症。

四、恐惧症的病因

恐惧症的发病原因是多方面的,既有生物学方面的因素,也有家庭、社会、心理方面的因素,是各方面因素协同作用的结果。

1. 家庭因素

父母限制子女接触社交环境也促发社交恐惧。有人认为,恐惧症与人格障碍有关,有人则把神经症看成是人格的一种反应。有研究提示,恐惧症多发生在回避性人格障碍者身上,这种人格障碍表现为缺乏自信,敏感。有治疗者对 57 例对人恐惧症的病理心理治疗效果进行分析,结果提示,该类患者大多具有孤僻、内向、自尊、羞怯等性格特征。

2. 精神因素

精神因素在发病中常起着更为重要的作用。例如,某人遇到车祸就对乘车产生恐惧,可能是在焦虑的背景上恰巧出现了某一情境,或者是在某一情景中发生急性焦虑而对之发生恐惧并固定下来而成为恐怖对象的。对于恐惧症的心理因素分析,不同的学派有不同的观点。

(1)性心理冲突理论 精神分析学派创始人 Sigmend Freud 认为,恐惧症作为一种焦虑来自于自我对危险的反应,反应水平的差异由于最初的归因所致。病因起源于儿童性心理冲突:儿童早期出现了恋母(父)情结,这种情结在潜意识里会产生强烈的冲突,到了成人阶段,由于性驱力继续表现出强有力的恋母或恋父情结,从而激起了一种被阉割的恐惧和焦虑,通过置换的防御机制,将某种无关重要的物体或情境,象征性地取代了引起心理冲突的人,从而避免了性心理冲突和分离性焦虑。

(2)条件反射学说 按照行为主义的观点,认为恐惧情绪的出现是由于形成了不良的条件反射。某些物体或情境与令人恐惧的刺激多次联合出现而形成条件反射,这些物体或情境成为了恐惧对象,由于患者对此采取回避的措施,从而使这种恐惧焦虑得以强化。

五、恐惧症的防治

(一)恐惧症的治疗

对于恐惧症的治疗,不同的学派有不同的疗法。

(1)精神分析疗法 精神分析学派采用的是催眠疗法。精神分析师将患者催眠,挖掘其心灵或记忆深处的东西,看其是否经历过某种窘迫的事件,试图找到发病的根源。

(2)行为疗法 行为学派治疗恐惧症的方法较多,有系统脱敏疗法、暴露疗法等。行为治疗要肌肉放松相结合。放松训练的具体操作是,找一个安静没有人打扰的地方,舒适地坐下来,闭上眼睛,在语言诱导下,想象自己来到一个青山环绕、绿树成荫的幽静地方,心境变得平和起来,然后开始进行放松,从头部、颈部、手臂、胸部、腹部、背部、臀部、大腿、小腿、脚部依次进行放松训练。在放松训练熟练掌握的基础上,进行系统脱敏治疗或暴露治疗。系统脱敏治疗的具体操作是,先为自己设立一系列行为目标,例如,设置10个自己以往紧张的交际场景,然后再根据自己的情况,将其按由易到难的顺序进行排列。这样由易到难地去进行一项项的社交实践训练,每一项都练到轻松自如时,就可以进入下一项练习。暴露疗法与系统脱敏疗法不同,也是先为自己设立一系列的行为目标,例如,设置10个自己以往紧张的交际场景,然后再根据自己的情况,将其按由易到难的顺序来排列,一开始就将患者暴露在恐惧程度最强的情境当中,当患者极度恐惧时,让患者进行放松,反复地进行重复训练,直到患者适应自如为止。运用行为疗法时一定要考虑到患者的身体承受力。

(3)认知疗法 这是一种不断灌输观念的治疗方法。医生不断地告诉你,这种恐惧是非正常的,让你正确认识人与人交往的程序,教你一些与人交往的方法。

(4)药物治疗 当患者极度恐惧时,可使用一些镇静类药物,也可采用中医疗法进行治疗。中医学认为恐惧症多因七情所伤,可采用纯中药制剂"静神定恐剂"等进行综合调治。

（二）恐惧症的自我调适

在生理上,恐惧症的紧张表现为面部肌肉僵直、不自然,身体的某些部位不由自主地发抖、心跳加快、手心冒汗等。在心理上,恐惧症的紧张在主观上感到别人都在盯着自己,看到自己的紧张表现,甚至别人还在心里嘲笑自己,同时,患者就会产生一种逃避心理,在公共场合,尽量逃到不被别人注意的角落,而且尽量不发言,以减轻自己的紧张状况。但只要正确认识了它,并下决心改变,运用科学的心理学原理和方法、技巧,就一定能使自己走出这个怪圈。

首先,要注意调整好自己的心态,树立良好的观念。

（1）悦纳自己,树立自信　很多恐惧症患者就是因为不悦纳自己、对自己不自信造成的,所以,要改变首先就得在心里接受和悦纳自己,树立起对自我的信心。

（2）勿对自己要求过高　过于追求完美,对自己要求过高,就容易患得患失,太在意别人对自己的看法,一心想要得到别人的承认,从而就会迷失自己。接受自己的现况,不要去管别人怎么看,你越害怕出错,就越会感到手足无措。

（3）别太在意自己的身体反应　紧张总是伴随着一系列的身体上的不适,根据强化理论,如果紧张时我们太在意自己的身体某些部位的紧张反应,就相当于在强化自己的紧张行为,使其一步一步地加重。而当我们不去管自己的紧张反应后,由于紧张得不到注意和强化,紧张反应就会随着时间的推移而逐渐消退。

（4）勇敢地去面对　有紧张现象的人,在特定情境下,往往会表现出逃避心理,害怕自己会受伤害而不去面对。其实,逃避并不能消除紧张,相反,它会使人感到自己的懦弱而责备自己,以致下次会更加紧张。而且,我们也不可能逃避一辈子,我们生活在这个社会上,必须与人交往,早晚有一天,我们都必须去面对。

其次,要将观念转化为行动。在遇到恐惧情境时,要有逞强的意志和品质,控制或调节自己的行为。

最后,提升自己的文化素养。一是可积极地进行自我暗示:每天晚上睡觉前和早上起床后,对自己说20遍"我接纳自己,我相信自己!"通过这种积极的自我心理暗示,逐步改变对自己的否定观念,学会悦纳自己,培养自己的信心。二是可阅读伟人传记:尝试着看一些名人伟人的传记,用他们的成长和成功经历来激励自己,使自己树立起愿意改变的勇气和信心,同时,看过这些伟人的事迹后,还能起到偶像的作用,我们可能会潜在地模仿他们的一些积极的思想和行为,如阅读海伦·凯勒、林肯、福特、诺贝尔、拿破仑等的传记。

第五节　躯体形式障碍

一、躯体形式障碍的概念

躯体形式障碍（somatoform disorder）是一种以持久的担心或相信各种躯体症状的优势观念为特征的神经症。患者因这些症状反复就医,各种医学检查呈阴性和医生的解释均不能打消其疑虑,即使有时患者确实存在某种躯体障碍,但不能解释症状的性质、程度或患者的痛苦与先入为主的观念。这些躯体症状被认为是心理冲突和个性倾向所致，但对患者来说，即使症状与应激性生活事件或心理冲突密切相关，他们也拒绝探讨心理病因的可能。患者常伴有焦虑或抑郁情绪。

二、躯体形式障碍的分类及临床表现

躯体形式障碍包括躯体化障碍、疑病障碍、躯体形式的自主神经功能紊乱、躯体形式的疼痛障碍、未分化的躯体形式障碍、其他或待分类的躯体形式障碍。

（一）躯体化障碍

躯体化障碍又称 Briquet 综合征，躯体化障碍的症状表现复杂，呈多部位多样性特点，可涉及任何器官和功能，可模拟任何一种疾病表现，各种医学检查不能证实有任何器质性病变足以解释其躯体症状，常导致患者反复就医和明显的社会功能障碍，常伴有明显的焦虑、抑郁情绪。多在 30 岁以前起病，女性多见，病程至少 2 年以上。常见症状可归纳为以下几类。

（1）疼痛　此为常见症状，可涉及广泛部位，如头、颈、胸、腹、四肢等，部位不固定，疼痛性质一般不很强烈，与情绪状况有关，情绪好时可能不痛或减轻，可发生于月经期、性交和排尿时。

（2）胃肠道症状　此为常见症状，可表现为嗳气、反酸、恶心、呕吐、腹胀、腹痛、便秘、复泻等多种症状。有的患者可对某些事物感到特别不适。

（3）泌尿-生殖系统　常见的有尿频、排尿困难，生殖器或其周围不适感，性冷淡、勃起或射精障碍，月经紊乱、经血过多，阴道分泌物异常等。

（4）呼吸-循环系统　如气短、胸闷、心悸等。

（5）假性神经系统症状　常见的有共济失调、肢体瘫痪或无力、吞咽困难或咽部梗阻感、失明、失聪、皮肤感觉缺失、抽搐等。

年龄不同，其临床表现有所不同。Mullick 等对 112 名躯体化障碍的儿童及青少年研究发现，疼痛是最常见的症状，儿童组腹部不适最多，青少年组更多地表现为头痛。

（二）疑病症（疑病障碍）

疑病症是一种以担心或相信自己患了严重躯体疾病的持久性、优势观念为主的神经症。患者因为这种症状反复就医，其关注程度与实际健康状况很不相称，各种医学检查呈阴性及医生的解释，均不能打消其疑虑。即使患者有时存在某种躯体障碍，也不能解释所诉症状的性质、程度。疑病障碍男女均有，无明显家庭特点，常为慢性波动性病程。

不同患者的症状表现不尽一致：有的主要表现为疑病性不适感，常伴有明显焦虑抑郁情绪；有的疑病观念突出，而躯体不适或心境变化不显著；有的怀疑的疾病较模糊或较广泛；有的则较单一或具体。不管何种情况，患者的疑病观念从未达到荒谬、妄想的程度。患者大多知道患病的证据不充分，因而希望通过反复的检查以明确诊断，并要求治疗。

（三）躯体形式的自主神经功能紊乱

躯体形式的自主神经功能紊乱是一种主要受自主神经支配的器官系统（如心血管、胃肠道、呼吸系统等）发生躯体障碍所致的神经症样综合征。患者在自主神经兴奋症状（如心悸、出汗、脸红、震颤等）基础上，又发生了非特异的，但更有个体特征和主观性的症状，如部位不定的疼痛、烧灼感、沉重感、紧束感、肿胀感等，经检查这些症状都不能证明有关器官和系统发生了躯体障碍。因此躯体形式的自主神经功能紊乱的特征在于有明显的自主神经受累，非特异性的症状被患者附加了主观的主诉，以及坚持将症状归咎于某一特定的器官或系统。

（四）躯体形式的疼痛障碍

躯体形式的疼痛障碍是一种不能用生理过程或躯体障碍予以合理解释的持续而严重的疼痛。患者常感到痛苦，社会功能受损。情绪冲突或心理社会问题直接导致了疼痛的发生，医学检查不能发现疼痛部位有相应的器质性变化。病程常迁延，常见的疼痛部位是头痛、非典型面部痛苦、腰背痛和慢性的盆腔痛，疼痛可位于体表、深部组织或内脏器官，性质可为钝痛、胀痛、酸痛或锐痛。本病发病高峰年龄为30～50岁，女性多见。患者常反复就医而服用过多种药物，有的甚至出现了对镇静止痛药物的依赖，并伴有焦虑、抑郁和失眠。

（五）未分化的躯体形式障碍

临床表现类似躯体化障碍，但构成躯体化障碍的典型性不够，其症状涉及的部位不如躯体化障碍广泛，也不那么丰富。病程常在半年以上，但一般不足2年。

三、躯体形式障碍的诊断与鉴别诊断

（一）躯体形式障碍的诊断

躯体形式障碍的诊断标准包括症状、严重程度、病程和排除标准。严重程度：患者社会功能受损。病程：符合症状标准至少已3个月。排除标准：排除其他神经症性障碍、抑郁症、精神分裂症、偏执性精神疾病。症状标准如下。

（1）符合神经症的诊断标准。

（2）以躯体症状为主，至少有下列1项：①对躯体症状过分担心（严重性与实际情况明显不相称），但不是妄想；②对身体健康过分关心，如对通常出现的生理现象和异常感觉过分关心，但不是妄想；③反复就医或要求医学检查，但检查结果呈阴性和医生的合理解释均不能打消其疑虑。

（二）躯体形式障碍的鉴别诊断

（1）躯体疾病　有些躯体疾病在早期可能难以找到客观的医学证据，因此，各类躯体形式障碍的诊断要求病程至少要3个月以上，有的甚至要求2年以上，以便自然排除各类躯体疾病所引起的躯体不适。临床上，对年龄超过40岁而首次表现躯体不适为主要症状者，一定要谨慎，不要根据患者有心理诱因、初步检查未发现阳性体征、有一定的暗示性等就轻易作出躯体形式障碍的诊断，而要仔细观察，以免误诊和误治。

（2）抑郁症　抑郁症常伴有躯体不适症状，而躯体形式障碍也常伴有抑郁情绪。

鉴别时一方面要考虑症状发生的先后,另一方面要分析症状的特性。如为重性抑郁,尚有一些生物学方面的症状,如早醒、晨重夜轻的节律改变,体重减轻及精神运动迟滞、自罪自责、自杀言行等症状。

(3)精神分裂症　早期可有疑病症状,但其内容多离奇、不固定,有思维障碍和常见的幻觉和妄想,患者并不积极求治。

(4)其他神经症　各种神经症均可出现躯体不适或疑病症状,但这些症状都是继发性的,也不是主要的临床表现。

四、躯体形式障碍的病因

躯体形式障碍的病因极为复杂,有生物、心理、社会各方面的因素。

(1)遗传方面　有一些研究认为,躯体形式障碍与遗传易患性有关。例如,Cloninger 等(1984)和 Sigvardsson 等(1986)的寄养子研究表明,遗传因素可能与功能性躯体症状的发病有关。

(2)个性特征　不少研究表明,这类患者多具有敏感多疑、固执、对健康过度关心的神经质个性特征。他们更多地把注意力集中于自身的躯体不适及其相关事件上,导致感觉阈值降低,从而增加了对躯体感觉的敏感性,易于产生各种躯体不适和疼痛。

(3)神经生理　有学者认为,躯体形式障碍的患者存在脑干网状结构滤过功能障碍。一旦滤过功能失调,就可能发展为躯体症状。

(4)心理社会因素　父母对疾病的态度、早前与慢性疾病患者生活在一起是发生躯体化障碍的易患因素。躯体化障碍和疑病症成人患者的症状常常是他们儿童时期所看到的慢性疾病家属的症状模式。精神分析的观点认为,躯体症状是个体对自身内部或外部环境害怕的替代,是一种变相的情绪发泄。认知学派的观点认为,由于患者具有敏感、多疑,过于关注自身的人格特点,很多患者会产生这样一种观点:认为自己患有某种尚未诊断出来的疾病。接着是焦虑的增加和频繁地看医生,这种增加的焦虑导致患者对躯体状况的感知选择性增强,患者能感受到他们心跳、胃肠蠕动。这可能导致一种恶性循环,即选择性感知增强导致患者反复求医、自我监测血压、脉搏、大小便等,一有异常又引发更多的焦虑,而焦虑又可能导致更多的躯体不适。

(5)文化因素　文化因素对躯体化症状可能有以下几方面的影响:首先,是语言影响,如尼日利亚的约鲁巴语就没有抑郁一词;其次,某些文化不太接受公开的情绪表达,关怀和照顾常给予那些有躯体症状的人;此外,多数国家对精神病患者持有偏见和歧视,这潜在地鼓励人们表现躯体症状而不是心理障碍。

五、躯体形式障碍的治疗

(1)心理治疗　心理治疗是其主要的治疗形式,其目的在于让患者逐渐了解所患疾病之性质,改变其错误的观念,接触或减轻精神因素的影响,使患者对自己的身体情况与健康状态有一个相对正确的评估。

① 支持性心理治疗:给予患者解释、指导、疏通,令其了解疾病症状有关的知识,对于缓解情绪症状、增强治疗信心有效。

② 心理动力学心理治疗:帮助患者探究并领悟症状背后的内在心理冲突,对于症

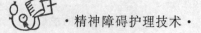

状的彻底缓解有效。

③ 认知治疗：对于疑病观念明显且有疑病性格的患者，予以认识矫正治疗，有远期疗效。

④ 森田疗法：使患者了解症状实质并非严重，采取接纳和忍受症状的态度，继续工作、学习和顺其自然地生活，对于缓解疾病症状、提高生活质量有效。

（2）药物治疗　可用苯二氮䓬类、三环类抗抑郁剂、选择性五羟色胺再摄取抑制剂（SSRIs）以及对症处理的镇痛药、镇静药等。用药时应注意从小剂量开始，应向患者说明可能的副作用及起效的时间以增加患者对治疗的依从性。

（3）其他　针灸、理疗、气功等对部分患者有效，可以试用。

第六节　神经衰弱

一、神经衰弱的概念

神经衰弱是一类以精神容易兴奋和脑力容易疲乏，常有情绪烦恼和心理生理症状的神经症性障碍。这些症状不能归因于躯体疾病、脑器质性病变或其他精神疾病，但发病前可存在持久的情绪紧张和精神压力。

二、神经衰弱的临床表现

神经衰弱临床表现的症状范围很广，归纳起来常见的症状有以下几个方面。

（1）衰弱症状：稍一活动，甚至早上起床后尚未开始活动就感到脑力和体力都十分不足，感到疲乏；工作或阅读时注意力不易持续集中；记忆力差；但对有兴趣的活动精力较好。

（2）兴奋症状：有些患者表现为容易兴奋、容易激动；不能忍受通常的声、光刺激，往往因为一般的喧闹而烦恼或发脾气；但这类症状一般都没有严重到影响社会生活的程度。

（3）睡眠障碍：白昼困倦欲睡，夜间则不易入睡、多梦、易醒，经常服安眠药。

（4）其他躯体症状：最常见的为头昏、头痛、肌肉酸痛，夜间失眠，随着时间的推移症状越来越重。

（5）继发性焦虑：神经衰弱是比较容易迁延的疾病，患者常因上述症状长期不愈而焦虑，甚至产生继发的疑病或抑郁症状。诱发因素明显而又能及时获得治疗者，病程较短；个性或遗传因素较明显者病程较长。但病程无论多长，病情一般都维持在某一水平而不发生进行性恶化。

三、神经衰弱的临床诊断及鉴别诊断

（一）神经衰弱的临床诊断

神经衰弱的诊断，一是要进行身体检查，二是要根据临床症状。为了排除可能的器质性病变，需进行身体检查，需做心电图、脑电图、脑电地形图、经颅多普勒、CT头

颅扫描等检查。

神经衰弱是一种功能障碍性病症，临床症状表现繁多，但要诊断本病，应具备以下五个特点。

（1）神经衰弱患者有显著的衰弱或持久的疲劳症状，如经常感到精力不足，萎靡不振，不能用脑，记忆力减退，脑力迟钝，学习工作中注意力不能集中，工作效率显著减退，即使是充分休息也不能消除疲劳感。

（2）表现为以下症状中的任何两项。

① 易兴奋又易疲劳。

② 情绪波动大，遇事容易激动，烦躁易怒，担心和紧张不安。

③ 因情绪紧张引起紧张性头痛或肌肉疼痛。

④ 睡眠障碍，表现为入睡困难、易惊醒、多梦。

（3）上述情况对学习、工作和社会交往造成不良影响。

（4）病程在 3 个月以上。

（5）排除了其他神经症和精神病。

（二）神经衰弱的鉴别诊断

（1）需要与脑器质性和躯体疾病相鉴别。

（2）精神分裂症　精神分裂症早期和缓解期可出现神经衰弱症状，但患者对其疾病抱无所谓态度、无迫切求治要求并有相应的精神病性症状可资鉴别。

（3）其他神经症　神经衰弱症状也常见于焦虑症、疑病症、抑郁症等，若患者有这类疾病的典型症状按等级鉴别诊断，原则上应首先诊断为其他类别的精神障碍。

（4）抑郁症　神经衰弱与抑郁症的鉴别诊断比较困难，特别是轻度抑郁症患者，常被误诊为神经衰弱。这是因为抑郁症患者常有失眠、疲乏、注意力不集中、精神缺乏和各种躯体不适感。两种疾病症状类似，躯体检查均无相应阳性体征，如果忽视了检查患者抑郁情绪则往往导致误诊。因此临床上诊断神经衰弱时必须排除抑郁症。抑郁症患者表现为情绪低落，愉快感丧失，对日常生活兴趣丧失，自责，自罪，常萌生消极自杀的意念。患者的症状可呈现晨重夜轻的节律性波动。早醒是抑郁症睡眠障碍的特点。抑郁症病程可有周期性缓解。

（5）慢性疲劳综合征　这是一组新近提出的以疲劳为主要表现的不能以休息解决的病程。持续半年以上的综合征且未发现引起疲劳的内科或精神科疾病，常伴低热、咽喉痛、淋巴结疼痛、肌无力、肌肉痛、关节痛、头胀痛、持久性疲劳、神经心理症状（如易激惹、健忘、注意力不集中、思维困难、抑郁等）、睡眠障碍（表现为睡眠过多或失眠）、低热（37.6～38.6 ℃）、非渗出性咽炎及颈前、后部或咽部淋巴结肿大、触痛。由于有低热、咽喉痛、淋巴结肿大及触痛等客观体征，因而有助于与神经衰弱相鉴别。

四、神经衰弱的病因及发病机制

从 Beard 开始，神经衰弱就被看做是可由素质、躯体、心理、社会和环境等诸多因素引起的一种整体性疾病。

（1）巴甫洛夫学派认为，高级神经活动类型属于弱型和中间型的人，易患神经衰弱。这类个体往往表现为,孤僻、胆怯、敏感、多疑、急躁或遇事容易紧张。巴甫洛夫学派还认为,本病的主要病理生理基础是大脑皮质内抑制过程弱化。内抑制过程减弱时,神经细胞的兴奋性相对增高,对外界刺激可产生强而迅速的反应,从而使神经细胞的能量大量消耗。临床上,这类患者常表现为容易兴奋,又易于疲劳。另一方面,大脑皮质功能弱化,其调节和控制皮质下自主神经系统的功能也减弱,从而出现各种自主神经功能亢进的症状。

(2) 神经系统功能过度紧张、长期心理冲突和精神创伤引起的负性情感体验、生活无规律、过分疲劳而得不到充分休息等都可以成为本病的起因。Dejerine 和 Gauckler(1913)认为,过度紧张,特别是过度紧张引起的不愉快情绪,是导致神经衰弱的主要原因。Laughlin(1967)则认为,神经衰弱是一种疲劳状态,由过多的心理冲突引起。精神分析学派则认为,神经衰弱起因于性本能的受挫,攻击性受抑制,与无意识依存需要(dependency needs)作斗争、阻抑受到强化,以及未得到解决的其他婴儿期冲突等。

我国学者李从培等(1959)和刘协和等(1960)对不同职业人群中神经衰弱的调查资料说明,脑力劳动者患病率最高。脑力活动过度紧张、时间过长、工作任务过重、学习或工作困难,特别是要求特别严格、注意力需要高度集中的脑力工作,更容易引起过度紧张和疲劳而引发本病。

(3) 感染、中毒、营养不良、内分泌失调等对神经系统产生的不良影响,颅脑创伤和躯体疾病等也可成为本病发生的诱因。

(4) 中医学认为,脑髓空虚是神经衰弱的基本病理变化,肾气肾精亏虚是其基本病机。大量的实验和临床研究表明,老年肾虚者大多脑功能下降,大脑神经细胞减少,递质含量及递质受体数量均下降,内分泌功能紊乱,免疫功能下降,自身免疫和变态反应增加,体内自由基的容量及过氧化物随年龄增加而积累,而抗自由基损伤的物质,如 SOD 含量下降。这些变化说明肾虚是神经衰弱的重要病因。

五、神经衰弱的防治

神经衰弱的治疗一般以心理治疗为主,辅以药物、物理或其他疗法。

1. 心理治疗

心理治疗是治疗本病的基本方法,心理治疗由医生向患者系统地讲解该病的医学知识,使患者对该病有充分了解,从而能分析自己起病的原因,并寻求对策,消除疑病心理,减轻焦虑和烦恼,打破恶性循环,并给予讲解治疗方法,使患者主动配合,充分发挥治疗作用。个别心理治疗是在集体或小组治疗的基础上,针对个别患者的具体情况进行的心理辅导。森田疗法主张顺应自然,是治疗神经衰弱的有效方法之一。

2. 药物治疗

(1) 抗焦虑药物:可分别选用安定、舒乐安定、阿普唑仑、氯羟安定,连用1～2周。

(2) 镇静催眠药,睡眠障碍明显者,可分别选用三唑仑、硝基安定、氯硝安定,连用1～2周。

(3) 焦虑、抑郁明显、早醒者,可选用三环类药物、阿米替、多虑平等。

（4）五羟色胺再摄取抑制剂、氟西汀、帕罗西汀等对伴有焦虑、抑郁症状者亦可使用。

3. 物理疗法

物理疗法对头痛、头昏、失眠有效。

在治疗过程中,应注重患者的自我调节,神经衰弱患者可以从以下几个方面来调整自己。

（1）学会自我调节,加强自身修养,以适当方式宣泄自己内心的不快和抑郁,以解除心理压抑和精神紧张。家人及周围的人要努力为患者创造一个和谐的环境,使患者生活得轻松、愉快,以减少心理负担。

（2）正确认识自己　患者对自己的身体素质、知识才能、社会适应力等要有自知之明,要尽量避免做一些力所不能及的事情,或避免从事不适合自己的体力和精神活动。

（3）培养豁达开朗的性格　脾气、性格不是一朝一夕所能改变的,但天下无难事,只怕有心人。只要患者对培养良好的性格有心有意,良好的性格自然就会不知不觉地形成。

（4）提倡顾全大局　遇事要从大处着想,明辨是非。例如,处理人际关系时,提倡严于律己,宽以待人,互相理解、体谅。

（5）善于自我调节,有张有弛　工作过于紧张、繁忙,或学习负担过重、生活压力过大的人,要进行自我调节,合理安排好工作、学习和生活的关系,做到有张有弛、劳逸结合。在此基础上,还应适当地注意营养,因为营养缺乏会导致神经衰弱。

▎第七节　神经症患者的护理▮

一、护理评估

除了评估神经症患者的躯体状况外,要重点评估患者的心理功能、社会功能、家庭与环境等。

（一）躯体功能

神经症患者常常有许多心因性的躯体形式障碍,这主要是心理痛苦在躯体的表现,没有器质性的改变。在评估患者的睡眠、营养、水和电解质平衡、食欲、躯体各器官功能时,对患者的躯体不适主诉要分清是器质性的还是功能性的,以便做出正确的处理。

（二）心理功能

作为一种精神障碍,神经症妨碍着患者的心理功能。其心理功能的评估主要是评估患者的精神症状。

（1）评估患者有无心理冲突　患者觉察到他处于一种无力自拔的自相矛盾的心理状态,其典型体验是患者感到不能控制他自认为应该加以控制的心理活动,如焦虑、持续的紧张心情、恐惧、缠人的烦恼、易激怒、自认为毫无意义的胡思乱想、强迫观念等。

（2）评估患者的精神痛苦 神经症是一种痛苦的精神障碍，没有精神痛苦就不是神经症。

（3）评估患者记忆力及注意力是否下降等，同时也要注意评估患者的个性特点、应激方式。神经症患者常具有消极的情绪体验，他们往往忽视事物的积极部分，他们对自己所处的环境及人际关系有一种强烈的不安全感。

评估的方式可采用心理测试，也可与患者交谈或直接进行观察。

（三）社会功能

作为一种精神障碍，神经症严重影响患者的社会功能。由于神经症患者认知方式消极、敏感，总是以一种挑剔的目光评价周围的人与事，以致待人、对事常常感到不满，影响人际关系。因而对神经症患者社会功能方面的评估主要是评估其人际交往能力是否受损。神经症患者对疾病有自知力，因此患者常主动求医或求助于心理治疗者或心理咨询者。大多可保持正常的外在行为，如生活自理能力等。

（四）家庭与环境

评估患者的家庭、幼年时的生活环境、父母的教养方式以及与患者成人后的行为模式间的关系；了解直系亲属心理、生理健康状况；了解患者的婚姻、子女、生活环境等情况；了解患者的社会支持系统等资源。

二、护理诊断

① 焦虑；②恐惧；③疼痛或身体不适；④睡眠紊乱；⑤行为障碍；⑥社交受损；⑦极度敏感；⑧营养障碍；⑨低自尊。

三、护理措施

（一）护理目标

（1）患者能宣泄自己的情绪，患者的紧张、焦虑、抑郁等负性情绪减轻或消失。

（2）患者对自身的个性特点、思维方式、情感体验状况有较客观的认识，因而能领悟到心理-社会因素与疾病的关系。

（3）睡眠改善。

（4）躯体的不适感减轻或消失。

（5）能应用有效的心理应对方式应对应激源。

（6）营养不良状况得到改善。

（二）护理措施

1. 躯体功能方面

（1）睡眠障碍 提供安静的环境，如病房空气新鲜、温度适宜、周边环境安静等。找出诱发睡眠障碍的因素，并尽量避免。教会患者促进入睡的方法，如用温水泡脚、依次计数等。

（2）躯体不适或疼痛 可参考内科护理相关方法，在患者感到不适时，给予安慰。

（3）食欲减退、体重下降 这可能是心理因素引起自主神经功能紊乱所致。因此护士要鼓励患者进食，并指导、帮助患者选择易消化、富含营养和可口的食物。另外，对便秘患者应指导他食用哪些食物，要告诉他养成良好的排便习惯。

2. 心理功能方面

（1）建立良好的护患关系。接触患者时一定要从尊重、信任、同情、关心和理解的态度出发，与患者建立信赖、协调的护患关系。

（2）鼓励患者表达、宣泄自己的情绪和不愉快的感受。这有利于患者释放储积的不良情绪的能量。

（3）帮助患者发现自己的优点和长处，使其接纳自己，摆脱太在乎别人评价的困境。提高自信心，消除不安全感。

（4）与患者共同探讨如何提高不利刺激的抵抗能力及心理活动耐受力。

（5）通过与患者的交谈和沟通，共同找出患者对生活事件的不良认知，改变患者歪曲、不合理、消极的信念或思想。随着认识更正和调整，患者的心理障碍会逐步好转。

（6）帮助患者学会放松。授予放松技术，如参与反馈治疗、静坐、慢跑等。

（7）对患者的每一次、每一点进步与成功都要加以鼓励与赞扬，使患者增强自信心，减轻无助无望感，使其积极地配合治疗，争取早日康复。

（8）遵医嘱给药，督促患者完成药物治疗计划，让患者明白药物的治疗作用，注意观察药物疗效和不良反应。

（9）健康教育指导。指导患者认识到个体特点与疾病的关系，提高患者对健康与疾病知识的认识，掌握有效的应对方式，从容面对生活中可能发生的不利刺激；指导家属了解疾病知识，使其配合治疗、护理，并做好患者出院后的家庭治疗护理，防止复发。

3. 社会功能方面

（1）协助患者获得、利用社会支持。护理人员应帮助患者认清现有的人际资源，获取来自社会方面的精神和物质上的援助，使患者满足需求的机会增加。家庭是患者的主要社会支持系统，护理人员应分析患者可能的家庭困扰，确认正向的人际关系，协助患者及家庭维持正常的角色行为。

（2）帮助患者改善自理能力。神经症患者可能因躯体不适、情绪抑郁等而忽视个人卫生，或因意识动作、强迫行为导致生活自理能力下降。护士应耐心帮助、改善和协助患者做好个人卫生工作，如沐浴、更衣、做好头发和皮肤的护理等。护士对患者的每一个进步及时肯定、表扬，让患者感受到护士随时都在关注他。

四、护理评价

执行护理措施后，根据患者的反应，将其与护理目标进行比较，衡量目标是否达到，护理措施是否恰当，然后制定新的护理计划和措施。

第八节 癔症概述

一、癔症的概念及流行病学特点

（一）癔症的概念

癔症又称歇斯底里（hysteria）。hysteria 的命名，起源于古希腊的 hipporates，并认为此病是女性特有的（hysteria 按字面译为"子宫病"），这种错误的认识，在西欧直到 19 世纪才被 Charcot、Bernheim、Freua 等所纠正。图 6-1 为癔症发作的表现。

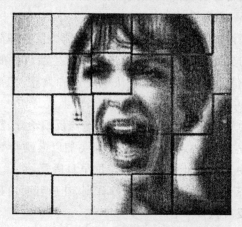

图 6-1 癔症发作

癔症的定义，大致可归纳为两种假说，但最终是两种假说的结合。一种是以 Krae-pelin 为代表的"原始反应"，即"内外环境的变化引起一定的受纳过程"。另一种是以 Bonhoef-fer 的观点为代表的"指向目的的反应"。我国多本精神医学教科书以及《中国医学百科全书·精神医学》、《精神医学专题讲座》等，一概未作明确的定义，多采取折中的办法：引证、从病因学描述，或干脆以"癔症性综合征"、"自由阐述"等作为结果。《CCMD-3》对癔症的描述：癔症是一种以解离症状（部分或完全丧失对自我身份识别和对过去的记忆，《CCMD-3》称为癔症性精神症状）和转换症状（在遭遇无法解决的问题和冲突时产生的不愉快心情，以转化成躯体症状的方式出现，《CCMD-3》称为癔症性躯体症状）为主的精神障碍，这些症状没有可证实的器质性病变基础。

许又新专著中的关于癔症的一段描述，是将两种看法（原始反应和目的性）结合起来：癔症是意识中的目的或意志力量，通过现在还不清楚的机制发动的原始反应。总之，原始性和目的性两者缺一不可，只有两者齐备才可发作癔症。

（二）癔症的流行病学特点

癔症多发病于 16～30 岁之间，女多于男。1982 年我国 12 个地区精神疾病流行病学调查，本病在 15～59 岁人口中患病率为 0.355‰，其中农村患病率占 0.500‰，明显高于城市的 0.209‰。

二、癔症的发病原因

癔症的发病原因极为复杂,精神因素,特别是精神紧张、恐惧是引发癔症的重要因素。这在战斗中发生的急性癔症性反应中尤为明显。而童年期的创伤性经历,如遭受精神虐待、躯体或性的摧残是成年后发生转换性和分离性癔症的重要原因之一。精神因素是否引起病症,或引发何种类型癔症与患者的生理、心理素质有关。情绪不稳定、易接受暗示、常自我催眠、文化水平低、迷信观念重者和青春期或更年期的女性,较一般人更易发生癔症。

情感反应强烈、表情夸张、寻求别人经常注意自己和以自我为中心的人在受到挫折、出现心理冲突或接受暗示后容易产生癔症。这类性格的人有以下几个特点。

(1) 情感代替理智 癔症性格的人有高度的情感性,情绪反应强烈而不稳定,容易从一种情感转移为另一种情感,他们为人处世往往感情用事,整个精神活动均易受情感的影响而趋向极端。如对某人有好感时,就觉得他十全十美,是世界上少有的好人,但当遇到一点小事时就立刻认为这人一无是处,是最大的恶棍,这就是癔症者的"情感逻辑"。其判断、推理完全从当时的情感出发,情感有了变化,其判断、推理也就随之而改变。

(2) 暗示性强 他们的情感和行为极易受别人的言语和行为的暗示,尤其是当他对某人印象良好时,则该人的意见都会不加分析地盲目地被接受下来。他们的自我暗示也很强烈,以致各种身体不适感可作为自我暗示的基础。

(3) 以自我为中心和好幻想 他们好夸耀自己,显示自己,乐于成为大家注意的中心,喜欢得到别人的赞扬。他们富于生动的幻想,特别是当情感反应强烈时,想象和现实常易混淆在一起,以致有时连他们自己也弄不清楚到底是想象还是事实,因而就造成了他在说谎的印象。

但这类人格特征并非发生癔症的必要条件。有一些不属于这类人格的人在强烈的精神因素影响下,同样可以发生癔症反应。

精神因素和暗示作用是癔症发病的主要原因。惊恐、被侮辱、委屈、不如意以及亲人的远离等较强烈的精神创伤,往往是癔症第一次发病的诱因。至于以后的发病,则不一定都有很强烈的精神因素。

有些患者可因躯体因素,如疼痛、发热、不适、劳累等,引起精神紧张和恐惧或精神不愉快而发病。

暗示有致病作用。具有特殊意义的谈话、表情和传说,以及看见其他患者发病均可成为病因,即通过自身体验和联想而产生疑虑,深信自己会发病而发病,这是自我暗示的作用。患者易受暗示,是癔症性格所致。

三、癔症的临床表现

癔症的临床表现极为复杂、多样,可类似多种疾病的症状,几乎占据了医学临床各科的所有疾病的症状表现。有人说"癔症的症状包括整个医学的内容"。法国的夏克称癔症患者为"伟大的模仿者",也有学者称患者是"不好的演员,各种角色都可扮演""调皮孩子,恶作剧"等,这都说明癔症的表现千奇百怪,无奇不有,哪一位医生也无法完整地描述癔症的全部症状。

中国精神疾病分类第三版的修订版,将癔症的临床表现分为两个类型。①分离症状:临床表现以精神症状为主。②转换症状:临床表现以躯体的功能障碍为主。在同一患者身上往往仅有一两种症状出现,且每次发作多为同样症状的重复。

癔症是由明显的精神因素,如生活事件、内心冲突或情绪激动、暗示或自我暗示所导致的精神障碍。多数起病于35岁前,发病急骤,主要表现为无器质性基础的感觉、运动障碍或意识状态改变。具体有如下表现。

1. 癔症性精神障碍(又称分离型障碍)

(1)情感爆发 患者在受精神刺激后突然出现以尽情发泄为特征的临床症状。号啕痛哭,又吵又闹,以极其夸张的姿态向人诉说所受的委屈和不快,甚至捶胸顿足,以头撞墙,或在地上打滚,但意识障碍不明显,发作持续时间的长短与周围环境有关。情感爆发是癔症患者最常见的精神症状。

(2)意识障碍 表现为意识朦胧状态或昏睡,患者突然昏倒,呼之不应,推之不动;癔症性朦胧状态,兴奋激动,情感丰富或有幻觉、错觉;癔症性神游症,患者表现为离家出走,到处游荡;癔症性梦行症,睡中起床,开门外出或作一些动作之后又重新入睡;癔症性假性痴呆,表情幼稚,答非所问,或答案近似而不正确。

(3)癔症性精神病 患者表现为情绪激昂、言语凌乱、短暂幻觉、短暂妄想、盲目奔跑或伤人毁物,一般历时3~5日即愈。

(4)癔症性神鬼附体 常见于农村妇女,发作时意识范围狭窄,以死去多年的亲人或邻居的口气说话,或自称是某神仙的化身,或称自己进出过阴曹地府,说一些"阴间"的事情,与迷信、宗教或文化落后有关。

> **案例引导**
>
> 某男,29岁,因突然外出漫游,醒后不能回忆入院。
>
> 患者父母为其选好女友并写信催其回家见面成亲,但因施工紧张,领导未能准假。当再次向领导请假未准时,患者即觉愤怒、委屈,当即将家信撕毁,对班长讲:"有人害我,老哥帮帮我。"第二天患者给班长下跪说:"不借钱给我做路费,可能见不到父母面",因当日是阴历年初三,当地风俗认为这天讲不吉利话不好,故班长打了患者一个耳光。当晚11时,发现患者失踪。10天后在火车站发现患者,患者当时满面污垢、衣服破烂、双下肢肿胀,不能认识同乡好友,带其回家后也不与亲人打招呼,情感反应平淡。两天后患者突然清醒,对自己在家中而莫名其妙,对离开单位前及出走情况不能回忆,即送来医院。
>
> [诊断] 分离型神游症(癔症性神游症)
>
> 癔症性神游症(hysterical fugue)是分离型癔症的一种特殊形式,常在急剧的精神刺激作用下发病,患者几乎总是从不顺心的住所出走,到外地旅行,旅行地点可能是以往熟悉和有情感意义的地方,此时患者意识范围缩小,但日常的基本生活(如饮食起居)能力和简单的社交接触(如购票、乘车、问路等)依然保持,他人看不出其言行外表有明显异常,历时几十分钟到几天,清醒之后对病中经过不能回忆或仅能片断回忆。

2. 癔症性躯体障碍(又称转换型癔症)

(1)感觉障碍 感觉障碍包括感觉缺失、感觉过敏、感觉异常、视觉障碍、听觉障碍、心因性疼痛等。①感觉缺失:患者对强烈的刺激只能轻微感觉,甚至完全没有感知,其特征是不按解剖部位分布,不能用神经病理学的知识加以解释。②感觉过敏:患者对局部的触摸特别敏感,非常轻微的触摸即感到疼痛异常。③感觉异常:患者感到咽喉部有异物或梗阻,好似球形物体在上下移动,但咽喉部检查却无异常发现。④视觉障碍:常见患者突然失明,也有弱视、视野向心性缩小,但眼底检查正常,双瞳孔对光反射良好,患者什么也看不见,但行走时可避开障碍物。⑤听觉障碍:在强烈的精神因素影响下,突然双耳失去听力,但来自背后的声音可引起瞬间反应,睡眠中可被叫醒,客观检查无阳性发现。⑥心因性疼痛:在受到精神刺激后出现剧烈头痛、背痛或躯体其他部位疼痛,但客观检查未发现相应的器质性病变。

(2)运动障碍 运动障碍包括抽搐发作、瘫痪、失音等。①抽搐发作:常因心理因素引起。发作时常突然倒地,全身僵直,呈角弓反张,四肢不规则抽动、呼吸急促,呼之不应,可有扯头发、撕衣服等动作,表情痛苦;一次发作可达 10～20 min,严重时可达 1 h,其症状随周围人的暗示而变化,发作可一日多次。②瘫痪:以单瘫或截瘫多见,有时可四肢瘫,起病较急,瘫痪程度可轻可重,轻者可活动但无力,重者完全不能活动;客观检查不符合神经损害特点,瘫痪肢体一般无肌肉萎缩,反射正常,无病理反射;少数治疗不当,瘫痪时间过久可见废用性萎缩。③失音:患者保持不语,常用手势或书写表达自己的意见;查体时患者大脑、唇、舌、腭或声带均无器质性损害。

(3)躯体化障碍 以胃肠道症状为主,也可表现为泌尿系统或心血管系统症状。患者可出现腹部不适、反胃、腹胀、厌食、呕吐等症状,也可表现为尿频、尿急等症状,或表现为心动过速、气急等症状。

知识链接

"鬼神附体"是一种较为常见的癔症发作形式,偶尔也见于精神分裂及其他精神障碍。此种情况多见于好感情用事、富于幻想或具有迷信思想的人,农村妇女尤为多见。首先,患者有相信鬼神存在的思想基础,有易于接受暗示性的性格特点,在强烈的精神刺激后,在自我意识障碍的情况下,经过自我暗示如疑心鬼神会附体,或环境或他人的言语暗示,患者自称为某神仙或已死者灵魂的化身,此时患者常以这些附体者的口吻、身份讲话,声调也变得特殊,讲话内容与患者当时的内心体验有关。历时可数分钟或数小时,经暗示治疗后,患者可迅速恢复其自身身份,发作过后可部分回忆发作经过。

"老牛大憋气"是癔症的一种表现形式,占农村中癔症患者的半数,占住院癔症患者的1/5。此种情况多见于易激动、感情用事、自以为是的女青年,一旦违背了自己的愿望,达不到自己的目的或争吵失利时感到委屈而发病。主要表现为在有人注意的地点和场合突然倒在地上、沙发上或有依靠处,以求得同情,同时四肢无规律地乱动或呈四肢僵直不动,嘴里喊叫、骂人或做怪样,并伴屏气或深叹气、吸气。虽问之不答,但并无意识障碍和呼吸停止,患者听得见,看得到周围人的反应和举动,其发作也随之波动。发作时无大小便失禁及咬破舌头的现象,身体极少有外伤。发作时间至少半小时或数小时,多在白天、安全及人多的地方发病,不会因发病而致伤或致命。发作后行为正常,对病中情况可完全或片断回忆,过后患者常说:"当时脑子是清楚的,就是自己控制不住自己。"

四、癔症的诊断要点

(1) 发病者多为 16～40 岁的青壮年,多见于年轻女性。

(2) 起病急,常有强烈的精神因素或痛苦的情感体验等诱因。

(3) 具有精神症状、运动障碍、感觉障碍及自主神经功能障碍等临床症状多而体征少的特征。

(4) 发病者大多数受精神因素或暗示起病或使症状消失。

(5) 体格检查和化验检查常无异常发现。

(6) 有癔症特有性格,如高度情感性和暗示性、丰富的幻想、以自我为中心等。

案例引导

患者,女,19 岁,未婚,某酒店职员。因发作性撕衣服、哭叫、毁物九个月就诊。

患者 1999 年职高毕业后从四川召入北京某酒店。在岗前培训时因与人打架,被领导批评受刺激后出现一次发作性叫喊、毁物,历时约 1 h 后自行缓解。2000 年上岗后,整天想家,心情不快,并感到别人瞧不起她,时有发作性撕衣服、怪叫,或与别人争吵、砸玻璃,有时独自坐在地上哭泣。历时长则可达 1～2 天,短则 1～2 h,一般 1 个月发作 1～2 次,近 1 周发作频繁,1 周内发作 2～3 次。发作时从无摔伤、舌咬破或尿失禁,清醒后能回忆发作经过。有时对自己的表现感到悔恨。发作间歇期能遵守酒店的各项规章制度,工作积极,常主动做好事。发病后从未治疗过。

病前无发热、头痛、呕吐,病程中从无抽搐发作,每次发病前均有心情不快因素。病后进食减少,大小便正常。

患者幼年常受父母打骂。平时个性内向,倔强。

体格检查及神经系统检查未见异常。

精神检查:意识清晰,衣着整洁,年貌相符,生活能自理。情绪较低沉,无明显的焦虑、抑郁情绪,情感表达与思维内容基本协调。无妄想、幻觉。自知力存在。

实验室检查无异常;心电图、脑电图、胸透无异常。

诊断分析:患者发作性撕衣、哭叫、毁物,每次发作前都有一定的心理因素。发作后多数能回忆。从无继发性外伤、尿失禁、舌咬伤史。每次发作时间较长,有时数小时,有时 1～2 天。加上个性内向倔强,从小家庭环境不良,造成性格上的缺陷及情绪上的压抑。工作后原指望换个环境,没想到酒店管理较严,思家心切,每当受挫折或心情不快时易导致疾病发作。这实际上是一种发泄机制。

诊断:癔症。

五、癔症的治疗措施及预后

癔症是在精神因素作用下急性起病,病程可随临床征象的不同而有差异。情感爆发、意识障碍、抽搐发作,一般于短期内即可消失,但常有再发倾向。内脏机能失调和运动、感觉症状则历时较久,且于好转后也可再发。病程的长短和能否再发还取决于病后是否正确处理。不当的处理或接受不良暗示,尤其是医务人员的不当言语,常可增加疾病的顽固性,而使病程延长。因此,及时治疗包括心理治疗、暗示治疗及药物治疗,恰当的处理,可以较快地使症状消失,而且使疗效获得巩固,避免再发。

癔症的预后一般是良好的,少数患者若病程很长,或经常反复发作,则治疗比较困难,具有明显癔症性格特征者治疗也较困难,且易再发。极个别表现为瘫痪或内脏功能障碍的癔症患者,若得不到及时恰当的治疗,病程迁延,可严重影响工作和生活能力,可因合并症而影响寿命。

癔症的治疗既容易也困难,关键是医务人员应满腔热情地关心患者,帮助他们寻找发病的原因,引导患者正确地对待疾病,树立战胜疾病的信心,疾病的治愈是医生与患者共同努力的结果。癔症的治疗以心理治疗为主,辅以药物治疗。

1. 心理治疗

(1)解释性心理治疗 让患者及其家属知道,癔症是一种功能性疾病,是完全可以治愈的。消除患者及其家属的种种疑虑,稳定患者的情绪,使患者及其家属对癔症有正确的认识,并积极配合医生进行治疗。引导患者认识病因及病因与治疗的关系,应给予患者尽情疏泄的机会,给予适当的安慰或鼓励。患者本身也应加强自我锻炼,用理智的态度处理所面临的一切,而不要感情用事,用积极主动的姿态去克服性格方面的缺陷。

(2)暗示治疗 暗示治疗是消除癔症的症状,尤其是癔症性躯体障碍的有效方法。在施行暗示治疗时,应注意以下问题:一方面,治疗环境要安静,以消除环境对患者的各种不良影响,一切无关人员均要离开治疗现场,避免由于家属或周围人的惊慌态度,或过分关注而使症状加重,给治疗带来困难;另一方面,医生在认真详细地询问病史以后,在接触患者并做全面检查的过程中,态度应热情沉着、自信,要对治疗充满信心,建立良好的医患关系,使患者信任医生。实践证明,患者对医生信赖的程度往往是决定暗示治疗成败的关键。在言语暗示的同时,应针对症状采取相应的措施,如吸入氧气、维生素C针剂肌内注射、静脉推注钙剂及电兴奋治疗。

(3)催眠疗法 利用催眠时大脑生理功能的改变,通过言语,施以暗示,从而达到消除癔症症状的目的。

2. 药物治疗

癔症发作时,若患者意识障碍较深,不易接受暗示治疗,可用氯丙嗪或合用盐酸异丙嗪25～50 mg,或地西泮10～20 mg,肌内注射,使患者深睡,不少患者醒后症状即消失。

3. 物理治疗

中药、电针或针刺等治疗可收到较好的疗效,在治疗时如能加以言语暗示,则效果更佳。痉挛发作、朦胧状态、昏睡状态、木僵状态的患者,可针刺人中、合谷、内关穴位,均用较强刺激或通电加强刺激。对瘫痪、挛缩、呃逆、呕吐等症状,以直流感应电兴奋治疗或针刺治疗。对失音、耳聋症等,也可用电刺激、电兴奋治疗等方法。

六、癔症的预防保健

癔症患者家属要注意如下几点。第一,要正确对待癔症患者,癔症患者并无神经系统的器质性病变,一旦诱因消失,患者会霍然而愈。第二,要注意缓解紧张情绪,为患者创造一个舒适、轻松的环境,因为紧张情绪是酝酿癔症的温床。第三,要加强对患者意志品质的训练,注意培养她们开阔的心胸和脚踏实地的务实精神。第四,要设法消除患者的心理创伤,以"要言妙道"的方式加以开导,指导患者正确对待人生,对待自己的性格缺陷。第五,采用暗示疗法,"假药"妙用,当癔症患者突然出现种种丧失功能的症状时,可请有权威的医生开点安慰剂,却告诉患者是可以药到病除的灵丹妙药,以达到使症状减轻和消失的结果。第六,当癔症患者发病时,首先要控制其言行,让患者镇静下来,以免发生意外,严重时要立即送医院。

癔症易患群体要注意如下几点。第一,保证规律生活。平时注意合理安排生活,保证充足的睡眠,以利于提高大脑皮层的工作能力。第二,做好心理调节。癔症的发生与一个人的心理素质和人格特点有关,因此在生活与工作中要有意识地调整自己的心理状态,防患于未然。当发现自己的心理状态处于亚健康水平时,要有意识地改变自己,如提高自身修养、加强科学文化知识的学习、调整情绪、增强独立辨别事物的能力等。第三,正确认识癔症。医生应帮助患者正确认识疾病,使他们了解癔症是由于高级神经活动失调所致的发作性症状,是暂时性的脑机能障碍,并非器质性病变,是完全能够治愈的,而不会留下任何后遗症;还要使其了解癔症发作与本人情感体验有关,要使其认识到某些性格特征与发病之间的关系,从而使他们减轻心理压力,树立战胜疾病的信心。第四,及时转移注意力。防止发作的措施因人而异,如有的癔症患者在发作前常有某些症状,此时,可使其有意识地转移注意力,或暂时离开当时的环境,以改变心境,这样常能防止发作。第五,减少负性刺激。癔症的发作往往与负性刺激关系密切,癔症患者尤其是儿童癔症患者往往都是在负性刺激作用下发病的。例如,亲人死亡或其他不幸意外、同学之间的纠纷等所引起的气愤、委屈、恐惧或其他种种内心痛苦,均可导致癔症发生,应尽量减少负性刺激的影响。

|第九节　癔症患者的护理|

一、护理评估

(1)症状的评估　了解癔症发作的症状特点,临床表现。评估患者在癔症发作时的症状特点、类型、症状的频度、症状的严重程度。

(2)患者人格特点的评估　许多学者认为,在一定的精神因素影响下,有癔症性格特征的人较无癔症性格特征的人较容易发生癔症。因此,要了解什么样的人格特征属于癔症性格,有哪些表现。按护理程序的方法、步骤,评估住院期间的患者的性格特点,了解其人际关系的情况、处事风格、情绪反应类型、对刺激的应对方式及适应能力、易受暗示的程度、情感反应的特点等。

(3) 患者心理-社会因素的评估 心理-社会因素往往是癔症发作的诱发因素,不容忽视。因此,应对患者在发病前的不良刺激和刺激程度与疾病发生的相互关系进行认真的分析:分析刺激是来自生活事件,还是来自患者自身的内心冲突,或者是源于人格方面的易感素质。

二、护理目标

(1) 癔症发作期间,患者在监护下无伤人及自伤行为发生。

(2) 出现癔症性瘫痪时,患者在护理下不出现肌肉萎缩及便秘、褥疮等并发症。

(3) 在接受了健康教育指导后,患者能客观地评价自身性格缺陷,或有完善人格的愿望和行为的改变。

(4) 患者家属可以清楚地复述本病的特点、症状、护理要点等。

(5) 患者在监护下不出现"神游症"。

三、护理要点

(1) 遇到癔症发作时,保持镇定的情绪,维护好患者及周围环境的安静,以免对患者造成不良的心理影响。

(2) 心理护理是主要的护理措施之一。其中,尤为重要的是要掌握和应用各种有关的暗示方法和技巧协助医生,帮助患者。采用支持心理治疗方法,调动患者的积极性,激发其对生活的热情,坚定患者战胜疾病的信心。

(3) 健康教育是重要的护理内容。目的在于帮助患者获得较完善的人格,增强精神免疫力,赢得良好的周围支持系统的帮助。

(4) 对急症发作时的躯体护理不能掉以轻心。要防止各种并发症的发生,要做好各种症状的对症护理。

四、护理诊断及相应的护理措施

1. 有暴力行为的危险(对自己和他人)(与发作时意识活动范围狭窄有关)

癔症发作时,如突然的情感爆发,患者可表现为哭闹、撕扯衣物和头发及抓、咬别人等伤害自己和他人的行为。所以,加强防护措施是必要的。

护理措施如下。

(1) 虽然癔症的情感爆发具有戏剧性和发泄性的特点,但在护理上和患者接触时避免用过激的言词刺激患者,或过分地关注患者。患者可能会做出更加夸张的行为,造成自伤或伤人的后果,所以,既要使语言具有威慑力让患者听从,又不对患者心理构成恶性刺激。

(2) 患者发作时,尽可能地维持好患者周围的环境,使之安静,避免嘈杂,避免围观,以减轻患者发作的程度,也有利于治疗护理的顺利进行。

(3) 对住院患者,要严格控制探视,尤其是要限制可能会对患者构成不良刺激的有关人员的探视,以利于病情的尽快康复。

(4) 对极度兴奋、躁动、强烈的情绪反应的患者要严密监护,要请示医生应用适量的镇静药。

2. 有受伤的危险(与神游时意识障碍有关)

癔症发作时,有的患者可表现出神游症:突然出走,期间伴有不同程度的意识障碍。这时若缺少必要的专人看护或有不安全的环境因素,患者可能会受到不同程度的伤害。

护理措施如下。

(1) 癔症多以门诊治疗为主。所以,让患者及时到门诊治疗及院外护理很重要。

(2) 无论在院外,还是对住院的患者,最好能做到有专人看护。不让患者独居一室。晚上房门要上锁。住院患者要限定其活动范围。

(3) 不在患者居住的房间内放置危险物品,以减少安全隐患。

(4) 为患者佩戴可以表明身份的证件,以防走失后意外发生。

3. 有废用综合征的危险(与癔症性瘫痪有关)

有的癔症患者可以出现功能性癔症性瘫痪症状。这种症状虽无任何神经系统的阳性体征,但若长时间得不到有效治疗或伴有躯体诱因时,仍可严重地影响患者的正常活动。患者长期卧床、不能下地行走、依赖他人料理日常生活,有导致躯体系统退化的危险状态。有的可出现躯体并发症,如压疮,便秘、泌尿系统感染等。力量和耐力也明显下降。

护理措施如下。

(1) 患者出现癔症性瘫痪时,要为患者讲清这种病症的性质,以减轻患者的恐惧、焦虑情绪。告诉患者只要配合治疗是完全可以治愈的,以坚定患者战胜疾病的信心,赢得患者的合作。

(2) 掌握运用药物、催眠、结合良性语言暗示的方法和技巧协助医生。帮助患者定期训练肢体的功能活动。鼓励患者下床走动,防止肌肉萎缩。

(3) 每日做皮肤受压部位的按摩护理,防止压疮的发生。

(4) 为患者提供高纤维素类的食物。每日做腹部按摩。给患者多饮水,防止便秘。若已发生便秘,要及时交班、观察、遵医嘱使用缓泻剂或灌肠,以防肠梗阻。每晚为患者冲洗会阴,防止尿路感染。保证房间的湿度,定时通风、消毒,协助患者随季节的变化增减衣服,以防感冒。

4. 知识缺乏

(1) 患者的知识缺乏,主要表现在心理卫生知识的不足,缺乏心理保健常识,遇到外界不良刺激时缺乏心理承受能力并且不会使用良好有效的心理预防机制做自我保护,性格不健全。

(2) 患者亲人的知识缺乏,不能为患者提供有效的帮助,经常会由于无意的行为和语言的不恰当而起到不良的暗示作用,从而可加重患者的病情。

护理措施如下。

以健康教育为主要内容,要帮助患者充分认识自己,挖掘患者性格上的弱点及其与疾病的关系。教会患者用科学的适用的方法完善性格,处理紧张的人际关系;教会患者调整不良的情绪,以增强心理承受能力。指导患者用理智而不是用情感处理一些麻烦的问题。此外,要有针对性地帮助患者家属了解有关意症的常识,使患者能从中获得更有效的帮助。

五、护理评价

执行护理措施后,根据患者的反应,将其与护理目标进行比较,衡量目标是否达到,护理措施是否恰当,然后制定新的护理计划和措施。

小 结

神经症与癔症的症状复杂多样,有的病因还尚未明确,所以护理工作十分关键。护理人员应熟悉神经症与癔症患者的各种症状,从各个方面去了解患者,正确地判断患者的病情严重程度和治疗效果,得出准确的护理诊断,及时做好护理评价,为解决患者的痛苦实施护理措施,为患者做好整体护理。

能力检测

单选题

(1~3题共用题干)来访者李某,初步确定为神经症,来访者描述经常有一些想法,明知没有必要,却会经常出现在脑海里,如刚做完一件事情,老会反复问自己"我刚刚做了这件事吗?"

1. 李某最可能是下列哪种疾病?(   )

A. 神经衰弱   B. 强迫症   C. 疑病症

D. 癔症   E. 焦虑症

2. 目前对该类疾病最有效的药物是(   )。

A. 阿米替林   B. 丙米嗪   C. 多虑平

D. 氯丙米嗪   E. 麦普替林

3. 该病与恐惧症的区别在于(   )。

A. 出现焦虑反应   B. 明知不对难以控制   C. 是否回避

D. 有无精神因素   E. 有无自主神经症状

4. 某患者,突然觉得恐惧、胸闷、心慌和心快要从嘴里跳出来了,觉得呼吸困难,马上就要面临可怕的死亡,手脚发抖,头也晕得厉害。初诊为急性焦虑发作(又称惊恐发作),一般每次发作持续(   )。

A. 30 min 左右   B. 1 h 左右   C. 2 h 左右

D. 3 h 左右   E. 10 min 左右

5. 某患者,诊断为焦虑症,治疗时最常用的药物是(   )。

A. 安定类   B. 氯丙嗪   C. 多虑平

D. 阿米替林   E. 奋乃静

6. 某患者,在超市购物,突然坐地,号啕痛哭,又吵又闹,以极其夸张的姿态向人诉说所受的委屈和不快,并捶胸蹬足,初诊为癔症。其常见的感觉障碍是(　　)。

　　A. 耳聋　　　　　　　　B. 失明　　　　　　　　C. 失音

　　D. 局部感觉缺失或过敏　E. 以上都对

7. 某癔症患者,在回答问题时,答案近似又不准确,或者理解问题不恰当,称为(　　)。

　　A. 虚构　　　　　　　　B. 假性痴呆　　　　　　C. 童样痴呆

　　D. 真性痴呆　　　　　　E. 错构

8. 某患者经常担心甚至相信自己患严重躯体疾病,经多次全面检查,均证明无躯体病变,该患的主要症状为(　　)。

　　A. 焦虑　　　　　　　　B. 抑郁　　　　　　　　C. 疑病

　　D. 易疲劳　　　　　　　E. 强迫行为

9. 生物反馈治疗适用于(　　)。

　　A. 抑郁症　　　　　　　B. 神经症　　　　　　　C. 精神分裂症

　　D. 躁狂症　　　　　　　E. 精神发育不全

10. 杨某,不明原因地出现担心新婚的丈夫在上下班途中会被人抢劫或出车祸,担心身体健壮不到50岁的父母会突然死亡,整日忧心忡忡、紧张、焦虑、坐立不安、心跳、心慌,根据《CCMD-3》的标准,此类疾病的病程必须(　　)。

　　A. 大于1周　　　　　　B. 大于2周　　　　　　C. 大于3周

　　D. 大于4周　　　　　　E. 大于6个月

11. 恐怖与焦虑的区别在于(　　)。

　　A. 有无惊恐发作　　　　B. 有无特定环境　　　　C. 有无精神焦虑

　　D. 有无躯体焦虑　　　　E. 有无焦虑情绪

12. 某患者自述神鬼附体,常见在下列哪种疾病中?(　　)

　　A. 抑郁症　　B. 癔症　　C. 焦虑症　　D. 恐惧症

13. 神经性疼痛,以什么部位最为常见?(　　)

　　A. 头颈部　　　　　　　B. 腰背部　　　　　　　C. 胸部

　　D. 四肢　　　　　　　　E. 上腹部

14. 在神经症的症状中,不包括(　　)。

　　A. 情绪症状　　　　　　B. 感觉过敏　　　　　　C. 妄想

　　D. 躯体不适症状　　　　E. 精神易兴奋

15. 以下哪种疾病可以出现意识障碍?(　　)

　　A. 神经衰弱　　　　　　B. 强迫症　　　　　　　C. 疑病症

　　D. 癔症　　　　　　　　E. 焦虑症

16. 在《CCMD-3》中,关于广泛性焦虑症的病期要求是(　　)。

　　A. 至少6个月　　　　　B. 至少3个月　　　　　C. 至少1个月

　　D. 至少10个月　　　　　E. 至少1年

17. 关于惊恐障碍的叙说,以下哪项不对?(　　)

　　A. 通常起病急骤,终止也迅速

B. 每次一般历时 5~20 min，很少超过 1 h

C. 诊断要求 1 个月内至少有 3 次发作或首发后继发的焦虑持续 1 个月

D. 症状不是继发于其他躯体或精神疾病

E. 发作期间大多意识清楚

18. 恐惧症中最常见的是（　　　）。

A. 场所恐惧症　　　　　　　B. 社交恐惧症　　　　　　　C. 单一恐惧症

D. 强迫性恐惧症　　　　　　E. 以上均不对

19. 关于癔症的叙述，下列不正确的是（　　　）。

A. 癔症又称歇斯底里

B. 一般有相应的器质性病变基础

C. 近年来把癔症划出神经症的意见占大多数

D. 一般认为癔症的预后较好

E. 起病常与心理应激有关

多选题

1. 焦虑可见于（　　　）。

A. 焦虑症　　　　　　　　　B. 抑郁症　　　　　　　　　C. 精神分裂症

D. 强迫症　　　　　　　　　E. 恐惧症

2. 关于《CCMD-3》的广泛性焦虑的诊断标准，以下各项中正确的有哪些？（　　　）

A. 以持续的原发性焦虑症状为主

B. 必须符合症状标准至少已 3 个月

C. 患者社会功能受损，患者因难以忍受又无法解脱，而感到痛苦

D. 必须符合症状标准至少已 6 个月

E. 必须排除躯体疾病的继发性焦虑，排除药物性焦虑反应，以及强迫症、恐惧症、疑病症、神经衰弱、躁狂症、抑郁症，或精神分裂症等伴发的焦虑

3. 神经衰弱主要的常见症状，以下各项中正确的有哪些？（　　　）

A. 食欲减退　　　　　　　　B. 易兴奋　　　　　　　　　C. 易疲劳

D. 躯体不适症状　　　　　　E. 易激惹

4. 下列关于癔症的诊断，正确的说法有哪些？（　　　）

A. 有癔症性人格基础　　　　B. 由心因诱发　　　　　　　C. 可接受暗示

D. 一般都需通过治疗使症状完全消除才可确诊

E. 一般都在几周或几个月后趋于缓解

5. 转换性障碍的患者最常见的最主要的主诉是什么？（　　　）

A. 痉挛　　　　　　　　　　B. 麻痹　　　　　　　　　　C. 喉头堵塞感

D. 鬼神附体　　　　　　　　E. 肚子里有人说话

6. 躯体化障碍的患者最常见、最主要的主诉是什么？（　　　）

A. 抑郁或恶劣心境　　　　　B. 腹痛　　　　　　　　　　C. 胸痛

D. 恐惧　　　　　　　　　　E. 强迫行为

7. 神经症与器质性精神障碍的鉴别要点是（　　　）。

A. 神经症的症状不是由于生物源性的病因所致

B. 神经症不具备脑器质性精神障碍症状

C. 神经症一般没有幻觉、妄想等精神病性症状

D. 神经症患者有自知力

E. 神经症患者的病程呈波动性

8. 以下哪些心理治疗方法可试用于癔症患者?(　　)

A. 暗示治疗　　　　　　B. 催眠治疗　　　　　　C. 行为疗法

D. 解释性心理治疗　　　E. 物理治疗

9. 癔症性精神障碍的表现形式包括(　　)。

A. 意识障碍　　　　　　B. 情感爆发　　　　　　C. 癔症性痴呆

D. 癔症性遗忘　　　　　E. 癔症性精神病

10. 神经症患者的共同特征为(　　)。

A. 起病常与心理社会因素有关

B. 主要表现为脑功能失调症状、情绪症状、疑病症状、强迫症状及多种躯体不适等

C. 有相当的自知力,社会功能相对完好,但病程大多迁延

D. 无相应的器质性病变基础

E. 病前多有一定的素质和人格基础

案例讨论

赵某,女,20岁,大学二年级学生,身体健康,无躯体不适,由同学陪同来心理咨询。陪同同学说,赵某刚进校时,成绩挺好,一年级期末考试她在班上是第三名。上二年级后,有时觉察她老是不合群,躲着同学,当时,常和他人吵闹,说同窗吐痰、咳嗽是特意针对她的,是居心凌辱她,当时就不上课,好几门课不及格,然后就休学了,半年后回校,同学觉察她和他人吵架较多,建议她来心理咨询,赵某很不甘愿,在同学陪同下,勉强前来咨询。

1. 试分析赵某的主要症状是什么? 可诊断为什么疾病?

2. 可采用什么方法治疗赵某?

(邓香兰)

第七章　器质性精神障碍患者的护理

学习目标

掌握　常见的脑器质性精神障碍的临床特点、护理诊断及护理措施。
熟悉　常见的躯体疾病所致精神障碍的临床特点、护理诊断及护理措施。

器质性精神障碍是指由于机体组织结构的明显病理改变所导致的精神障碍。根据目前精神疾病分类与诊断标准,器质性精神障碍可分为脑器质性精神障碍、躯体疾病所致的精神障碍、精神活性物质与非依赖性物质所致的精神障碍三大类型。本章主要讲述脑器质性精神障碍与躯体疾病所致的精神障碍两大类型。

第一节　脑器质性精神障碍

一、概述

(一)病因与发病机制

脑器质性精神障碍是一组由脑变性病、脑血管病、颅内感染、颅脑创伤或颅内肿瘤等器质性因素直接损伤脑部所致的精神障碍。其病因与发病机制如下:由于脑供血不足导致神经细胞发生营养障碍,或脑内多种神经递质代谢紊乱、感染导致免疫功能障碍所致。此外,精神因素和病前人格缺陷在其发病机制中都起一定的作用。

(二)常见综合征

(1)急性脑病综合征　脑病急性弥漫性病变所致,多见于脑器质性疾病及损伤的急性发生或发展阶段。其临床主要表现为意识障碍,常有昼轻夜重的特点。程度较轻者对周围的感知、思维、记忆出现障碍,定向力丧失,表情淡漠,动作迟缓;如果伴有生动的错觉或幻觉,出现紧张、恐惧、兴奋、冲动、吵闹不安,则为谵妄状态。

(2)慢性脑病综合征　它常见于缓慢发展的脑器质性疾病或损伤之后,也可因患者急性期处理不当,昏迷时间过长,病情恶化,脑部发生不可逆病变所致,通常不伴有意识障碍,主要表现为遗忘、人格改变和痴呆综合征。

① 遗忘综合征　脑病器质性病变所致的一种选择性或局灶性认知功能障碍,以近记忆力障碍为主,常伴有错构和虚构。

② 人格改变　患者在尚未出现明显记忆和智能缺损前,表现为不讲礼貌,对他人漠不关心,不负责任,甚至出现反社会行为,有的则为原有人格特征的进一步加重,如

变得更加多疑、自私、以自我为中心或焦虑不安等。

③ 痴呆综合征　患者出现了全面性智能障碍，包括思维、记忆、理解、计算等能力的减退，不伴有意识障碍，多伴有人格改变。

（3）脑衰弱综合征　它又称为神经症样症状，多见于脑器质性疾病及损伤的初期或恢复期，有时亦可见于慢性过程中，临床主要表现为类似神经衰弱的症状，如头痛、头晕、心悸、出汗、易疲劳、食欲不振以及感觉过敏，注意力不集中、情感脆弱及睡眠障碍等。

二、诊断标准

（1）有躯体神经系统及实验室检查证据。

（2）有脑病、脑损伤，或可引起脑功能障碍的躯体疾病，并至少有下列一项：①智力损害；②遗忘综合征；③人格改变；④意识障碍；⑤精神病症状（如幻觉、妄想等）；⑥情感障碍（如躁狂、抑郁等）；⑦解离综合征；⑧神经症样表现（如焦虑、情感脆弱等）。

三、常见的脑器质性精神障碍

（一）阿尔茨海默病

（1）病因和发病机制　阿尔茨海默病是一组病因不明的原发性退行性脑部变性疾病，多起病于老年或老年前期，隐匿起病，女性较男性多见。病理改变可有弥漫性的脑萎缩、神经细胞变性及特征性的老年斑和神经元纤维缠结等。铅中毒、免疫功能低下、感染、胆碱功能低下、遗传因素及脑外伤等可能是其发病机制。

（2）临床表现　近期记忆力障碍为首发症状，患者经常丢三落四，言语啰嗦重复，逐渐加重为概括、判断、推理及计算能力等智力活动的全面减退，并在此基础上伴发情感淡漠或欣快，出现片断的幻觉妄想，高级意向减退、低级意向亢进，生活逐渐不能自理，也可伴有失语、失用及认失等神经系统症状。本病患者多于发病5～10年后死于躯体并发症。

（3）治疗与预防　阿尔茨海默病目前尚无特效的药物治疗方法，首先应做好一般生活照料，并根据不同病情给予相应的护理。药物治疗方法主要有以下几点：①一般营养支持治疗；②若患者出现妄想观念或兴奋冲动等症状，可使用小量抗精神病药，如维思通、甲硫哒嗪、奋乃静等，如出现抑郁、焦虑、失眠等症状，可给予小量抗抑郁、抗焦虑和镇静催眠药；③选用改善认知功能和促进代谢的药物，如氢化麦角碱、脑复康、脑复新及氯酯醒；④乙酰胆碱酯酶抑制剂也可改善患者的记忆，如他克林、安理申、石杉碱甲，此类药物对轻、中度痴呆有一定的疗效，对重症痴呆无效。

本病应早期发现，早期诊断及治疗，并加强护理，积极预防意识障碍和躯体合并症的发生，一旦出现应当及时处理。

（二）血管性痴呆

（1）病因和发病机制　血管性痴呆是指由于脑血管病变（脑出血、脑梗死等）导致的脑功能全面衰退，包括记忆力、理解力、判断力等。发病率与年龄有关，男性多于女性。导致血管性痴呆的危险因素通常认为与脑卒中的危险因素相类似，如高血压、冠状动脉疾病、房颤、糖尿病、高血脂、吸烟、高龄及既往脑卒中史等。

（2）临床表现　一般早期就伴有神经系统局限性特征，精神症状表现为脑衰弱综合征，即头痛、头晕、易疲劳、心烦易怒、注意力不集中、睡眠障碍及食欲不振等，逐渐出现记忆力减退和局限性痴呆，即虽然智力减退但生活自理能力、理解判断能力、社交礼仪及人格保持良好，且有自知力可主动求治，可伴有情感脆弱，也可有片断的幻觉妄想，到晚期才出现人格改变和生活自理能力丧失。

（3）治疗和预防

应积极预防和治疗高血压、高脂血症及糖尿病等基础疾病。对确诊本病的患者给予营养和改善脑循环的药物，如丹参、脑复康等。物理治疗如高压氧，对早期患者可有一定疗效。如果患者出现兴奋冲动或焦虑抑郁等精神症状，可使用小量抗精神病药或抗焦虑、抗抑郁药物，如甲硫哒嗪、阿普唑仑、多虑平等。

（三）颅内感染所致的精神障碍

1. 病因与发病机制

颅内感染所致精神障碍是指由细菌、病毒、螺旋体、真菌、原虫或其他微生物，寄生虫等感染后侵犯脑组织而引起的精神障碍。例如，脑炎所致精神障碍是因病毒直接引起脑组织炎性变化或诱发免疫性脱髓鞘病变所致，以单纯疱疹病毒最为常见。麻痹性痴呆则是由梅毒螺旋体引起的慢性脑膜脑炎所致。

2. 临床表现

散发性脑炎所致精神障碍起病多为急性或亚急性，多数患者有呼吸道或胃肠道感染史。早期可有发热、头痛、恶心、呕吐、乏力等症状，逐渐出现不同程度的意识障碍，可伴有肌张力增高、步态不稳、病理反射阳性等神经系统定位体征，少数病例还可出现类似癔症或精神分裂症样症状。不同类型的患者可有不同的实验室检查发现，脑电图检查常呈弥漫性异常，在此基础上有局灶性异常放电活动。

麻痹性痴呆多发生于男性，精神症状可出现于梅毒感染后 5～25 年，早期主要表现为情绪及人格改变，症状明显后则以痴呆综合征为主要表现，神经系统可见阿罗瞳孔、震颤、口齿不清；后期常出现共济失调、痉挛性瘫痪及抽搐发作等。

3. 治疗与预防

颅内感染所致精神障碍的主要治疗原则如下：①给予相应的抗感染治疗，散发性脑炎急性期可适当给予激素；②支持营养治疗；③降颅压治疗；④对精神症状的对症治疗。

对不同颅内感染的预防措施不尽相同，但增强体质，预防感染是最基本最重要的措施。

四、脑器质性精神障碍的护理

（一）评估

采用交谈、观察、身体检查及检阅病历记录等方式，收集患者的主、客观资料。

1. 主观资料

（1）一般表现　有无意识障碍、意识障碍的程度；定向力如何；与周围环境接触如何,对周围事物是否关心,主动和被动接触能力如何;个人卫生及生活自理情况等。

（2）认知活动　评估患者错觉和幻觉的内容及其出现的时间等;评估患者思维活动有无受损,如思维迟缓、逻辑障碍、反应迟钝、是否敏感多疑甚至出现妄想等;评估患者有无记忆障碍,有无错构、虚构;评估患者智力有无减退;评估患者与病前相比有无人格改变。

（3）情感活动　了解患者内心体验,观察患者有无情绪低落、焦虑、紧张恐惧、对环境漠不关心,以及患者的情绪是否不稳、易激惹等。

（4）意志行为活动　观察患者有无兴奋躁动、冲动伤人或自伤等行为。

2. 客观资料

（1）病史资料　了解患者有无脑器质性病变,询问个人史。了解患者生活经历、性格特点、职业、文化层次、生活方式及习惯爱好等,了解患者既往有无发热、抽搐、昏迷、药物过敏史,了解患者有无精神病家族史。

（2）护理检查　①躯体检查:测量体温、脉搏、呼吸、血压、观察面容与表情变化。②与本病相关的神经系统症状和体征,如瘫痪、震颤、共济失调、口齿不清、肌张力增高、抽搐发作及锥体束征阳性等。③了解实验室及其他辅助检查的结果。

（3）心理-社会因素　了解患者的情绪状况,发病的环境背景及与其有关的心理-社会因素,社会角色有无缺损,经济状况等。

（二）护理诊断

（1）急性意识障碍　与颅内感染、脑血管疾病、颅脑损伤、颅脑肿瘤等原因所致脑组织损害有关。

（2）有受伤的危险　①与意识障碍、智力障碍及躯体移动障碍有关。②与反应迟钝、感觉减退,活动减少有关。③与精神症状有关。

（3）生活自理缺陷　①与意识障碍、认知功能障碍有关。②与神经-肌肉功能障碍、生活技能障碍及运动能力下降有关。

（4）睡眠紊乱　①与原发病及躯体不适(如疼痛、排便异常等)和精神症状(如恐惧、焦虑、兴奋、抑郁等)有关。②与治疗性药物影响睡眠规律有关。③与患者缺乏运动、白天睡眠过多、生活方式或环境改变及过多的不适当的刺激有关。

（5）有暴力行为的危险　①与幻觉、妄想有关。②与脑器质性病变有关。

（6）认识环境受损　①与脑组织损害有关。②与记忆力下降有关。

（7）社交障碍　①与认知改变、记忆力减退、智力缺陷、判断力及定向力障碍有关。②与思维过程改变有关。

（三）护理措施

1. 基础护理

（1）持续评估患者病情的进展情况,生理需要、自理缺陷的程度以及护理后的效果。为患者制定适宜的护理计划并创造舒适的治疗、修养环境,尊重患者,建立良好的护患关系,保持有效的沟通。

（2）生活护理　①早晨和晚间护理,协助患者口腔护理、洗脸、洗澡及会阴护理。②定期督促或协助患者洗澡、更衣、理发、剃须、修剪指(趾)甲等。③根据天气变化及时给患者增减衣物。④保持床单位清洁、干燥、整齐。⑤为患者提供必要的生活用具。⑥功能锻炼：鼓励患者尽自己的能力独立完成日常生活活动以防止功能丧失。

（3）饮食护理 ①为患者提供含丰富营养成分、清淡易消化的食物。②对协调障碍或吞咽困难的患者提供易吞咽及易消化的食物，并由专人负责照顾。③对于不知进食或捡食秽物，或不知饥饱、不断索食的痴呆患者，不可对其过分指责，应对症护理，如给予良好的进食环境，使患者与他人一起进餐，以增加食欲，保证其入量；对食欲过于旺盛的患者可安排单独用餐，也可在正餐时减量给予，将部分食物留待患者要求时给予，避免暴饮暴食，为患者建立良好的生活规律，以转移其注意力。

（4）睡眠护理 ①评估导致患者睡眠型态紊乱的原因和患者的睡眠型态。②创造良好的睡眠环境，为患者提供适当的照明，以避免因光线不足而令患者产生错觉或感到恐惧不安及辨认困难。③为患者建立良好的生活规律，日间为其安排适当的活动，以减少白天卧床、睡眠的时间。④避免睡前兴奋，不宜看刺激、紧张的电视，不宜喝浓茶、咖啡等。⑤晚餐不宜吃得过饱，不宜多饮水。⑥做好睡前心理护理，对紧张、焦虑的患者，护理人员可在其视线内活动，令患者有安全感。⑦教会患者一些利于入睡的方法，如温水泡脚、依次计数、全身放松等。⑧必要时，遵医嘱给予药物辅助入睡；尽量避免使用约束带限制患者的行动，这样只会令患者尊严受损，且易发生危险，如呼吸困难、压疮等。⑨密切观察和记录患者睡眠情况和失眠的表现，不定时巡视病房。

（5）大小便护理 ①观察患者排便情况，评估记录大、小便的形态和次数。②对便秘、尿潴留的患者，鼓励做适当的活动，以利于肠蠕动。提供富含粗纤维的食物，以刺激肠蠕动，指导或给予患者腹部按摩，鼓励患者增加水分摄入，保持总摄入量2500～3000 mL/d，必要时与医生联系给予药物或灌肠及导尿。③对于大、小便失禁的患者，应制定排便时间表，定时督促患者排便（如早晨起床后、饭后、临睡前和每隔2～3 h），睡前避免给患者食用刺激性强以及含粗纤维的食物，以减轻对肠道和膀胱的刺激。④保持床单平整、干燥，注意外阴皮肤护理，防止皮肤损伤，对二便失禁的患者，护理人员应表示同情和理解，切忌嘲笑或责备，以免加重患者的思想负担，并向患者解释失禁的原因，提示其如何避免再次失禁，减少因失禁引起的烦躁情绪。

2. 安全护理

（1）对有受伤危险的患者 ①评估患者可能受伤的因素。②为患者提供安全的治疗环境，对于有意识障碍、智力障碍和癫痫发作的患者以及年老体弱、动作迟缓、步态不稳的患者，应设专人护理，对长期卧床的患者，应安装床挡和给予保护性约束，防止其坠床、摔伤。③加强锐器、绳索等危险物品的管理，减少环境中对患者有潜在危险的因素。④密切观察测量体温、脉搏、呼吸、血压及意识状态，发现异常及时报告医生，以免延误病情。

（2）对有伤人、毁物、自伤等异常行为的患者 ①评估患者有无暴力行为的倾向，有无明显的挑衅和怀疑他人的行为，评估患者有无自杀观念，以及自杀观念出现的强度和频率。②做好病房的安全管理工作，清除危险物品，为患者提供舒适、安静的环境，减少不良刺激，将躁动、易激惹的患者分开管理，并在工作人员的视线下活动，必要时设专人陪护。③护理人员应主动与患者建立良好的护患关系，严密观察患者的病情变化,掌握患者的思想动态和行为,识别暴力行为及自杀行为的前驱表现,及时采取有效的防范措施。④必要时给予药物控制,保护性约束,约束期间注意定时观察患者的肢体血液循环,躯体舒适,安全等情况,并满足患者营养、水分及排泄等需求。

3. 心理护理

(1)入院阶段 尊重、理解、关心和爱护患者,给予其心理上的支持和安慰;建立良好的相互信任的护患关系,加强护患沟通,鼓励患者表达自己的感受,疏导、解决实际问题,促进康复。

(2)治疗阶段 了解患者的心理活动特点,告知患者用药的必要性,讲解用药的注意事项及有关药物的不良反应。注意患者的情绪变化,有目的地做好心理护理,使患者能面对现实,学会控制情绪状态和自我调节的方法,对有情绪低落、焦虑或抑郁、自杀等情绪的患者,应帮助其认识疾病的性质,利用治疗性沟通技巧,协助患者表述他们的想法,以利于消除焦虑情绪及抑郁、自杀等消极心理因素。对有自杀观念的患者,指导其正确评价自身价值,正确分析和认识幻觉和妄想的内容。维护患者的生活习惯,鼓励患者回忆以往的成就而使其情绪愉快。

(3)康复阶段 评估患者知识缺乏的程度及相关因素,为患者制定相应的健康教育目标,帮助患者尽快适应病后所需的生活方式。并有计划地进行生活能力的教育和康复训练。鼓励患者与社会接触,培养有益于身心健康的爱好或学习新的技能,以最大限度地保持和恢复其现存的沟通能力和社会功能。

(四)健康教育

(1)患者 向患者说明保持和获得自理能力的重要性,使患者掌握合理的活动程度。告知患者用药的注意事项及有关药物不良反应的处理方法,给患者讲解坚持全面康复治疗,可使障碍程度降低到最低范围。嘱患者多与社会接触,保持乐观的情绪,增强战胜疾病的意志和信心。

(2)家属 告知患者家属,患者出院后仍需要继续治疗,不要随意增减药量或骤然停药,并定期到医院复诊。为患者安排有规律的生活,饮食合理,保证睡眠,尽量维护患者的生活习惯,给予细心的照顾。辅以适当的体育锻炼及功能训练等康复措施,协助患者重建社交能力。观察患者用药后的反应,如发现患者有躯体不适或病情波动应及早就医。

(五)护理效果评价

评价经过实施上述护理措施后,患者的生理及心理问题、精神症状是否得到改善和控制。

第二节 躯体疾病所致的精神障碍

一、概述

(一)病因与发病机制

躯体疾病所致精神障碍是指除脑以外的躯体疾病导致脑功能紊乱而产生的一类

精神障碍。发病机制主要是由于毒素作用、能量供应不足、酸碱平衡紊乱或神经递质改变等影响了脑功能而产生的一系列精神症状。

躯体疾病因素并不是引起此类精神障碍的唯一因素,遗传因素、高龄、人格特征、环境因素及缺乏社会支持等均可能导致精神障碍的发生。

(二)临床表现

躯体疾病的病因虽然不同,但其临床表现却有一定规律可循,其特点主要有以下几点。

(1)不同的病因可以出现类似的精神障碍,而相同的病因也可出现不同的精神障碍。

(2)精神障碍与原发躯体疾病在病程和严重程度上有平行的关系。

(3)精神障碍在躯体疾病的病程中表现为多变、波动,亦可反复、交织出现,如意识障碍常有夜重昼轻等特点。

(4)患者多急性起病,不同阶段可出现有一定规律可循的临床表现,主要为如下几点。

① 在躯体疾病的早期或恢复期可见脑衰弱综合征,如头部不适、出汗、心悸、疲乏无力、情绪不稳、反应迟钝及失眠等。

② 在躯体疾病的急性期或恶化期常可发生急性脑病综合征,主要表现为轻重不等的意识障碍,尤以谵妄常见。

③ 在慢性躯体疾病的过程中,多出现精神病性症状或情感障碍。患者的意识清楚,主要表现为类精神分裂症状态、抑郁焦虑状态或类躁狂状态等。

④ 在严重躯体疾病之后,尤其是发生过较长时间昏迷者,多可见慢性脑病综合征,主要表现为人格改变、遗忘综合征以及痴呆等。

⑤ 病程及预后多取决于原发躯体疾病的性质、严重程度及处理等。一般持续时间短,预后较好,如处理不当或病情凶险,致患者长时间昏迷,则预后欠佳。

⑥ 患者除了精神症状外,均可发现相应的躯体体征以及实验室阳性结果。此外,多数患者还伴有神经系统体征。

(三)诊断标准

(1)通过病史、查体及神经系统专科检查、实验室检查发现躯体疾病的证据。

(2)精神障碍的发生、发展及病程与原发躯体疾病相关,并至少有下列一项:①智力损害;②遗忘综合征;③人格改变;④意识障碍(如谵妄);⑤精神病性症状(如幻觉、妄想等);⑥情感障碍(如抑郁或狂躁等);⑦精神症样症状;⑧以上症状的混合状态或不典型表现。

(3)无其他原因导致的精神障碍的足够证据(如酒精或药物滥用、应激因素等)。

(四)治疗与预防

(1)积极治疗原发躯体疾病 针对病因及时、准确、彻底治疗原发病;营养支持治疗也很重要,保证入量,维持水、电解质及酸碱平衡,改善脑循环,促进脑细胞功能恢复。

(2)精神症状的对症处理 对兴奋、躁动不安的患者可酌情肌内注射氟哌啶醇

2.5～5 mg 或异丙嗪 12.5～25 mg，每日 1～2 次，对精神病性症状或各种情感障碍，可小剂量给予相应的抗精神病药物如奋乃静、多虑平、米安舍林等，但对意识障碍的患者应慎用麻醉剂，镇静催眠及各种抗精神病药物。

（3）心理治疗　心理治疗对于巩固疗效，促进患者完全康复有重要意义。

（4）预防　预防或早期发现、早期治疗各种严重躯体疾病；增强体质；注意培养健康的人格。对已患有严重躯体疾病的患者，还应注意避免可能引发精神障碍的各种诱因。

二、常见躯体疾病所致的精神障碍

（一）感染所致的精神障碍

1. 病因与发病机制

感染所致的精神障碍是指由病毒、细菌、真菌、原虫、螺旋体或其他微生物引起的脑外全身性感染导致的精神障碍，如伤寒、流感、肺炎、狂犬病、破伤风、人类免疫缺陷性病毒（HIV）感染所致的精神障碍。其发病机制如下：毒素对脑细胞的直接损害以及使脑血管扩张和通透性增高造成脑充血；由于代谢亢进，致代谢产物在脑内蓄积引起代谢障碍；大量出汗、营养缺乏、体内消耗等导致水、电解质紊乱，缺氧和脑水肿。

2. 临床表现

急性感染主要表现为急性脑病综合征，以不同程度的意识障碍为主。慢性感染则主要表现为类精神分裂症状态、类躁狂状态、抑郁状态。晚期可出现人格改变及智力障碍等。

（1）肺炎所致精神障碍　其主要表现为高热谵妄，可出现欣快、记忆力减退、定向障碍及虚构，部分可出现短暂而片断的幻觉和被害妄想。

（2）伤寒所致的精神障碍　早期多见谵妄，部分患者在意识障碍恢复后可出现幻听、持久的遗忘或短暂的狂躁。

（3）流行性感冒所致的精神障碍　精神症状表现为嗜睡、朦胧状态或幻觉、谵妄、抑郁或神经衰弱等，潮湿性幻觉是流行性感冒时特有的精神症状。

（4）狂犬病所致的精神障碍　其主要表现为头痛、烦躁不安，发热时可有焦虑、恐水、声光过敏、谵妄、幻觉等；在兴奋期有兴奋躁动、哭泣、喊叫等表现，在后期可出现人格改变和痴呆。

（5）艾滋病所致的精神障碍　患病早期可表现为焦虑抑郁，疾病加重后表现为痴呆状态、主动性差、表情淡漠、社会退缩，部分患者可出现癫痫发作、缄默或昏迷。

3. 治疗和预防

（1）抗感染治疗　应用各种抗生素、抗病毒药物控制感染。

（2）营养支持治疗　可给予合理饮食以及免疫增强剂提高身体抵抗力。

（3）对症治疗　可给予小剂量抗精神病药物控制精神症状。

（4）预防　广泛宣传、普及各种传染病的知识、消灭传染源，同时增强体质，调高机体免疫力，应尽早治疗原发病以及预防精神症状的出现。

（二）内脏功能疾病所致的精神障碍

内脏器官疾病所致的精神障碍是指各重要的内脏器官,如心、肝、肺、肾等出现严重疾病时所引起的精神障碍,主要有以下几种。

1. 肝性脑病

（1）病因与发病机制　慢性肝炎、急性重型肝炎、肝硬化和晚期肝癌等严重肝病所致的精神障碍,其发病机制可能与血氨增高及电解质紊乱有关。

（2）临床表现　早期表现为迟钝、寡言少动或兴奋、躁动,可有扑翼样震颤,随后可出现嗜睡、谵妄、昏睡直至昏迷。部分患者表现为幻觉、妄想或木僵,少数患者亦可出现人格改变或智能障碍。

（3）治疗　积极治疗原发病,避免各种诱因,必要时给予精神科药物对症治疗。

2. 肺性脑病

（1）病因及发病机制　慢性支气管炎、肺结核、肺纤维化以及呼吸机麻痹等引起严重肺功能不全所致的精神障碍、脑缺氧是其主要发病机制。

（2）临床表现　前驱期表现为头痛、耳鸣、不安、淡漠等神经症样症状。随后可出现各种意识障碍,从嗜睡、朦胧直至谵妄、昏迷;患者还可伴有神经系统体征,如癫痫发作及颅内压增高等表现。

（3）治疗　控制感染,改善肺功能,必要时可慎用小剂量抗精神病药物控制精神症状。

3. 心源性脑病

（1）病因及发病机制　由冠状动脉硬化、心内膜炎、风湿性和先天性心脏病等严重心脏疾病所致的精神障碍,其发病机制可能是心功能受损后继发脑血流量减少、脑缺氧或脑栓塞。

（2）临床表现　主要精神症状常见的有脑衰弱综合征、焦虑、恐惧、抑郁状态等,严重者可出现各种意识障碍。

（3）治疗　治疗原发病合并抗精神病药物控制精神症状。

4. 肾性脑病

（1）病因及发病机制　各种原因导致的急、慢性肾衰竭所致的精神障碍,其发病机制可能是内毒素的积聚、脑代谢障碍以及电解质紊乱等。

（2）临床表现　主要表现为各种不同程度的意识障碍,也可表现为幻觉妄想状态、抑郁状态、躁狂状态或痴呆状态。

（3）治疗　积极治疗原发病,必要时透析治疗,维持水、电解平衡,适当给予小剂量抗精神病药物对症治疗。

（三）内分泌疾病所致的精神障碍

1. 甲状腺功能亢进所致的精神障碍

（1）病因和发病机制　内分泌疾病所致的精神障碍是甲状腺素分泌过多、精神因素、病前性格特征共同作用的结果。

（2）临床表现　早期多见情绪不稳、紧张、过敏"三主征"（情感高涨、思维奔逸、意志增强),随着病情的进展可见幻觉妄想状态或类躁狂状态,老年人可出现焦虑抑郁状态。部分患者还可出现神经系统症状,如重症肌无力,帕金森综合征以及癫痫发作等。

(3)治疗 控制甲状腺功能亢进,抗感染,对症治疗精神症状及避免精神刺激等。

2. 甲状腺功能减退所致的精神障碍

(1)病因和发病机制 与甲状腺素分泌过少、脑血流量降低、血管阻力增大所致的脑缺氧和糖代谢障碍有关,脑水肿以及自体免疫作用和遗传因素也可能与精神障碍的发生有关。

(2)临床表现 主要表现为智力障碍,抑郁状态、幻觉妄想状态或类躁狂状态,严重者可出现意识障碍。

(3)治疗 主要是甲状腺素治疗,避免受寒及感染,慎用各种抗精神病药物,以免诱发昏迷。

3. 肾上腺皮质功能亢进所致的精神障碍

(1)病因及发病机制 与肾上腺皮质激素分泌过多以及血钾、血氯降低引起的碱中毒有关。

(2)临床表现 精神症状主要表现为抑郁状态,发生率高达60%~80%;此外,还可出现幻觉,人格改变,严重时可见痴呆状态或意识障碍等。

(3)治疗 本病应以原发病治疗为主,同时可小剂量给予抗精神病药对症治疗。

(四)系统性红斑狼疮所致的精神障碍

(1)病因及发病机制 此为一种自体免疫性疾病,精神症状的出现与脑内免疫复合物的沉积,抗脑细胞自身抗体等导致脑功能障碍有关。

(2)临床表现 疾病早期主要表现为脑衰弱综合征,严重时可出现各种意识障碍。慢性迁延患者可见精神分裂症样状态、抑郁状态和类躁狂状态,晚期可见人格改变和痴呆。

(3)治疗与预防

① 激素治疗 肾上腺皮质激素,如泼尼松、地塞米松等。

② 免疫抑制剂治疗 如环磷酰胺、硫唑嘌呤等。

③ 对症治疗 酌情给予抗精神病药或抗焦虑、抑郁药控制精神症状。

④ 预防 避免各种诱发或加重疾病的因素,如感染、不恰当使用抗结核药物、日光暴晒、磺胺类药物及抗生素等。此外,还应早期发现并积极治疗,以防止病情迁延或反复发作。

三、躯体疾病所致的精神障碍的护理

(一)护理评估

采用观察、交谈、身体检查,查阅病历记录等方式,收集患者的主、客观资料。

1. 主观资料

(1)一般表现 有无意识障碍及意识障碍的程度;定向力如何;对外界刺激的反应能力,主动、被动接触能力;合作情况;日常生活情况等。

(2)认知活动 评估患者错觉、幻觉、妄想的内容,出现的时间、频率等;评估患者有无思维迟钝、注意力不集中、交谈不切题等；了解患者是否存在记忆和智力障碍，有无性格改变。

(3) 情感活动　了解患者有无情绪低落、悲观绝望以及自杀行为，或兴奋话多、情绪不稳、易激惹等表现。

(4) 意志行为活动　观察患者有无烦躁不安、活动过度或躯体疲倦、少语少动等衰弱症状。

2. 客观资料

(1) 病史资料　了解导致患者精神障碍的原发躯体疾病的起病缓急、早期症状表现，与精神症状之间的关系、发展规律和演变过程；了解患者生活经历、性格特点、职业、生活方式、遗传因素等；了解患者既往有无发热、抽搐、昏迷、药物过敏史；了解有无精神病家族史。

(2) 护理检查　①躯体检查，检查体温、脉搏、呼吸、血压的情况，营养状况，有无缺氧、腹腔积液、黄疸等现象。②根据原发病的不同，有针对性地收集与本疾病相关的神经系统症状和体征，如脑膜刺激征、肌阵挛、共济失调等。③了解实验室及其他辅助检查结果。

(3) 心理、社会因素　了解患者的心理应激状态、心理矛盾等心理因素情况。居住条件拥挤、周围环境潮湿嘈杂、空气污染等社会因素均可成为精神障碍的诱发因素。此外，还要收集患者的经济情况、社会角色，以及社会支持系统等方面的资料。

(二) 护理诊断

(1) 急性意识障碍　①为躯体疾病所致。②与体温过高有关。

(2) 生活自理缺陷　①躯体疾病导致的移动受限。②与神经-肌肉病变及肢体运动障碍有关。

(3) 有受伤的危险　①与意识障碍有关。②与神经系统症状有关。③与精神症状有关。

(4) 感知改变　①与生理方面、病理的改变有关。②与精神症状有关。

(5) 焦虑　①与健康状况的变化、缺乏对疾病恰当的评价和认识、担心疾病的预后以及缺乏对治疗方法的了解有关。②与情感障碍有关。③与环境改变有关。

(6) 恐惧　①与健康状况及环境改变有关。②与情感障碍有关。③与不能预知疾病的后果有关。

(7) 思维过程改变　与躯体疾病所致的幻觉、妄想等精神症状有关。

(8) 保持健康能力改变　①与躯体疾病造成的思维过程改变、感知受损、沟通障碍有关。②与个人应对无效及缺乏与所患疾病相关的知识有关。

(三) 护理措施

1. 基础护理

(1) 持续评估患者的健康状况，为患者制定详细，适宜的护理计划。

(2) 加强对原发病的观察与护理。根据病情需要测量患者的体温、脉搏、呼吸、血压，观察意识状态、缺氧程度、尿量等。避免诱发因素，保持呼吸通畅，改善缺氧状态。

(3) 生活护理　做好清晨和晚间护理、冷暖护理、防压疮护理及防感染护理等。

（4）饮食护理　为患者提供易消化、营养丰富的饮食。对吞咽困难、不能进食者，给予鼻饲或静脉补充以保证营养代谢的需要。为患者创造清洁、舒适的进餐环境，在不影响治疗与病情许可的前提下，提供患者爱吃的食物。

（5）睡眠护理　①评估导致患者睡眠障碍的具体原因以及目前的睡眠型态，为患者创造良好的睡眠环境，如病房内空气新鲜，环境安静，温度、光线适宜等。②避免睡前兴奋，晚餐不宜吃得过饱，不宜多饮水。③为患者建立良好的生活规律，日间安排适当活动，以减少白天睡眠时间；做好睡前心理护理，对紧张、焦虑的患者，护理人员可在其视线内活动，让患者有安全感。④密切观察和记录患者的睡眠情况，教会患者一些有利于入睡的方法，必要时，可遵医嘱给予药物辅助入睡。

（6）排泄护理　①观察患者排泄情况：尿潴留时及时给予导尿，留置导尿者注意防止泌尿系感染；对伴有水肿、高血压的患者，或尿量在 500 mL/d 以下的少尿患者，应准确记录液体出入量，并适当限制水分摄入。②保持大便通畅：对便秘者，增加粗纤维饮食，必要时遵医嘱给予缓泻剂或灌肠。③对于长期卧床患者，要定时提供便器；对认知障碍的患者，帮助患者认识并记住卫生间的位置和标志，训练患者养成规律的排便习惯。

2. 安全护理

（1）评估患者可能受伤的因素，有无暴力行为和自杀观念，提供舒适、安静的环境，减少不良刺激和环境中对患者的潜在危险因素。

（2）严密观察患者的体温、脉搏、呼吸、血压的变化，以及意识状态、皮肤黏膜的情况等。发现患者体温骤升或骤降、呼吸表浅或急促、脉搏或心率过快或过缓、血压下降或升高、皮肤黏膜发绀等异常情况时应立即报告医生，并做好抢救的配合。

（3）对意识障碍的患者，应安置于重病室，由专人监护，防坠床、摔伤。

（4）对躁动不安的患者，应重点监护，可暂行约束。约束期间，经常检查躯体情况，防止意外。

（5）对于抑郁状态的患者，应将其安置于护理人员易于观察的环境中，避免其单独居住、单独活动。鼓励患者参加文娱活动。

3. 心理护理

（1）入院阶段　帮助患者尽快熟悉环境和适应病后所需的生活方式。建立相互信任的治疗性人际关系，鼓励患者表达自己的想法和需要，并给予他们发泄感情和悲伤的机会。从而减轻患者的焦虑、抑郁和恐惧等情感障碍的程度。帮助患者树立战胜疾病的信心，建立起有利于康复的最佳心理状态。

（2）住院阶段　指导患者了解疾病的病因，临床表现，告知患者用药的必要性，以及药物的有关不良反应。向患者解释：保持和增进健康需重视躯体疾病的治疗和护理；同时也不可忽视对精神障碍的治疗和护理。

（3）康复阶段　评估患者知识缺乏的程度及相关因素，因人而异地制定相应的活动计划及健康教育目标。鼓励患者多与社会接触，使其最大限度地保持和恢复其现存的沟通能力和社会功能。有计划地对患者进行生活能力的教育、培养和康复训练。

（四）健康教育

（1）患者　教会患者有关的自我护理方法，避免其过分依赖他人。指导患者掌握完成特定康复目标所需要的技术和方法。告知患者用药的注意事项,有关药物不良反应的处理方法;告知患者坚持全面康复治疗,可使身体功能得到最大程度的康复,使障碍程度降低到最低范围。嘱患者多与社会接触,保持乐观情绪,以增强战胜疾病的意志和信心。

(2)家属　告知患者家属,患者出院后仍需坚持服药,不要随意增减药量或骤然停药,定期复诊。为患者安排规律的生活,合理饮食,保证睡眠。对于残留智力障碍、人格改变或痴呆等后遗症症状,应加强教育,给予适当的体育锻炼及功能训练等康复措施,协助患者重建社交能力,最大限度地恢复社会功能。观察患者用药后反应,妥善保管好药物。如发现患者有躯体不适或病情波动应及早就医。

(五)护理效果评价

评价经过实施上述护理措施后,患者的生理及心理问题、精神症状是否得到控制和改善。

小　结

器质性精神障碍可分为脑器质性精神障碍和躯体疾病所致的精神障碍等。阿尔茨海默病是一种常见的脑器质性精神障碍,是一组病因不明的原发性退行性脑部变性疾病,多起病于老年或老年前期,临床表现以近期记忆力障碍为首发症状,逐渐加重为概括、判断、推理及计算能力等智能活动的全面减退。阿尔茨海默病目前尚无特效的药物治疗方法,阿尔茨海默病的治疗,首先应做好一般生活照料,并根据不同病情给予相应的护理。躯体疾病所致的精神障碍的躯体疾病因素并不是引起此类精神障碍的唯一因素,遗传因素、高龄、人格特征、环境因素及缺乏社会支持等均可能导致精神障碍的发生。实施多项护理措施后,患者的生理及心理问题、精神症状会得到控制和改善。

能力检测

单选题

1. 慢性脑病综合征一般不出现的精神障碍是(　　)。
A. 记忆障碍　　　　　　　　B. 思维障碍
C. 人格障碍　　　　　　　　D. 意识障碍

2. 最常见于急性躯体感染所致精神障碍的精神症状是(　　)。
A. 幻觉　　　　　　　　　　B. 妄想
C. 精神病性症状　　　　　　D. 意识障碍

3. 慢性脑病综合征的临床表现主要包括(　　)。
A. 精神自动症综合征　　　　B. 情感综合征
C. 遗忘综合征　　　　　　　D. 痴呆综合征
E. 恶性综合征

4. 下列说法不正确的是(　　)。

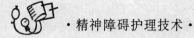
A. AD 又称阿尔茨海默病

B. 肺性脑病属于脑器质性精神病

C. 甲状腺功能亢进所致精神障碍可表现为类躁狂状态

D. pick 病的头颅 CT 为叶性脑萎缩

5. 阿尔茨海默病的早期症状主要为（   ）。

A. 性格改变   B. 记忆力减退

C. 情绪急躁易怒   D. 幻觉

E. 妄想

简答题

1. 简述脑器质性病变常见的综合征。

2. 简述躯体疾病所致的精神障碍患者的安全护理。

（晏志勇）

第八章 精神活性物质所致精神障碍患者的护理

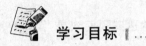 **学习目标**

掌握 精神活性物质、依赖、耐受性、戒断状态、强制性觅药行为、药物滥用等基本概念；精神活性物质所致精神障碍的发病原因；精神活性物质所致精神障碍患者的护理措施与健康教育。

熟悉 精神活性物质的分类；酒精所致精神障碍及阿片类物质所致的精神障碍的表现、戒断综合征及过量中毒表现；酒精所致精神障碍及阿片类物质所致精神障碍的治疗；精神活性物质所致精神障碍患者的护理评估、护理诊断、护理目标、护理评价。

了解 镇静催眠药、抗焦虑药物所致精神障碍的临床表现；精神活性物质所致精神障碍诊断与鉴别诊断；镇静催眠药及抗焦虑药物所致精神障碍的治疗。

第一节 精神活性物质所致精神障碍的疾病概述

常见的精神活性物质有酒类、阿片类、大麻、催眠药、抗焦虑药、麻醉药、兴奋剂、致幻剂和烟草等。使用精神活性物质后能够导致原本健康的人出现各种心理、生理症状，导致行为、反应方式的改变，使精神活动或社会功能下降。20世纪70年代以来，国际毒潮不断侵袭我国，我国吸毒人数不断上升，精神活性物质的使用已成为当今严重的世界性医学和社会问题。另外，我国吸烟、饮酒人群基数大，对健康所造成的影响也应引起重视。

一、概念

1. 精神活性物质

精神活性物质（psychoactive substances）是指来自体外，可影响精神活动，并可导致成瘾的物质。精神活性物质是能够影响人类心境、情绪、行为，改变人类意识状态，并有致依赖作用的一类化学物质。人们使用这些物质的目的在于得到或保持某些特殊的心理、生理状态。

2. 依赖

依赖（dependence）是指一组由反复使用精神活性物质所引起的行为、认知和生理症候群,包括对精神活性物质强烈的渴求,尽管明知对自身有害,但仍难以控制,持续使用。依赖的结果是导致耐受性增加、戒断症状和强制性觅药行为。

依赖分为躯体依赖和心理依赖。躯体依赖又称生理依赖,是指由于反复使用精神活性物质使机体产生了病理性适应改变,以致机体需要精神活性物质在体内持续存在,否则机体不能正常工作,表现为耐受性增加和戒断症状。心理依赖又称精神依赖,是指患者对精神活性物质强烈的渴求,以期获得服用后的特殊快感。

3. 耐受性

耐受性(tolerance)是指长期持续使用某物质,若欲达到预期效果,则需要增加该物质的剂量,若仅使用原剂量则效果明显降低。

4. 戒断状态

戒断状态(state of withdrawal)是指因减少或停用精神活性物质或使用拮抗剂所致的特殊心理、生理症候群,其机理是由于长期用药后,突然停药引起的适应性反跳。不同精神活性物质所致的戒断症状因其药理特性不同而不同,一般表现为与所使用物质药理作用相反的症状。

5. 强制性觅药行为

强制性觅药行为(compulsive drug seeking behavior)是指使用者将寻找药物作为自己一切活动的中心,高于任何其他活动,如责任、义务、道德等,是自我失去控制的表现,不是人们通常理解的意志薄弱、道德败坏。

6. 滥用

滥用(abuse)又称有害使用(harmful use),是指一种有悖于社会常规或偏离医疗所需的间断或不间断地自行使用精神活性物质的行为,是一种适应不良方式而反复使用某种物质导致不良后果(如不能完成工作、学业,损害了躯体、心理健康等)的行为。滥用者无明显的耐受性增加、戒断症状和强制性觅药行为。

二、精神活性物质的分类

根据精神活性物质的药理特性,目前分为以下七大类。

(1)中枢神经系统抑制剂　能抑制中枢神经系统,如酒精、巴比妥类等。

(2)中枢神经系统兴奋剂　能兴奋中枢神经系统,如咖啡因、苯丙胺、可卡因等。

(3)大麻　最古老、最有名的致幻剂,适量吸入或食入可使人产生欣快感,增加剂量可使人进入梦幻,陷入深沉而爽快的睡眠中。

(4)致幻剂　能改变人的意识状态和感知觉,如麦角酸二乙酰胺、仙人掌毒素等。

(5)阿片类　包括天然、人工合成或半合成的阿片类物质,如海洛因、吗啡、鸦片、哌替啶、美沙酮等。

(6)挥发性溶剂　如丙酮、甲苯等。

(7)烟草。

三、病因

目前认为,生物学因素、个体心理因素、社会环境共同参与了精神活性物质使用的整个过程。

1. 生物学因素

现已发现,脑内存在对吗啡有特殊亲和力的吗啡受体,推测依赖的形成与外源性吗啡与吗啡受体结合有关。另外,位于中脑边缘系统的"犒赏系统"是导致依赖的结构基础,是产生精神依赖和强制性觅药行为的根本动因。精神活性物质对"犒赏系统"的作用需神经递质的参与,例如,某些精神活性物质阻断突触间隙多巴胺的重吸收,使突触间隙中多巴胺增多,使大脑犒赏中枢发出愉悦的信号,使吸食者主观上产生陶醉感和欣快感。某些酶的异常在精神活性物质所致精神障碍中起到一定作用,如天生缺乏乙醛脱氢酶的个体,饮酒后乙醇变成乙醛,但乙醛不能继续转变为乙酸,导致乙酸堆积,出现严重的不良反应,阻止个体继续饮酒,不能形成酒依赖。此外,家系研究、双生子及寄养子研究发现,遗传因素在精神活性物质的依赖中起到重要作用。

2. 心理因素

研究发现,吸食者有明显的个性问题,如反社会性、易冲动、过度敏感、适应不良、缺乏有效的防御机制、追求即刻满足等。此外,许多患者处于未成年期,其心理处于不稳定期,容易受外界因素的影响而产生对某些精神活性物质的依赖。目前多用行为理论阐述精神活性物质产生依赖的形成机制,行为理论认为,精神活性物质具有明显的正性强化作用,如吸食后的快感;精神活性物质同样具有负性强化作用,例如,形成依赖后,由于戒断症状的出现,使用者不能自拔,必须反复使用精神活性物质才能解除戒断症状,最终使依赖行为成为顽固的牢不可破的行为模式。

3. 社会因素

社会环境、社会文化背景、社会制度、社会生活状况对精神活性物质的使用都有影响,社会环境决定了药物的可获得性,社会环境的动荡是加剧或促进酗酒及吸毒的因素。社会文化背景决定了某些精神活性物质的可接受性,社会制度决定了药物滥用和毒品的流行。另外,家庭矛盾、家庭成员吸毒等对个体精神活性物质的使用都有影响。

第二节 常见的精神活性物质所致精神障碍

一、临床表现

(一)酒精所致精神障碍

知识链接

酒精的代谢

酒精在小肠吸收后,经血液循环进入全身脏器,少部分经呼出的气体、尿、汗排泄;大部分在肝脏内经乙醇脱氢酶系统和微粒体乙醇氧化系统代谢为乙醛、乙酸,最后代谢为水和二氧化碳,此过程需一些酶及辅酶的参与,产生一些中间产物,如氢离子、丙酮酸、嘌呤类物质等。大量饮酒后出现高乳酸血症、高尿酸血症。长期大量饮酒使体内脂肪氧化受阻,形成脂肪肝、高脂血症、动脉硬化等,大量酒精能够损害肝细胞,导致酒精性肝炎、肝硬化等。

酒精是亲神经物质,被吸收后广泛分布在身体的各器官系统。当少量饮酒时,可使人产生欣快、健谈、控制能力下降及轻度的行为障碍;一次大量饮酒可引起急性精神神经症状;长期饮酒可以引起各种精神障碍。酒精所致的精神障碍大体上分为急性酒精中毒和慢性酒精中毒两类。

1. 急性酒精中毒

(1) 单纯性醉酒　它又称普通醉酒状态,是由一次大量饮酒引起的急性中毒状态,其严重程度与血液酒精浓度及酒精代谢速度有关,主要表现为冲动行为、易激惹、判断力及社交功能受损,并有口齿不清、共济失调、步态不稳、眼球震颤、呕吐等表现。若中毒较深,出现意识障碍,甚至可致呼吸、心跳抑制,有生命危险。

(2) 病理性醉酒　个体特异性体质对酒精产生的过敏反应,表现为小量饮酒引起精神病性发作,出现意识障碍、定向力受损,多伴有紧张惊恐、片段幻觉妄想,常突然产生攻击行为。病理性醉酒发生突然,持续数分钟到数小时,多以深睡告终,醒后患者对发作过程不能回忆。

(3) 复杂性醉酒　介于单纯性醉酒和病理性醉酒之间的一种中间状态。患者均有脑器质性疾病或躯体疾病,如癫痫、颅脑外伤、脑血管病等,在此基础上,患者对酒精耐受力下降,当饮酒过量时,发生急性中毒反应,出现意识障碍,常伴有错觉、幻觉、被害妄想、攻击行为。少数患者处于极度抑制状态:号啕大哭、自责自罪、易出现自杀行为,发作持续数小时,醒后对事件经过可部分回忆。

2. 慢性酒精中毒

慢性酒精中毒是由于长期饮酒导致的精神和躯体方面受损及社会功能受损,其临床表现及并发症包括如下几种。

(1) 酒依赖　俗称酒瘾,由于长期饮酒所致的一种特殊心理状态。其特征为对饮酒的渴求,无法控制。固定的饮酒模式,必须在固定时间饮酒而不顾场合,以缓解戒断症状。饮酒高于一切,高于事业、家庭和社会活动。耐受性逐渐增加,饮酒量逐渐增加。当减少饮酒量或延长饮酒间隔时间,体内酒精浓度下降时,会出现戒断症状,常见症状为四肢和躯干震颤、共济失调、情绪急躁及出汗、恶心、呕吐等。若及时饮酒,以上症状可马上消失。反复出现戒酒后重新饮酒,并可在短时间内再次出现原来的状态。

(2) 戒断综合征　长期大量饮酒者停用或减少饮酒量后所引起的一系列躯体和精神症状及社会功能受损。单纯性酒精戒断反应,为长期大量饮酒者停用或骤减饮酒量,数小时后出现自主神经功能亢进,如出汗、心动过速、血压升高,眼睑、舌、双手震颤、失眠、厌食、焦虑、头痛、恶心、呕吐,短暂的视、触、听幻觉或错觉。一般在戒酒后 8 h 内出现,24~72 h 达高峰,2 周减轻。震颤、谵妄,为长期大量饮酒者突然停用或减少饮酒量引发的一种历时短暂,并伴有躯体症状的急性意识模糊状态,其主要表现为经典的三联征,包括伴有生动幻觉或错觉的谵妄、全身肌肉震颤和行为紊乱。幻觉多为恐怖性幻视,如可怕的小动物、丑陋的面孔等,患者出现极度恐惧或冲动行为,常伴有自主神经功能亢进,昼轻夜重。震颤谵妄持续时间一般为 3~5 天,恢复后部分或全部遗忘。少数患者因感染、衰竭、外伤而死亡。

(3)酒精中毒性幻觉症　长期饮酒者突然停用或减少饮酒量后 48 h 内出现幻觉症,常见现象为原始性幻视及评论性和命令性幻听,内容对患者不利,如责骂、威胁等。病程可为数小时、数天或数周,不超过 6 个月。

(4)酒精中毒性妄想症　慢性酒精中毒者,在意识清楚下出现嫉妒妄想与被害妄想,受妄想支配可出现攻击、凶杀行为。起病缓慢,病程迁延,如坚持戒酒,症状可逐渐减轻。

(5)酒精中毒性脑病　长期大量饮酒引起的脑器质性损害,是最为严重的精神病状态。临床上以谵妄、记忆力缺损、痴呆和人格改变为特征,大部分患者不能恢复正常。常见于柯萨可夫精神病,临床以近记忆缺损、虚构和错构、定向力损害为主要表现,也可表现为幼稚、欣快和感觉运动失调。多数预后不良,最终发展为痴呆。韦尼克脑病,为一种代谢性脑病,因大量饮酒又不进食,引起硫胺、维生素 B_1 缺乏。临床表现为眼球震颤、眼球不能外展、意识障碍,伴有定向障碍、记忆障碍、震颤谵妄等。大量补充维生素 B_1 可使眼球症状很快消失,但记忆障碍很难恢复。部分患者转为柯萨可夫精神病或痴呆。酒精中毒性痴呆,缓慢起病,表现为短期、长期记忆障碍,抽象思维及理解判断障碍,人格改变,部分患者有大脑皮质功能受损的表现,如失语、失认、失用等。严重者生活不能自理,多因躯体并发症死亡。

(二)阿片类物质所致的精神障碍

阿片类物质是指任何天然的或合成的对机体产生类似吗啡效应的一类物质,包括阿片、阿片中提取的生物碱吗啡、吗啡衍生物海洛因及人工合成的哌替啶、美沙酮等。

知识链接

6 月 26 日——"国际禁毒日"

联合国于 1987 年 6 月 12 日至 26 日在奥地利维也纳举行了"联合国麻醉品滥用和非法贩运问题国际会议"。会议提出了"爱生命,不吸毒"的口号,与会 138 个国家的 3000 多名代表一致同意将每年的 6 月 26 日定为"打击麻醉品滥用和非法贩运国际日",简称"国际禁毒日",以引起世界各国对毒品问题的重视。

研究者发现,在脑内和脊髓内存在阿片受体,这些受体分布在痛觉传导区及与情绪和行为相关的区域与阿片类物质的镇痛与欣快有关。阿片类物质具有镇痛、镇静作用,能抑制呼吸、咳嗽中枢及胃肠蠕动,同时能兴奋呕吐中枢和缩瞳作用。阿片类物质所致的精神障碍主要表现如下。

(1)阿片类物质依赖　常见为海洛因依赖,吸毒者开始时将海洛因粉末加入香烟中抽吸,随后将粉末置于锡纸上加热烫吸,及静脉注射或皮下注射。连续使用 2 周至 1 个月可成瘾,一旦形成依赖,吸毒将成为生活中唯一的目标,最终沦为没有人格、没有社会功能、违法犯罪的瘾君子。

① 一般表现　初尝阿片类物质多数人会产生恶心、呕吐、头昏、全身乏力、焦虑等感觉，随后这种感觉逐渐消退，而快感逐渐显露，很快产生依赖等一系列症状。

② 精神症状　情绪低落、消沉、易激惹，服药后则情绪高涨、思维活跃。同时性格变得自私、说谎、诡辩、缺乏责任感。还表现为记忆力下降、注意力不集中、主动性及创造性降低、失眠、昼夜颠倒等，但智力障碍不明显。

③ 躯体症状　营养状况差、食欲减退、体重下降、便秘、皮肤干燥、性欲减退，男性出现阳痿，女性出现月经紊乱、闭经。还表现为头晕、冷汗、体温升高或降低、心悸、心动过速等。

④ 神经系统症状　可见震颤、步态不稳、缩瞳、腱反射亢进等。

(2) 戒断综合征　严重程度与阿片类物质的种类、用药剂量和用药的持续时间有关。症状在戒断后 8～12 h 出现，36～72 h 达高峰，持续 3～10 天后明显减轻或消失。最初表现为打哈欠、流泪、流涕、寒战、出汗等。随后出现各种戒断症状，如厌食、恶心呕吐、腹泻、腹痛、瞳孔扩大、全身骨骼、肌肉酸痛及肌肉抽搐、心跳加速、呼吸急促、血压升高、失眠、抑郁、烦躁不安、意识障碍、嗜睡、谵妄，伴有生动的幻觉等。在戒断反应期间，患者可出现抱怨、恳求、不择手段的求药行为。

(3) 过量中毒　表现为意识不清甚至深度昏迷。呼吸极慢，甚至每分钟 2～4 次。皮肤冰冷、体温下降、血压下降。瞳孔缩小，缺氧严重时，瞳孔可扩大，对光反射消失。肌肉松弛、舌后坠阻塞气道导致窒息等。其特征性表现为昏迷、呼吸抑制、针尖样瞳孔三联征。

(4) 并发症　主要为营养不良、便秘和感染性疾病。静脉注射可引起肝炎、肺炎、梅毒、破伤风、皮肤脓肿、蜂窝织炎、血栓性静脉炎、败血症、细菌性心内膜炎、艾滋病等。孕妇可发生死胎、早产、婴儿体重过低、新生儿死亡率高等。

(5) 复吸　是依赖者在主动或被动躯体脱毒后重新开始吸毒的行为，一般发生在脱毒后 1～2 周，调查显示半年复吸率达 95%。依赖者的吸毒模式为吸毒—脱毒—复吸—再脱毒—再复吸的无限循环，不断加重的有害方式。

(三) 镇静催眠药所致精神障碍

镇静催眠药包括巴比妥类及非巴比妥类。巴比妥类依据半衰期的长短分为超短效、短效、中效及长效。短效巴比妥类药物，如司可巴比妥等为最易成瘾的催眠药物之一。非巴比妥类药物如水合氯醛、甲丙氨酯等也易成瘾。

(1) 镇静催眠药依赖　长期大量服用镇静催眠药主要引起人格改变和智力障碍。人格改变主要表现为丧失进取心，对家庭、社会没有责任感，患者变得孤僻、意志消沉、自私、说谎，不择手段偷药、骗药。智力障碍表现为创造力和主动性降低、记忆力下降、注意力不集中、计算力和理解力受损。躯体出现消瘦、乏力、食欲下降、皮肤无光泽、面色灰暗、多汗、性功能减退甚至中毒性肝炎。神经系统出现舌震颤、手震颤、腱反射亢进、踝阵挛、锥体束相关体征阳性等。

(2) 戒断综合征　一般在停药 1～3 天后出现，轻者浑身难受、虚弱无力、头痛、失眠、心慌、眩晕等。重者全身肌肉抽搐、癫痫大发作、意识障碍、出现幻觉、兴奋、冲动等。镇静作用越强的药物,戒断症状越重,持续 2～3 周后恢复正常。

(3) 过量中毒 一次大量服用巴比妥类药可引起急性中毒,表现为意识障碍、轻躁狂状态,伴有震颤、吐字不清、步态不稳等神经系统体征,重者可致死亡。

(四)抗焦虑药物所致精神障碍

抗焦虑药物特别是苯二氮䓬类药物临床应用广泛,一旦使用不当,易产生依赖。

(1) 抗焦虑药物依赖 长期大量服用,随着药量的增加,会出现人格改变,轻者为易激惹、意志薄弱、说谎、偷药、骗药、缺乏责任感等,一般智能改变不明显。躯体出现消瘦、面色苍白、无力、皮肤无光泽、性功能减退。神经系统可出现肌张力低下、腱反射减低或消失、步态不稳等。

(2) 戒断综合征 停药 1～3 天后出现明显的症状,常见失眠、焦虑、头疼、耳鸣、全身无力、出汗、震颤,重者可见一过性幻觉、兴奋、不眠、癫痫大发作、谵妄等,一般持续 2～4 周。

(3) 过量中毒 一次大量服用可引起急性中毒,表现为意识障碍,重者可致死亡。

二、诊断与鉴别诊断

(一)诊断标准

(1) 症状标准 有精神活性物质进入体内的证据,并有理由推断精神障碍是该物质所致;出现躯体或心理症状,如中毒、依赖、戒断综合征、精神病性症状及情感障碍、残留性或迟发性精神障碍等。

(2) 严重标准 社会功能受损。

(3) 病程标准 除残留性或迟发性精神障碍外,精神障碍发生在精神活性物质直接效应所能达到的合理期限内。

(4) 排除标准 排除其他精神障碍。此外,若为多种精神活性物质所致精神障碍,则应分别作出诊断。

(二)鉴别诊断

精神活性物质急性中毒与癫痫、脑血管意外等脑器质性疾病的急性发作及躯体疾病引起的谵妄或急性躁狂相鉴别;精神活性物质慢性中毒出现的幻觉、妄想等与精神分裂症或偏执性精神病相鉴别;出现记忆、智力障碍、人格改变与阿尔茨海默病、脑血管性痴呆相鉴别。

三、治疗

由于患者对精神活性物质强烈的渴求,必须在隔离的环境中进行脱毒治疗,治疗期间杜绝一切成瘾物质的来源。采用药物治疗、心理治疗、康复治疗等综合性治疗,还应根据个体的具体情况进行个体化治疗。此外,需争取社会支持,加强社会干预,改善社会环境,消除各种不良因素,预防复发。

(一)酒精所致精神障碍的治疗

(1) 戒酒 戒酒是治疗能否成功的关键,轻者可一次性戒断,重者可逐渐戒断,避免出现严重的戒断症状。在戒酒期间尤其戒酒开始的第 1 周,要密切观察与监护患者的体温、脉搏、血压、意识状态和定向力,及时处理发生的戒断反应。

(2) 对症治疗　针对患者出现的焦虑、紧张和失眠症状,可用抗焦虑药,如使用地西泮、氯硝西泮、阿普唑仑等对症处理。若患者出现明显的兴奋躁动、幻觉妄想等,可给予小剂量抗精神病药。对情绪抑郁者,可给予抗抑郁剂治疗。

(3) 支持治疗　多数患者有神经系统损害,躯体营养状态较差,可给予神经营养剂,同时补充大量维生素,特别是 B 族维生素。改善患者的营养状态,维持水、电解质平衡。对合并有胃炎和肝功能异常的患者,一般常规使用治疗胃炎的药物和保护肝脏的药物。

(4) 心理治疗　临床实践证明,行为疗法对帮助患者戒酒有一定的作用。戒酒硫能抑制乙醛脱氢酶,使酒精代谢停留在乙醛阶段,造成乙醛在体内聚集。患者如在服药期间饮酒,可产生乙醛引起的恶心、头痛、胸闷、焦虑和心率加快等,使患者厌恶饮酒。其他心理治疗方法,如支持心理治疗、认知心理治疗等也有助于戒酒和预防复发。

(二) 阿片类物质所致精神障碍的治疗

(1) 脱毒治疗　通过躯体治疗减轻戒断症状,预防由于突然停药对健康的影响。

① 替代治疗　利用与毒品有相似作用的药物代替毒品以减轻戒断症状的严重程度,使患者能够耐受,再将替代药物逐渐减少,直至停用。目前常用的替代药物有美沙酮、丁丙诺啡等。使用剂量视患者的具体情况而定,然后依据患者的躯体反应逐渐减量,只减不加,先快后慢,限时减完,整个治疗一般需 2～3 周。

② 非替代治疗　可乐定为 α_2 肾上腺素能受体激动剂,用于脱毒治疗的辅助治疗,可抑制撤药后出现的流泪、流涕、打哈欠、骨骼肌肉酸痛、恶心、呕吐、厌食、出汗、寒战、心动过速等症状,还可用中草药、针灸、镇静催眠药等。

(2) 对症支持治疗　患者所出现的精神症状可用精神药物治疗。同时加强营养支持,可用能量合剂促进大脑细胞的代谢。

(3) 过量中毒的处理　首先,抢救呼吸抑制者,保证足够的肺通气,必要时气管插管、气管切开或使用呼吸机。其次,静脉给予阿片类拮抗剂纳洛酮,表现为呼吸增快、瞳孔由中毒时的针尖样变大,必要时可数分钟后重复使用。

(4) 预防复吸和康复治疗　纳曲酮为阿片受体拮抗剂,脱毒后复吸者服用纳曲酮后,再用阿片类物质便不会产生欣快感,从而减轻了患者对阿片类物质的心理渴求。

(5) 心理-社会干预　对脱毒者给予行为治疗、认知治疗、家庭治疗等综合康复治疗,防止复吸,促进康复。吸毒不仅是一个医学问题,更是一个社会问题,需全社会乃至全世界的共同参与,改变社会环境,断绝毒品来源。联合国将每年的 6 月 26 日定为"国际禁毒日",以引起世界各国对毒品的重视。

(三) 镇静催眠药及抗焦虑药物所致精神障碍的治疗

(1) 戒药　首先换用长效的同类药物替代,如苯二氮䓬类药物依赖者可换用地西泮或氯硝西泮,然后逐量降低替代药物剂量,在 2～4 周内撤完。并对症处理减药过程常见的失眠、焦虑、抑郁等症状。

(2) 急性中毒处理　抢救巴比妥类药物中毒的关键在于洗胃和增加排泄。氟马西尼可用于地西泮类药物的过量中毒,效果显著。

第三节 精神活性物质所致精神障碍患者的护理

一、护理评估

(一)生理方面

(1)了解患者使用何种精神活性物质、应用的方式、时间、用量及间隔时间等,治疗情况及治疗药物的不良反应。

(2)患者有哪些戒断症状,症状的严重程度如何。

(3)了解患者的一般状况,包括:生命体征是否平稳;是否存在营养不良、极度消瘦;皮肤有无注射痕迹或瘢痕等。

(4)注意患者神经系统状况,有无腱反射改变、周围神经损伤等。

(5)躯体戒断症状,有无打哈欠、流涕、发热、肌肉疼痛、腹痛、恶心呕吐、腹泻、震颤、共济失调、睡眠障碍等。

(6)了解患者有无感染、消化系统疾病、心血管系统疾病、性病等。

(7)了解患者实验室及其他辅助检查结果。

(二)心理方面

(1)认知活动 有无知觉障碍,如出现幻觉;有无思维障碍,如酒精中毒出现的妄想;有无智力与记忆障碍,如遗忘、错构、虚构症等;有无注意力和定向力障碍;是否有自知力。

(2)情感活动 戒断时有无情绪变化,如出现焦虑、抑郁、紧张、恐惧等不良情绪。急性酒精中毒时,有无兴奋、吵闹、易激惹、情绪不稳等。停药时,患者是否对以往行为感到自责、悲伤、羞愧等。

(3)意志行为活动 了解患者的用药动机,如好奇、追求快感、逃避现实等。用药后是否改变了原有的生活方式。在戒断过程中防卫机制的应用情况,如有无抱怨、诉苦、争执等。在脱瘾治疗时是否不惜一切代价持续用药。了解患者是否存在人格缺陷、缺乏自信、缺乏决策能力等。

(三)社会方面

(1)有无社会功能受损,特别是人际交往与沟通能力。

(2)与家庭成员的关系有无受损,有无子女教养不良、婚姻破裂等。

(3)社会支持系统的状况是否正常,家庭成员是否用精神活性物质,家庭成员、朋友、同事对患者的关心及支持程度。

二、护理诊断

(一)生理方面

(1)营养失调(低于机体需要量) 与消化系统功能障碍、缺乏食欲等有关。

(2) 睡眠型态改变　与情绪障碍导致入睡困难或戒断症状有关。

(3) 有感染的危险　与机体抵抗力下降、卫生习惯不良等有关。

(4) 急性意识障碍　与酒精或药物过量中毒、戒断反应等有关。

（二）心理方面

(1) 感知改变　与酒精或药物过量中毒、戒断反应等有关。

(2) 思维过程改变　与酒精或药物过量中毒、药物依赖导致中枢神经系统受损、戒断反应有关。

(3) 焦虑　与调适困难、需要未获满足、戒断症状有关。

(4) 自我概念紊乱　与缺乏正向反馈、家庭关系不良、社会支持缺乏等有关。

(5) 个人应对无效　与不适当的调适方法、认知歪曲、支持系统缺乏等有关。

（三）社会方面

(1) 生活自理能力缺陷　与躯体并发症、戒断症状等有关。

(2) 暴力危险　与酒精或药物中毒、戒断综合征或个人应对机制无效有关。

(3) 有出走的危险　与认知障碍、自控能力降低有关。

(4) 社交障碍　与人格改变、行为退缩等有关。

(5) 自我概念紊乱　有感染的危险等。

三、护理目标

（一）生理方面

(1) 患者能够维持正常的营养状态。

(2) 患者的睡眠得到改善。

(3) 患者未发生躯体感染性疾病。

(4) 急性中毒患者生命体征平稳，未出现并发症。

（二）心理方面

(1) 患者戒断症状得到控制，感知和思维过程恢复正常。

(2) 患者能够控制自己的不良情绪和行为，未发生暴力冲动和出走行为。

(3) 患者能纠正不正确的认知，出院后能认真执行戒毒、戒酒计划并主动配合。

(4) 患者能够建立正向的自我概念和积极的应对机制。

（三）社会方面

(1) 患者的生活自理能力得到提高。

(2) 患者未发生暴力冲动行为和出走行为。

(3) 患者能够建立正确的行为模式和有效的人际交往关系，主动承担家庭和社会责任。

(4) 患者能主动参与各种社会活动，有效利用社会支持资源。

四、护理措施与健康教育

（一）生活护理

（1）饮食护理　精神活性物质依赖者饮食无规律，大多食欲下降、厌食，戒断反应重者甚至拒食，护理人员应观察患者进食情况，给予易消化、营养丰富的饮食，食物应色、香、味俱全以便唤起患者的食欲。对进食困难者，由护理人员协助喂食，必要时鼻饲或静脉给予营养支持。

（2）睡眠护理　患者在戒断后常常存在失眠，如不及时纠正，患者的注意力会集中在躯体不适感上，易诱发复吸或对镇静催眠药物的依赖，应协助患者改善睡眠状况，如为患者创造舒适、安静的睡眠环境。指导患者建立规律的作息时间，白天参加各种工疗娱疗活动，睡前避免剧烈运动、避免过度兴奋，睡前不宜过饱或太饿，不宜大量饮水；睡前可听一些轻柔的音乐，用温水洗澡，可做足部按摩促进睡眠，护理人员应密切观察患者的睡眠状况。

（3）个人卫生护理　保持床单位清洁、干燥、舒适。加强口腔护理、皮肤护理、排泄护理等。

（二）安全护理

首先为患者提供安全的环境，护理人员应以平静、同情的态度对待患者。对于有人格障碍的患者，注意方式、方法，既要坚持原则，又要正确疏导，避免直接冲突。对于戒断反应严重的患者，难以克制生理上的痛苦和心理上的依赖，会有出走行为，护理人员要注意防范。

（三）对症护理

（1）戒断症状护理　脱瘾者出现流泪、流涕、打哈欠后出现全身酸痛、心悸、胸闷、发热、发冷、出汗等全身症状，护理人员需密切观察，尽早发现症状，适时用药，减轻患者痛苦。在戒毒期间患者应卧床休息，避免剧烈活动，站立时应缓慢，不宜突然改变体位。

（2）过量中毒护理　首先确定是何种精神活性物质，再给予适当的处理，如洗胃、给予拮抗剂等。同时密切观察患者的生命体征，保持呼吸道通畅，保持水和电解质酸碱平衡，预防各种并发症的发生。

（四）并发症护理

该类患者多伴有其他疾病，如心血管疾病、神经系统损害、肝炎、性病等，对此要进行相应的护理。护士在操作时严格按照无菌规程，防止交叉感染。

（五）用药护理

用药治疗期间，应密切观察患者的不良反应，做好危重患者的抢救和护理。同时病房内备好抢救药品及用品。

（六）心理护理

首先要建立良好的治疗性护患关系，尊重患者，耐心倾听患者的叙述，传递出愿意帮助患者的愿望。矫正患者的不良行为，培养患者采取正确的应对方式来对待和处理心理问题,帮助患者重新认识自己,以积极的态度看待自己,对自己重拾信心,鼓励患者参加各种有益的活动,以转移对精神活性物质的渴求。向患者及家属提供有关精神活性物质滥用和成瘾的知识及复吸的危险,使患者能自觉配合治疗,能够告别以往的生活方式和生活环境。

（七）其他方面护理

精神活性物质的滥用是一个社会问题,对患者的护理需要家庭、社区、社会三方的参与。

五、护理评价

（一）生理方面

（1）患者营养状态、睡眠状况等是否得到改善。

（2）患者有无躯体感染性疾病及其他并发症。

（3）急性中毒患者生命体征是否平稳,是否发生并发症。

（二）心理方面

（1）患者的戒断症状是否得到控制,感知和思维过程是否恢复正常。

（2）患者能否控制不良情绪,纠正不正确的认知,认真执行戒毒、戒酒计划。

（3）患者是否建立正向的自我概念和积极的应对机制。

（三）社会方面

（1）患者的生活自理能力有无提高。

（2）患者有无冲动行为、自杀行为和出走行为。

（3）患者是否可以与他人有效沟通,建立有效的人际关系,并主动承担社会责任。

（4）患者能否主动参与各种活动,利用社会支持资源。

小 结

精神活性物质是指来自体外,可影响精神活动,并可导致成瘾的物质。精神活性物质能够影响人类心境、情绪、行为,改变人类意识状态,并有致依赖作用。人们使用这些物质的目的在于得到或保持某些特殊的心理、生理状态。

能力检测

单选题

1. 以下哪一项不是酒精依赖的特征?（ ）

A. 强烈的饮酒欲望 　　　　　　B. 耐受性增加

C. 难以控制自己的饮酒行为 　　D. 无戒断症状

E. 明知饮酒会导致各种不良后果,仍坚持饮用

2. 在终止饮酒 2 天后,患者出现激越症状,凭空听到其他患者称他是同性恋,而患者意识清晰,定向力完整。患者出现的症状为（ ）。

A. 精神分裂症　　　　　B. 震颤谵妄　　　　　C. 酒精性幻觉症

D. 药物中毒　　　　　E. 焦虑障碍

3. 当护士听到酒精依赖患者说："酒可以帮助我睡眠"时,护士应如何回答?（　　）

A. 酒精根本不能帮助睡眠

B. 没有任何证据证实酒精可以帮助睡眠

C. 晚餐喝酒可以帮助睡眠

D. 大剂量的酒精使大脑处于抑制状态,导致人昏昏欲睡

E. 喝酒多了可以帮助睡眠

4. 关于酒精戒断反应,下列哪项论述不正确?（　　）

A. 一般在停饮后 24～72 h 出现震颤谵妄

B. 多在停饮后立即出现癫痫样发作

C. 单纯戒断反应可有短暂的幻觉、妄想

D. 复杂的戒断反应包括癫痫、震颤谵妄、幻觉症、人格改变等

E. 酒精戒断反应可表现出意识模糊、知觉异常

5. "冰毒"是指（　　）。

A. 杜冷丁　　　　　B. 地西泮　　　　　C. 甲基苯丙胺

D. 麦角酸二乙酰胺　　　E. 尼古丁

6. 对酒精依赖患者开始个体治疗时,下列哪项护理措施正确?（　　）

A. 患者学会表达自己的感受

B. 使患者在家庭中建立新的角色

C. 给予镇静安眠药,缓解患者焦虑紧张情绪

D. 对患者的愤怒行为不去理睬

E. 使患者产生对酒的厌恶感

7. 戒断症状是指（　　）。

A. 停止使用药物后所出现的特殊心理、生理症候群

B. 增加使用剂量后所出现的特殊心理、生理症候群

C. 使用药物后所出现的特殊心理、生理症候群

D. 换用其他药物后所出现的特殊心理、生理症候群

E. 改变使用途径后所出现的特殊生理症候群

8. 依赖,除了出现耐受性和戒断症状外,还具有以下哪种行为特征?（　　）

A. 使用精神活性物质的剂量可以控制　　　B. 成瘾物质不为第一需要

C. 出现社会、心理和躯体损害　　　　　D. 没有复发倾向

E. 生理性适应状态

9. 关于阿片类物质依赖的替代治疗,常用的药物有（　　）。

A. 可乐宁　　　　　B. 中草药、针灸　　　　　C. 美沙酮

D. 镇静催眠药　　　E. 莨菪碱类药物

10. 属于阿片类的药物是（　　）。

A. 地西泮　　　　　B. 甲基苯丙胺　　　　　C. 杜冷丁

D. 麦角酸二乙酰胺　　　　　　　E. 尼古丁

11. 导致药物滥用的社会因素不包括（　　）。

　　A. 成瘾物质的可获得性　　　　　B. 家庭因素

　　C. 同伴影响、同伴间压力　　　　　D. 文化背景

　　E. 个性特征

12. 张某，男，55岁，有长期饮酒史，近期出现情绪低沉，想死，由家属送来急诊，当时呼吸有明显酒味。对这样有自杀意图的酒精依赖者，最合适的护理措施是（　　）。

　　A. 耐心说服，劝其不要自杀　　　　B. 立即住院治疗

　　C. 每日一次心理治疗　　　　　　　D. 每日一次群体心理治疗

　　E. 使用大剂量镇静剂

13. 李某，男，35岁，阿片依赖患者，在戒毒治疗过程中向护士要求不要告诉其家人，护士应该如何回答？（　　）

　　A. "让你的朋友告诉你父母。"

　　B. "难道你没有认识到你的行为已经影响到你的家庭？"

　　C. "你应该在将来的某一天告诉你父母。"

　　D. "假如告诉你父母会发生什么情况？"

　　E. "你怎么可以不告诉你的父母呢？这是不诚实的行为。"

14. 某男，55岁，有长期大量饮酒史，停止饮酒10 h后出现手、舌或眼睑震颤，并有恶心或呕吐、失眠、头痛，表现为焦虑不安、心跳加快、出汗增多。此时对此患者最好的处理方法是（　　）。

　　A. 使用抗精神病药物　　　　　　　B. 使用止呕药物

　　C. 使用苯二氮䓬类药物　　　　　　D. 使用抗胆碱药物

　　E. 暂不用药，注意观察

15. 某女，66岁，因睡眠不好服用地西泮1个月，服药后睡眠情况改善。但是一旦停药，患者就出现入眠困难、多梦，严重干扰睡眠，患者不得已再次服用该药物。此时对此患者最好的处理方法是（　　）。

　　A. 加大药物剂量　　　　　　　　　B. 加用其他巴比妥类药物

　　C. 缓慢减量或用长效的巴比妥类药物来替代　　D. 继续服药，不用处理

　　E. 马上停止服药

（16～18基于以下病例）

某男，24岁，入院6 h后突然出现头痛、呕吐、腹泻、流泪、震颤、流涕、打哈欠等症状，同时自诉全身骨头痛，坐立不安。查体可见双上肢静脉有多处陈旧性瘢痕。

16. 护士为患者采集病史时应特别注意询问（　　）。

　　A. 头痛史　　　　　　　B. 平时睡眠情况　　　　　C. 药物滥用史

　　D. 吸烟史　　　　　　　E. 呕吐、腹泻的程度

17. 如果此患者乞求护士注射杜冷丁，其主要目的可能是（　　）。

　　A. 镇痛　　　B. 止呕　　　C. 镇静　　　D. 止泻　　　E. "过瘾"

18. 如果予以盐酸吗啡10 mg静脉注射后，患者所有症状很快缓解甚至消失，则

可基本确诊该患者有（　　）。

    A. 可卡因依赖   B. 大麻依赖

    C. 巴比妥类药物依赖   D. 阿片类物质依赖

    E. 苯丙胺依赖

（19～20 基于以下病例）

    某男，17 岁，高三学生，每天有做不完的作业、考不完的试。一年前因父母离异而时常心情烦闷，在偶然的机会中遇到初中同学，在其怂恿下开始玩游戏，吸食安非他明。最近常在半夜听到有人设法闯入他家且要杀他，从而深感不安，常出现恐惧、失眠、焦虑。感觉同学都在议论他，说他坏话，黑板、讲桌等都会扭曲变形，有时还会对着墙上的裂缝大叫："有蛇！有蛇！"

    19. 这个学生告诉护士他吸食安非他明是因为心情烦闷，下面哪种短期目标最重要且需立即执行？（　　）

    A. 准备健康教育

    B. 加强学校管理

    C. 在入院治疗的同时帮助患者建立规律的作息时间

    D. 立即报告给其父母

    E. 使用抗精神病药物

    20. 在此学生戒毒过程中，其父母请求护士帮助，下列措施正确的是（　　）。

    A. 父母告诉患者戒毒的费用由他们承担

    B. 在此学生戒毒过程中父母告诉学生由他们精心照顾

    C. 父母告诉学生他们无能为力

    D. 父母告诉学生他的行为是如何影响他们家的每一个成员

    E. 父母告诉学生再吸毒就把他送到戒毒所

（崔巧玲）

第九章 应激相关障碍患者的护理

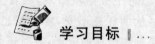

掌握　应激相关障碍的定义。
　　　应激相关障碍的患者的护理措施。
熟悉　应激相关障碍病因、临床特点、预后与治疗。

第一节　概　　述

一、概念

应激(stress)是指机体在受到内、外环境因素的刺激时所出现的非特异性全身反应,又称应激反应(stress response),而刺激因素被称为应激原。

通常应激引起的防御反应对机体起到一定的保护作用,不一定会引起病理改变过程,但当应激反应超出一定强度或持续时间超过一定的限度时,应激系统就会失调,从而就构成了应激相关障碍。

应激相关障碍是一组在强烈的或持久的精神刺激或生活事件的作用下所致的精神活动的异常,曾称反应性精神障碍,包括急性应激障碍、创伤后应激障碍和适应障碍。一般地讲,该病的发生、病程和临床表现与下列几个方面有关:①生活事件及处境;②思想观念及社会文化背景;③人格特点、教育程度、智力水平、生活态度与信仰等。应激相关障碍有如下共同特点:①强烈的或持久的精神刺激是引起本病的直接原因;②临床表现与精神刺激内容密切相关;③病因消除后症状可消失,大多预后良好。

在我国,根据 12 个地区精神疾病流行病学调查结果显示,应激相关障碍总患病率为 0.068%(1984)。单从创伤后应激障碍来看,虽然普通人群中 50% 以上的人一生中至少有一次曾暴露于创伤事件,但并不是所有的创伤幸存者都会发展成为创伤后心理障碍症(PTSD),普通人群中 PTSD 的患病率为 7%～12%。适应性障碍的患病情况国外认为较为常见,但无准确的数据统计,据美国 Lowa 的报道,在收入精神病机构的 2699 例患者中,有 5% 的患者以适应性反应入院。从患病年龄来看,应激相关障碍的患病年龄分布较广,从少年到老年均可见,尤以青壮年为多见。

二、应激原的认识与评估

应激相关障碍的病因比较清楚。强烈的精神刺激、重大生活事件、持续的困难处境均可成为本病的直接原因。

（1）应激性事件 严重的意外发生的灾难性事件,如空难、严重车祸、被劫持或强暴、财产巨大损失等;个人生活遭遇重大不幸,如失明、身患重大疾病、亲人突然死亡、被截肢或判刑等。

（2）突发自然灾害 如强烈地震、洪涝灾害、严重火灾等引起大量人口死亡和巨大财产损失等。

（3）较持久的日常生活中的困惑 如夫妻矛盾、邻里争吵、工作遭受严重挫折、生活与环境改变等。

上述应激因素是否致病,除应激因素的性质和强度外,还与个体人格特征、教育程度、智力水平、信念和生活态度等个体易患性有关。此外,有精神障碍的家族史与既往史、童年时代的心理创伤、性格内向及有神经质倾向、创伤性事件前后有其他负性生活事件、家境不好、健康状态欠佳等因素,均可影响精神创伤的反应强度。上述因素共同作用,一旦强度大或持续时间长,超过个体心理防御能力,就可引起人体心理、生理功能紊乱,导致心身疾病的发生。

三、应激相关障碍的临床表现

（一）急性应激障碍

急性应激障碍（ASD）又称急性应激反应或急性心因性反应,是指在遭受急剧、严重的精神创伤后产生的短暂的精神障碍。ASP起病急,通常在遭受刺激的数分钟至数小时内发病,持续时间短,一般在数天或一周内恢复,很少超过1个月,预后良好。主要临床表现有以下几个方面。

（1）意识障碍 患者多表现为定向力障碍、意识清晰度下降伴意识范围缩窄、言语缺乏条理、动作杂乱、对外界刺激反应迟钝或缺乏反应,可有人格解体,偶见冲动行为,有的可出现片断的心因性幻觉,可有出走或逃遁,事后不能回忆。

（2）精神运动性障碍 可表现为木僵状态,如目光呆滞、表情茫然、少语少动、行为退缩,甚至出现缄默等;或有强烈恐怖体验的精神运动性兴奋,表现为言语增多、喊叫、冲动行为、情感爆发等,内容多与发病因素或个人经历有关。

（3）抑郁状态 情感低落、抑郁、悔恨、自罪自责、绝望甚至出现自杀行为等。

（4）自主神经功能紊乱 面色潮红、出汗、震颤、心动过速等。

少数患者还可出现精神病性障碍,以妄想、严重情感障碍为主,内容与应激因素密切相关,易被人理解,一般在1个月内恢复。

案例引导

患者,女,25岁,因急起失眠、言语混乱1天而入院。某晚,患者和男友在江边散步,突然有两个蒙面歹徒窜出,捂住两人的嘴,搜走了他们身上的钱包和手机,男友反抗,被一歹徒用匕首刺伤腿部,另一歹徒猥亵患者,经呼救,路人相助,将男友送医院急救。患者在陪护男友的当晚,出现惊恐不安,兴奋躁动,不停地喊"救命"、"我不好",行为冲动,与医护人员发生争执,吵闹,难以入眠,镇静治疗后才入睡。入睡约2h,突然从梦中惊醒,连喊"抢劫",起床后坐卧不安。当问及事情经过时,患者不能详细回忆。后经过治疗,一周后患者恢复正常。诊断:急性应激障碍。

(二)创伤后应激障碍

创伤后应激障碍(PTSD)又称延迟性心因性反应,是指突发性、威胁性或灾难性生活事件导致个体延迟出现和长期持续存在的精神障碍,多在应激事件后数天至半年内发病,临床表现以再度体验创伤为特征,并伴有情绪的易激惹和回避行为。其核心症状如下。

(1)闯入性症状　创伤后应激障碍最特征性的表现是在重大创伤性事件发生后,患者有各种形式的反复发生的闯入性创伤性体验重现(病理性重现),具体表现如下。

① 患者常以非常清晰的极端痛苦的方式进行着这种"创伤体验",包括反复出现以错觉、幻觉构成的创伤性事件的重新体验(症状闪回,闯入性症状)。即在无任何相关因素的影响下,创伤情景经常不由自主地出现在患者的联想和记忆中,出现错觉或幻觉,使患者仿佛置身于创伤性事件中,重新体验事件发生时的各种强烈的情感反应和明显的生理反应。

② 遇到与创伤事件多少有些近似的场合或事件时,患者便会产生明显的生理反应和情感痛苦,如周年纪念日、相近的天气或场景都可能促发患者的反应。

③ 反复而痛苦地在梦中重现创伤性事件或做与创伤经历相关的噩梦。

(2)回避症状　患者可表现为对与创伤有关的事物采取持续回避的态度,回避的内容不仅包括具体的场景,还包括有关的想法、感受和话题,或不能回忆(遗忘)创伤经历中的某些重要方面。也可出现麻木表现,对周围环境的一切刺激反应迟钝、情感淡漠、难以体验和表达细腻的情感,对未来失去憧憬,反映了患者试图在生理和情感上远离创伤。

(3)警觉性增高(易激惹)　不少患者则出现睡眠障碍(难以入睡、易惊醒),易激惹或易发怒、容易受惊吓,难以集中注意力等症状。

儿童与成人的临床表现不完全相同,成人大多主诉与创伤有关的噩梦、梦魇;儿童常常描述不清噩梦的内容,时常从噩梦中惊醒、在梦中尖叫。儿童重复玩某种游戏是闪回或闯入性思维的表现之一。

案例引导

患者,女,45 岁,农民,小学文化程度。在 2008 年的"5·12"汶川大地震中失去了 3 个孩子。在以后的几个月时间里,每次看到和她的孩子年龄相仿的小孩,她就止不住悲痛,很长一段时间内郁郁寡欢。在家里即使是大白天也要挂上窗帘,不挂窗帘就会出现震亡的孩子要从窗子进来的幻觉,每当他人谈起过去的经历时,她都要失声痛哭。同时夜间难以入睡,好不容易睡着却极易惊醒,经常做噩梦,总是梦见孩子遇难的情景,现在终日无所事事,家务事不管,也不下地干活,对丈夫和父母态度冷淡。诊断:创伤后应激障碍。

(三)适应障碍

适应障碍是指因明显的生活或环境的改变,加上患者有一定的人格缺陷而产生的烦恼、抑郁等情感障碍和一定程度的行为障碍或生理功能障碍。这是一种短期的、轻度的烦恼状态和情绪失调,常影响到社会功能,但不出现精神病性症状。患者通常在生活或环境改变或应激事件发生后 1 个月内起病,应激因素去除后症状持续一般不超过 6 个月。其主要表现为如下几点。

(1)情感障碍 表现为情绪低落、忧伤哭泣、悲观绝望等,对日常生活丧失兴趣,不能应对当前的生活,不规划未来,部分患者出现焦虑不安、烦恼、紧张害怕,伴心悸、呼吸急促、窒息感等。

(2)行为障碍 可表现为退缩、离群,不参加社会活动,不注意个人卫生,生活无规律,工作、学习能力下降,效率低,部分患者可出现斗殴、盗窃、破坏公物、行为粗暴或逃学、说谎等品行障碍,部分儿童可有尿床、吸吮手指等退行性行为。

(3)躯体功能障碍 表现为头痛、胃肠不适、疲乏、睡眠障碍等。

一般情况下,成人的适应障碍以情感障碍为主,儿童的适应障碍以适应不良行为、品行障碍和行为退缩为主,但可混合出现。

案例引导

患儿,男,9 岁,小学三年级学生。3 个月前患者从市区一小学转学到现小学。近 2 个月来,该小孩经常与同学打架,放学迟迟不回家,且回家后总是向家长说谎。家长发现孩子性格变得孤僻,在家也很少说话,不像原来一放学回家就滔滔不绝讲个不停,老师反映该小孩上课不专心、作业不认真,对班上的所有活动都不参加,上学、放学总是一个人独来独往,即使上体育课也一个人活动。家长认为孩子现在的表现与原来简直判若两人,于是带孩子求医。经治疗半年后完全恢复正常。诊断:适应障碍。

四、应激相关障碍的治疗原则

1. 心理治疗

心理治疗是本病首要的根本性的治疗措施。常用的方法有危机干预法(如创伤后心理减压法）、悲伤辅导及其他心理治疗法（如认知行为疗法）、心理动力疗法、催眠疗法、婚姻与家庭疗法、社会心理复健法等。根据不同的类型或时期采用不同的心理治疗方法。

2. 药物治疗

药物治疗为对症性治疗措施。适当的药物可加快症状的缓解，为心理治疗打好基础。常用的药物有抗焦虑药、抗抑郁药、抗精神病药等。药物治疗是创伤后应激障碍的重要治疗手段之一。

应激事件早期使用苯二氮䓬类可预防创伤后应激障碍的发生，但长期应用易导致药物依赖，停药出现戒断反应，还损害认知功能，不宜首选。选择性五羟色胺再摄取抑制剂（SSRIs）抗抑郁药疗效和安全性好，不良反应轻，被推荐为一线用药。其他新型抗抑郁药和非苯二氮䓬类抗焦虑药疗效较好，不良反应轻，是治疗创伤后应激障碍较有前途的药物。

3. 其他治疗方法

其他治疗方法包括电休克疗法、对症支持疗法等。

第二节 应激相关障碍患者的护理

一、护理评估

对应激相关障碍患者的护理评估主要包括一般情况、身体方面、社会心理方面、精神状态等方面的内容。

1. 一般情况

性别、年龄、住址、职业、婚姻状况。

2. 身体方面

患者生命体征、身体外观（如个人卫生、衣着、表情等）、营养状况、躯体症状（疲倦、食欲不振、便秘、面部潮红、出汗、心悸、呼吸急促等）及相关的神经系统症状和体征、相关的实验室及其他辅助检查结果。

3. 社会心理方面

了解病前所受精神刺激的性质、严重性、持续性、与疾病发生的关系，患者的应对方式和能力，患者的个性特点、人际关系、受教育的程度和文化背景、经济状况、社会角色、社会支持系统等。

4. 精神状态

患者意识是否清晰，定向力及对周围环境的感知能力，对疾病和应激事件的认识，有无幻觉、妄想，创伤性情感体验的频度、严重程度、与精神刺激的关系，有无情绪障碍（抑郁、焦虑）及行为障碍（冲动行为、品行障碍行为或少语少动、木僵状态、社会性退缩行为）等。

二、护理诊断

（1）创伤后反应 与遭受极度创伤事件有关。

(2) 有暴力行为的危险　与严重精神创伤引起的焦虑情绪、行为障碍等有关。

(3) 有受伤的危险　与意识障碍、行为退缩、幻觉、妄想等有关。

(4) 社交障碍　与应激反应及社会功能退缩有关。

(5) 睡眠型态紊乱　与应激反应、环境改变有关。

(6) 情绪障碍　与创伤事件引起的伤害、恐惧、害怕回忆等有关。

三、护理目标

(1) 症状减轻或消除,不发生伤害自己和他人的行为。

(2) 能理智地面对创伤事件,能正确认知触发创伤性体验的情境。

(3) 能与人沟通,应用所学技巧控制情绪和症状,睡眠质量提高。

(4) 社会功能退缩缓解,能进行正常的社会交往。

四、护理措施

1. 心理护理

(1) 建立良好护患关系,耐心倾听患者对有关创伤性体验的诉说,尊重患者的想法,接纳患者的焦虑、抑郁感受。

(2) 主动增加与患者的接触,加强语言沟通,鼓励患者描述和认识引起悲痛的事件,充分表现自己。

(3) 鼓励患者参与集体活动和与他人的交往,转移注意力,减轻创伤性体验。

(4) 采用支持性心理护理(如危机干预),帮助患者渡过困境。

(5) 指导患者学习适应技巧以控制症状和情绪,如深呼吸、放松练习等,并配合医生做好暗示和行为治疗。

(6) 选择治疗和护理的方法时,让患者参与进来,提高患者的内在控制力。

(7) 指导患者客观地认识创伤事件和正确对待疾病,克服个性中的不足,提高自我康复能力。

2. 生理护理

(1) 帮助患者有计划地恢复日常生活能力。对于长期卧床,完全不能自理的患者,护理人员需要做好各项基础护理,如口腔护理、皮肤护理、大小便护理、会阴护理等,以保证患者的各项基本生理需要得到满足,避免压疮、口腔溃疡等并发症的发生。当患者的病情开始缓解、意识行为逐渐增强时,应鼓励患者自行料理个人卫生。

(2) 加强饮食护理,保证营养供应。护理人员可先了解患者的饮食习惯,尽量满足其口味,以促进和提高食欲,或安排患者与其他患者共同进餐,或采用少量多餐方式;对抑郁、退缩或木僵状态患者,必要时需专人耐心劝导并协助喂食。如上述方法均未奏效,可按医嘱行鼻饲管进食流质食物,或静脉补液,以保证患者的进食量。

(3) 提供安静舒适的休息环境,提高睡眠质量,必要时遵医嘱用药。

3. 安全护理

(1) 连续评估患者自杀、自伤或冲动行为的危险。

(2) 提供安全、安静、舒适的环境,将患者安置于易观察的房间,并保证房间内设施安全、光线明亮、整洁舒适、空气流通。对各种危险物品,如刀剪、绳索、药物、玻璃等尖锐物品,需妥善保管。定期进行安全检查,发现危险物品或安全隐患要及时处理,杜绝不安全因素。

(3) 密切观察患者活动,发现患者有明显的自杀自伤、暴力行为征兆时,应立即采取措施,保证患者及周围人员安全,必要时派专人守护。

(4) 对有自杀危险的患者,需加强沟通,掌握其病情、心理活动的变化,并利用各种机会,运用沟通技巧,鼓励患者表达思想、情感,争取动摇或取消患者的自杀意念。对患者的活动范围需控制在护理人员的视线内,避免患者独处,必要时设专人护理。尤其在夜间、清晨、节假日等容易发生自杀的时段,更要严加防范。

4. 特殊护理

(1) 对有被害妄想的患者,应有专人陪护,给予安慰和鼓励,消除患者疑虑。对于无条理的凌乱的语句应请知情者协助分析,找出与疾病有关的因素,从而找到真正的病因。

(2) 对注意力狭窄、定向力障碍的患者,应反复提醒时间、地点、人物,如在墙上挂时钟,通过让患者定时重复指认等方式来提高患者的认知能力、注意能力和分析能力。

(3) 对于精神运动性兴奋、激越的患者应适当约束,做好解释说服工作。患者应安置在重病房,专人护理,及早发现先兆,及时处理,防止意外发生。

(4) 对于抑郁患者,特别是木僵患者,应做好基础护理、生活护理。根据病情特点,选择适当的时机和患者交流,以了解病情;不议论患者,不取笑患者;对行为退缩的患者,应鼓励其参加有益的病房生活会、病情讨论会及其他活动,在活动中增强自信,培养积极的生活态度。

(5) 患者发生意识障碍时,应有专人护理,加设床栏及约束带,防止患者坠床、摔伤;同时积极配合医生治疗,使患者尽快恢复正常。

(6) 遵医嘱给予相应药物治疗,严密观察药效和药物不良反应,指导患者用药。

5. 健康教育

(1) 帮助患者及家属了解本病相关知识,正确对待自己的症状,消除"本病会变成精神病"的误解。

(2) 协助患者及家属制定切实可行的生活目标,提出生活的希望,减轻创伤反应,促使患者尽早恢复正常的社会功能。

五、护理评价

(1) 患者的相关症状是否减轻或消失,是否发生伤害自己或他人的行为。

(2) 患者是否能认知触发创伤性体验的情景,并正确面对创伤事件,用所学的技巧控制情绪和身体症状。

(3) 患者是否能够与人进行正常沟通,社会功能恢复是否良好。

(4) 患者是否能保持良好的个人卫生和充足的营养及睡眠。

小 结

本章介绍了应激相关障碍的定义、病因、临床特点、预后与治疗，以及护理措施。学生通过学习应掌握应激相关障碍是一组在强烈的或持久的精神刺激或生活事件的作用下所致的精神活动的异常，如强烈的精神刺激、重大生活事件、持续的困难处境等均可成为本病的直接原因。应激相关障碍包括急性应激障碍、创伤后应激障碍和适应障碍。应重视应激相关障碍的治疗与护理。心理治疗与心理护理是本病首要的根本性的措施。

能力检测

单选题

1. 关于急性应激障碍，错误的描述是（　　）。

A. 遭受严重的创伤性应激后发病

B. 主要表现为意识障碍、精神运动性兴奋或抑制

C. 持续性的回避

D. 历时短暂

E. 缓解完全

2. 创伤后应激障碍是指（　　）。

A. 反复重现创伤性体验　　　　B. 一过性的警觉性增高

C. 短暂的回避行为　　　　　　D. 因明显的生活环境改变而发病

E. 情绪障碍

3. 急性应激障碍的病程一般不超过（　　）。

A. 1天　　　　　　　　B. 1周　　　　　　　　C. 1个月

D. 3个月　　　　　　　E. 6个月

4. 急性应激障碍的意识障碍表现为（　　）。

A. 意识范围狭窄　　　　B. 昏睡　　　　　　　C. 浅昏迷

D. 深昏迷　　　　　　　E. 植物状态

5. 适应障碍的主要表现为（　　）。

A. 精神病性症状伴睡眠障碍　　　　　　B. 生理功能障碍伴情绪障碍

C. 情绪障碍伴适应不良行为　　　　　　D. 情绪障碍伴睡眠障碍

E. 精神病性症状伴适应不良行为

6. 女性，19岁，大学一年级学生。因心情低落4个月就诊。患者自幼深受父母宠爱，在家一切事物家长代劳，自己有单独的卧室。入学后住集体宿舍感到嘈杂而不能入睡，次日觉得头昏脑胀，不能集中注意力听课。加上饮食不习惯、没有知心朋友、学习压力大，导致心情低落，经常在电话里向家长哭诉，要求退学回家。该患者可能的诊断是（　　）。

A. 抑郁症　　　　　　　B. 神经衰弱　　　　　　C. 急性应激障碍

D. 适应障碍　　　　　　　　E. 创伤后应激障碍

7. 女性,30 岁。3 天前带其 5 岁的儿子外出,儿子横穿马路被一货车撞倒,患者亲眼目睹货车压过儿子的身体致其当场死亡,患者当即昏倒,醒后捶胸顿足、号啕大哭,家人赶到时发现患者不认识家人,言语错乱,喃喃自语:"宝宝(儿子小名)呢? 宝宝呢?"次日入院见其表情茫然,目光呆滞,缄默不语,行为退缩,生活不能自理。该患者可能的诊断是(　　)。

　　A. 抑郁症　　　　　　　B. 神经衰弱　　　　　　C. 急性应激障碍

　　D. 适应障碍　　　　　　E. 创伤后应激障碍

8. 女性,40 岁。到银行取钱后被歹徒尾随至偏僻处,用刀威胁其交出钱物,患者在极度惊恐中被洗劫一空。回到家后,家人见其表情迷茫,不说不动,不能进食,即送往医院输液。半夜患者突然惊跳起来,拔掉输液管,冲出病房,大声呼救。该患者可能的诊断是(　　)。

　　A. 抑郁症　　　　　　　B. 神经衰弱　　　　　　C. 急性应激障碍

　　D. 适应障碍　　　　　　E. 创伤后应激障碍

9. 男性,48 岁,空难幸存者。一年来脑海中常控制不住地浮现空难现场的景象,一听到空中飞机的声音就紧张不安、全身发抖。该患者可能的诊断是(　　)。

　　A. 急性应激障碍　　　　B. 抑郁障碍　　　　　　C. 强迫障碍

　　D. 适应障碍　　　　　　E. 创伤后应激障碍

(10~13 题共用题干)

女性,22 岁。周末搭男友摩托外出,途中遭遇车祸,双双被送入医院。男友不治身亡,患者轻伤。医生给患者包扎伤口时,患者突然大哭大叫,表情惊恐,扯掉绷带,赤脚冲向室外,并大呼男友的名字。

10. 该患者最可能的诊断是(　　)。

　　A. 躁狂状态　　　　　　B. 癔症　　　　　　　　C. 急性应激障碍

　　D. 适应障碍　　　　　　E. 创伤后应激障碍

11. 目前的急诊处理是(　　)。

　　A. 静脉注射安定 10 mg　　　　　　　B. 静脉注射氯丙嗪 100 mg

　　C. 支持性心理治疗　　　　　　　　　D. 暗示治疗

　　E. 口服碳酸锂 2000 mg/d

12. 一年后随访该患者,家人反映其性格变得沉默少语、行为孤僻、无故发怒。睡眠差,多次听到患者从梦中惊叫而醒。不敢坐摩托,害怕汽车喇叭声。该患者可诊断为(　　)。

　　A. 恐惧症　　　　　　　B. 适应障碍　　　　　　C. 恶劣心境障碍

　　D. 创伤后应激障碍　　　E. 精神分裂症

13. 此时首选的心理治疗方法是(　　)。

　　A. 森田疗法　　　　　　B. 认知行为疗法　　　　C. 支持性心理疗法

　　D. 暗示疗法　　　　　　E. 生物反馈疗法

(罗　琼)

第十章 心理因素相关的生理障碍患者的护理

学习目标 ....

掌握　进食障碍、睡眠障碍、性功能障碍的临床分型。
熟悉　进食障碍、睡眠障碍、性功能障碍的治疗和护理措施。
了解　进食障碍、睡眠障碍、性功能障碍的病因及健康教育。

第一节　进食障碍的护理

一、概述

进食障碍(eating disorders)是指在心理因素、社会因素与特定的文化压力等因素交互作用下导致的进食行为异常，包括神经性厌食、神经性贪食和神经性呕吐等。

(一)病因及发病机制

其病因及发病机制不明，可能与多种因素有关。①心理因素：发病前往往有某些生活事件发生，影响人的情绪，出现情绪问题；一些患者存在某些人格弱点，如轻微的强迫性人格、敏感性人格等；患者常常存在体像障碍，透过症状可以看到背后隐藏的家庭问题。②生物学因素：研究表明，单卵双生子的发病率高于双卵双生子提示遗传因素起一定的作用；在生化方面可能与去甲肾上腺素、5-羟色胺和某些神经肽代谢紊乱有关。③社会-文化因素：例如，现代社会的审美趋向、追求美的标志是苗条瘦身，一旦这种审美意识转化为某些人刻意追求的目标时就容易出现此种问题。

(二)临床表现

(1)神经性厌食(anorexia nervosa)　有意节制饮食，导致体重明显低于正常标准的一种进食障碍。其特征为患者自己故意限制饮食，甚至极端限制饮食，尤其排斥高能量饮食，致使体重降到明显低于正常的标准也仍然认为自己瘦得不够。虽已严重消瘦，患者仍强烈地认为自己太胖，害怕体重增加。为避免发胖常主动采用一些方式故意减轻体重。部分患者常常用胃胀不适，食欲下降等理由来解释其限制饮食的行为。患者常有营养不良，继发性内分泌和代谢紊乱。有的患者可有间歇发作性暴饮暴食。

(2)神经性贪食(bulimia nervosa)　具有反复发作的不可抗拒的摄食欲望及多食或暴食行为，进食后又因担心发胖而采用各种方法以减轻体重，使得体重变化并不明显的一种疾病。患者常常出现反复发作，一次进食大量食物，吃得又多又快，故称为暴食;多数人喜欢选择食用高热量的松软甜食,如蛋糕、巧克力等,并有不能控制的饮食感觉,自己明知不对却无法控制。患者往往过分关注自己的体重和体形,存在担心发胖的恐惧心理。在发作期间,为避免长胖、避免体重增加常反复采用不适当的代偿行为,包括自我诱发呕吐、滥用泻药、间歇进食、使用厌食剂等。暴食与代偿行为一起出现,且长时间持续其结果可能会很危险。有时其暴食障碍往往是从合理地尝试减肥开始的,患者全神贯注于减肥及继续将身体看做是"肥胖的",对体像的认识歪曲,继之突发暴食。患者常伴有情绪低落。

(3)神经性呕吐(psychogenic vomiting) 一组自发或故意诱发反复呕吐的心理障碍。神经性呕吐不影响下次进食的食欲,常与心情不愉快、心理紧张、内心冲突有关,无器质性病变,可有害怕发胖和减轻体重的想法,但由于总的进食量不减少,所以体重无明显减轻。部分患者具有癔症性人格,表现为以自我为中心、好表演、易受暗示等。

(三)治疗

治疗的基本原则是纠正营养状况,重建正常的进食行为。治疗方案包括躯体治疗、心理治疗和药物治疗几个方面。

(1)躯体治疗 主要是营养状况的恢复。首先加强营养,增加体重,恢复身体健康。体重太轻、明显营养不良者,应供给高热量饮食;呕吐、拒食者应给予静脉补充营养及纠正电解质紊乱。同时帮助患者恢复正常的饮食习惯,帮助患者自我监督并遵守治疗计划。

(2)心理治疗 患者大部分存在着对进食、体重和躯体形象的曲解认识,以及家庭、人际关系、社会适应方面的问题。通常采用认知治疗、行为治疗、家庭治疗等方法。认知治疗是改变不良认知,尤其是消除过分怕胖的观念,学会运用现实检验的方法加以改变。行为治疗是矫正不良进食行为,常采用系统脱敏疗法、标记奖励疗法等。家庭治疗主要是调整家庭成员的相互关系以解除其不良投射。生物反馈疗法作为一种心理、生理的自我调节技术可结合放松训练调整生理活动、保持情绪稳定。

(3)药物治疗 针对某些患者存在的抑郁情绪、强迫观念等症状对症治疗。抗抑郁药物应用较多,常用的有 5-羟色胺再摄取抑制剂及三环类抗抑郁药。其他药物如抗精神病药、锂盐、H_1受体拮抗剂、抗癫痫药等也可对症使用。如:舒必利对单纯性厌食者效果较好;丙咪嗪、阿米替林对伴贪食呕吐者效果较好;氟西汀对暴食伴有情绪障碍患者效果较好。

二、进食障碍患者的护理

进食障碍的护理程序如下。

(一)护理评估

采用观察、身体检查、查阅病历记录及检验报告、与患者及家属交谈等方式,收集有关患者目前健康的主、客观资料。

1. 评估主观资料

(1)评估患者目前每日的食谱,进食量及以往的食谱、进食量。

(2) 评估患者体重减轻的情况。

(3) 评估患者是否有意限制饮食,进食后是否主诉胃痛、胃胀,评估患者进食后是否有呕吐行为。

(4) 评估患者是否存在暴饮暴食的行为。

(5) 评估患者每日的活动量是否适度。

2. 评估客观资料

(1) 躯体评估:患者的意识状态,生命体征,全身营养状况,身高和体重,皮肤弹性,双下肢有无水肿,以及指(趾)甲和牙齿的情况。女性患者是否闭经及闭经的时间。

(2) 情绪状态的评估:患者是否存在抑郁、焦虑、兴奋、易激惹等不良情绪。

(3) 对疾病认识的评估:患者对自己所患疾病有无认识。

(4) 社会心理状况的评估:①发病有无明显的诱发因素;②患者的年龄、种族、文化、职业、饮食形态及家庭经济状况等;③患者的社会支持系统是否良好;④患者的社会功能是否受损。

(5) 相关病史:个人史、家族史以及既往史。

(6) 实验室及其他辅助检查:血、尿、大便常规和心电图、脑电图等检查的结果。

(二)护理诊断

(1) 营养失调。

(2) 体液过多。

(3) 有感染的危险。

(4) 体温过低。

(5) 不合作。

(6) 恐惧。

(7) 便秘。

(8) 知识缺乏。

(三)护理目标

(1) 营养失调、体液过多及便秘的症状减轻或消失,体重恢复和保持正常。

(2) 住院期间无感染发生。

(3) 重建良好的饮食习惯,恢复社会功能。

(4) 能叙述进食障碍促成因素和预防方法。

(四)护理措施

1. 营养失调

(1) 根据患者的饮食习惯、文化、宗教、经济情况、家庭饮食方式等情况制定患者的每日食谱及进食量,并根据患者的体重情况不断地进行修改。制定食谱时,各种营养素的搭配要均衡合理,以维持正常的新陈代谢,保证患者身体的营养需求。

(2) 提供良好的进餐环境,可集体进餐。餐前适当休息和注意水分摄入。提供营养丰富的食物,特殊情况可给特殊饮食,也可请家属携带患者喜好的食物来看望患者。

(3) 限制患者过量运动,活动量以能增加营养物质的代谢、增加食欲为宜。

（4）督促监测患者进食，必要时给予鼻饲或静脉营养。准确记录出入量，监测体重。

（5）向患者及家属进行健康宣教，传授有关新陈代谢、营养素摄入量、体重及健康之间关系的知识。

2. 体液过多

（1）评估患者水肿出现的时间、部位、程度、发展速度以及引起水肿的原因。监测患者的生命体征及有关的实验室检查结果，排除其他疾病的可能。

（2）遵照医嘱静脉给予白蛋白、氨基酸、脂肪乳等治疗，密切观察有无过敏反应。

（3）适当限制液体摄入：①减少饮水量；②尽可能减少静脉输液量；③均衡合理地膳食，保证适量的蛋白质和盐分的摄入。

（4）让患者适量活动，经常变换体位，卧位时抬高下肢，以利于静脉回流，减轻水肿。对于生活不能自理的患者，每 2 h 帮助患者翻身 1 次。

（5）保护好水肿的肢体，免受损伤，告诉患者避免使用碱性洗剂，多用护肤脂，以防皮肤干燥、脱屑。

（6）详细记录每日出入量，监测体重及电解质的有关指标。

3. 有感染危险

（1）保持病室的清洁卫生，并将患者与感染性患者隔离。

（2）做好患者的口腔、皮肤、外阴的护理，保护好水肿的肢体，避免受压及反复洗涤，防止皮肤破溃。各项护理操作要严格按无菌操作执行。

（3）给予富含营养的饮食，提高机体免疫力。

（4）密切监测患者的生命体征，必要时遵医嘱对症处理。

4. 体温过低

（1）监测患者生命体征，尤其是体温的变化，评估患者年龄和体重对体温的影响。

（2）保持病室温度适宜（21～24 ℃），做好患者的保暖护理。

5. 不合作

（1）评估患者不合作的原因，建立良好的护患关系，允许患者参与治疗护理计划的制定。

（2）密切观察患者的进食量、活动量及其与疾病的关系，当症状有所改善时及时肯定表扬，增强患者对治疗的信心。

（3）向患者讲解有关疾病的知识，以取得患者的主动配合，避免使用强制性措施，以免增加患者的抵触情绪。

6. 恐惧

（1）评估患者恐惧的来源并设法减少或消除这些因素。

（2）患者恐惧时在旁陪伴安慰，鼓励其表达恐惧的感受，教会患者运用放松等技巧正确应对恐惧。

（3）必要时遵医嘱给予适当的药物治疗减轻不适体验。

7. 便秘

（1）评估患者的排便习惯，找出便秘的相关因素。

（2）训练患者良好的进食习惯和排便习惯，包括每日保证足够的进食量，提供富含粗纤维的食物，适量活动及定时如厕等。

8. 知识缺乏

（1）评估患者知识的需要点，制定健康教育的内容目标；制定学习计划，排除学习障碍。

（2）讲解有关疾病的病因、相关因素、预防措施、治疗护理知识，提供与疾病有关的健康信息。

（五）护理评价

（1）患者营养状况是否改善，躯体并发症是否好转。

（2）患者能否遵从治疗计划。

（3）患者是否已建立健康的进食习惯。

（4）患者对形象的理解是否现实。

（5）患者家庭是否能提供足够的支持。

（6）患者是否已掌握有效的应对策略。

┃第二节　睡眠障碍患者的护理┃

一、概述

睡眠障碍是指在睡眠过程中出现的各种心理行为的异常表现。这是一种十分常见的精神障碍。根据睡眠障碍诊疗中心协会的分类，广义的睡眠障碍（sleep disorders，SD）又划分为两个亚类：一个亚类称为睡眠障碍（dyssomnias），包括失眠症、嗜睡症、睡眠-觉醒节律障碍；另一个亚类称为异常睡眠（parasomnias），是指在睡眠或觉醒过程中出现的异常现象、异常情绪和行为反应，包括睡行症、夜惊症、梦魇症。

（一）病因及发病机制

其病因不很明确，可能与下列因素有关。①心理因素：遭遇生活事件如亲人离丧、个人损失等精神应激因素，另外，此类患者往往对自身健康过于关注。②环境因素：环境嘈杂、居住拥挤或突然改变睡眠环境等。③睡眠节律改变：如起居无常、频繁调换工作班次、跨时区旅行等。④生理因素：如饥饿、疲劳、性兴奋等。⑤药物和食物因素：酒精、咖啡、药物依赖或戒断症状等。⑥精神障碍：精神疾病伴发的症状，如抑郁症、人格障碍、心境障碍等。⑦各种器质性疾病。⑧年龄因素：儿童期的梦魇与其情绪发展的特殊阶段有关；老年期可有睡眠时间的缩短甚至失眠。⑨遗传和发育因素：部分睡眠与觉醒障碍患者有阳性家族史，部分可能与神经系统发育不完善有关。

（二）临床表现

（1）失眠症（insomnia）　临床医生经常遇到的问题，是指睡眠的始发和维持发生障碍致使睡眠的质和量不能满足个体正常需要的一种状况。主要表现形式有难以入睡、睡眠不深、多梦、早醒，或醒后不易再睡、醒后不适感、疲乏或白天困倦等。由于失眠带来的上述不适以及对失眠的担心常常引起情绪沮丧、紧张、焦虑不安,出现失眠→担心→焦虑→失眠的不断循环,反复强化迁延难愈。在我国,一般人群的患病率为10％～20％,发达国家甚至可达 30％,男女差别不大。

(2) 嗜睡症(hypersomnia)　白天睡眠过多。患者夜间睡眠时间减少,但白天睡眠过多,有时有睡眠发作现象,睡眠持续时间较长。这种睡眠发作频率不高,患者能有意识地阻止其发生。临床上并不常见。

(3) 睡眠-觉醒障碍(sleep-wake rhythm disorder)　睡眠-觉醒节律与所要求的(患者所在环境的社会要求和大多数人所遵循的)节律不符而引起的睡眠紊乱。其主要表现为患者在主要的睡眠时段失眠而在应该清醒的时段出现嗜睡。本病多见于成年人,儿童和青少年少见。

(4) 睡行症(sleep walking disorder)　一种在睡眠过程中起床而在室内或户外行走或做一些简单活动的睡眠和清醒同时存在的意识改变状态。通常发生于入睡后的2～3 h内,历时数分钟至半小时,次日通常不能回忆。患病率为1％～6％,多见于6～12 岁男孩。

(5) 夜惊(sleep terror)　多出现于夜间入睡 2～3 h,以极度恐惧和惊恐为特征,伴有强烈的语言、运动形式(如尖叫、哭喊)和自主神经系统的高度兴奋(如心跳加快、呼吸急促、瞳孔扩大)。发作时意识模糊、不易叫醒,有暂时的定向障碍,清醒后对发作不能回忆。多见于男性儿童,患病率为 1％～5％。

(6) 梦魇(nightmare)　强烈的焦虑或恐惧所占据的梦境体验,事后患者能够详细回忆,可发生于任何年龄。梦魇发生在夜间入睡的后半段时间内。

(三) 治疗

(1) 一般治疗　弄清睡眠与觉醒障碍的特点、规律及可能的原因;调整和改善睡眠环境;培养良好的生活习惯。

(2) 心理治疗　帮助患者正确认识睡眠障碍的症状及后果,减少消极情绪,这是认知治疗。帮助患者以新的良好的睡眠行为方式代替原来不健康的睡眠行为方式,这是一种行为治疗。还可提供一般性的心理支持。

(3) 药物治疗　镇静催眠药物可作为治疗失眠症的辅助手段,但应注意避免药物依赖的形成;低剂量中枢兴奋剂(如哌甲酯、苯丙胺等)可用于嗜睡症的对症治疗。

二、睡眠障碍患者的护理

睡眠障碍患者的护理按如下程序进行。

(一) 护理评估

1. 评估主观资料

(1) 患者主诉,是否有入睡困难,或白天思睡,很难觉醒。

(2) 次日有无疲劳感,精神萎靡,激动不安,情绪改变,社会功能受损等。

(3) 睡眠过程中,有无异常现象、异常情绪和行为反应的发生,如起床无目的地走动或从事简单活动而难以唤醒,有无惊叫、哭泣,伴有心跳加快、呼吸急促等。

2. 评估客观资料

（1）躯体评估：患者的生命体征，营养状况、饮食状况，有无精神疾病及躯体症状，有无酒精依赖或药物依赖伴发症状或戒断症状，睡眠中有无呼吸困难。

（2）情绪状态评估：有无焦虑、抑郁、兴奋等。

（3）社会心理因素评估：有无遭遇生活事件，个人损失，考试前焦虑，家庭环境气氛紧张等。

（4）既往健康状况的评估：个人史，家族史，既往患病史，药物过敏史。

（5）实验室及其他辅助检查：血常规、尿常规、大便检查，心电图、脑电图等。

（二）护理诊断

（1）睡眠型态紊乱。

（2）有外伤的危险。

（三）护理目标

（1）睡眠型态紊乱的症状减轻或消失，睡眠质量改善。

（2）睡眠过程中无外伤发生。

（3）养成良好的作息习惯。

（4）基本掌握异常睡眠的临床表现和有效的预防措施。

（四）护理措施

1. 睡眠型态紊乱

（1）详细评估患者的睡眠型态：有无早醒、睡眠维持困难、入睡困难、睡眠时数、入睡方式、深度、辅助药物等。

（2）安排有助于睡眠、休息的环境，如保持周围环境安静，避免大声喧哗，关闭门窗，拉上窗帘，病室温度要适宜，被子厚度适宜。

（3）建立比较规律的作息时间表，适当增加白天的活动量，尽量减少白天的睡眠时间和次数，帮助患者建立良好的睡眠行为模式。

（4）有计划地安排活动及治疗护理，尽量减少对患者睡眠的干扰：①减少睡前的活动量；②睡前喝一杯热牛奶，避免咖啡、浓茶等；③热水泡脚、洗热水澡；④避免睡前阅读小说或看惊险的电视节目；⑤指导患者使用放松技术，如缓慢的深呼吸，全身肌肉放松等。

（5）对于严重睡眠障碍的患者，遵照医嘱给予镇静安眠药，以辅助睡眠，减少睡眠障碍带来的不适体验。

（6）向患者讲解引起睡眠困难的因素和应对措施。

2. 有外伤的危险

（1）认真评估患者异常睡眠的表现形式及发作的危险因素。

（2）评估患者睡眠环境中的危险因素，并加以防范。

（3）对于异常睡眠发作频繁的患者，特别是儿童不能单独居住，以便及时发现患者的异常睡眠，以防患者外伤。

（4）减轻白天的劳动强度，减少精神刺激。

（5）发作频繁者可遵照医嘱给予安定药物睡前服用。

（6）告诉患者异常睡眠的表现及预防措施以减轻患者由于异常睡眠引起的心理上的负担。

（五）护理评价

（1）患者睡眠是否改善。

（2）患者对其睡眠质量是否满意。

（3）患者睡眠过程中是否有安全意外发生。

（4）患者及家属对睡眠障碍的相关知识是否已有所了解。

第三节　性功能障碍患者的护理

一、概述

性功能障碍（sexual dysfunctions）是一组与心理-社会因素密切相关的性活动过程中的某些阶段发生的性生理功能障碍。由于其症状持续或反复存在，致使个体不能有效地进行他（她）所期望的性活动，不能产生满意的性交所必需的生理反应和（或）体会不到相应的快感，并影响了患者的日常生活和社会功能，患者为此感到十分痛苦。

（一）病因及发病机制

性功能障碍的病因比较复杂，它是患者的个性特点、生活经历、应激事件以及躯体状况相互作用的结果。常见的非器质性性功能障碍有性欲减退、阳痿、冷阴、性高潮障碍、早泄、阴道痉挛、性交疼痛等。

（二）临床表现

（1）性欲减退（sexual hypoactivity）　成年人持续存在性兴趣和性活动的降低甚至丧失，性活动不易启动，对配偶或异性缺乏性的要求，性思考和性幻想缺乏。性欲缺乏是性功能障碍的首要问题，只要是性生活的接受能力障碍或初始性行为水平降低，性活动不易启动，而非继发症状，诊断即可成立。性欲减退不等于性能力低下，部分性欲减退者可有正常的阴茎勃起和阴道滑润作用，性交时亦可体验到性高潮。鉴别性欲减退为器质性或功能性常很困难，一般而言，处境性性欲减退为心理社会性的，而引起性欲减退的多数生物性因素常有顽固性和次序性的特点。

（2）阳痿（impotence）　成年男性在性活动的场合下有性欲，但不能产生或维持满意性交所需的阴茎勃起或勃起不充分或持续短暂，以致不能插入阴道完成性交过程，但在手淫、睡梦中或与其他性对象性交时可以勃起。阳痿分为原发性和继发性，从未完成性交的阳痿为原发性阳痿，既往有正常性生活而出现勃起障碍者为继发性阳痿。性发育不充分或年龄过大都可能出现阴茎不能有效勃起，因此，《CCMD-3》的诊断范围是 20～65 岁。另一方面，在任何男子的一生中都可能出现短暂或偶尔不能勃起的现象，持续 3 个月以下不能作此诊断，同时要排除其他器质性原因。

（3）冷阴（female failure of genital response）　成年女性有性欲，但难以产生和维持满意的性交所需要的生殖器的适当反应，如阴道的湿润和阴唇的膨胀，以致阴茎不能顺利地插入阴道。

（4）早泄（premature ejaculation） 持续地发生性交时射精过早,在阴茎进入阴道之前、正当进入阴道时或进入不久或阴茎尚未充分勃起时即发生射精,使性交双方都不能得到性快感或满足。早泄一般均由于心理原因所致。几乎每一个男性都曾有过早泄经历,偶尔在一些特定场合出现者属于正常现象。因此只有持续 3 个月以上的射精过早并排除器质性原因方可诊断。

（5）性交疼痛（dyspareunia） 性交引起生殖器疼痛。具体表现为在性交过程中男性感到阴茎疼痛或不舒服,女性在阴道性交的全过程或在阴茎插入很深时发生疼痛。而且这些疼痛的产生并非由于生殖器的器质性病变,也不是由于阴道痉挛和阴道干燥所致。

（三）治疗

（1）心理治疗 由于性功能障碍的主要病因来自于对性问题的不良认知、人际关系问题、夫妻间性和谐问题及早年或人生成长的性创伤经历等,因此开展认知治疗、家庭治疗、婚姻治疗、行为治疗、精神分析治疗均会收到效果。

（2）药物治疗 万艾可（viagra）,又称西地那非,治疗阳痿有效。它的作用是在有性欲及性刺激的情境下发挥的。万艾可不能增强性欲,也不能解决心理问题,所以它只能是心理治疗的辅助方法。

（3）其他治疗 激素替代疗法用于治疗内分泌异常。如果病因是源于正在服用的药物就要寻找既对原发病有效又对性功能没有影响的替代药物。对于某些因躯体疾病而出现性功能障碍的患者,原发病的治疗可直接使患者的性功能得到改善。

二、性功能障碍患者的护理

1. 护理评估

在对患者进行评估时要明确以下几点。

（1）患者是否确有性功能障碍?

（2）患者的问题属于哪一类?

（3）可能的原因有哪些?

（4）是否存在躯体因素?

（5）哪些心理因素对目前的性功能障碍有影响?

（6）患者的性关系有什么特点?

（7）性心理发育有什么特点?

2. 护理诊断

性功能障碍。

3. 护理目标

通过身体锻炼、心理护理及饮食调整等恢复患者的日常生活和社会功能,提高生活质量。

4. 护理措施

（1）心理护理 遇到烦恼忧伤应冷静思考,不应长期背上精神负担,及时放松与调整紧张心态,缓和与消除焦虑不安的情绪。做一些自己喜欢的事情,如欣赏音乐、参加集体活动和阅读有益的书籍等,或找家人亲友倾诉,心情反而会舒畅,性压抑也会逐渐消失。

(2)积极参加体育锻炼　持续的适当的体育锻炼和户外活动有益健康,坚持日常运动,可调节紧张的脑力劳动或神经体液失常,如每天慢跑或散步30 min。争取有规律的生活,保证充足的睡眠,积极减肥。

(3)饮食护理　避免不良的生活习惯,避免不健康的饮食习惯,减少应酬,避免酗酒,控制饮食,充分认识到戒烟的重要性和必要性。患者应多食用一些对阳痿有益的食物,如狗肉、核桃、牛肉、蛋、花生、章鱼、银杏、山药等,都是有助于提高患者的性能力的。

(4)排除疾病　必要时应去医院,排除泌尿系统疾病,如慢性前列腺炎、附睾炎、尿道炎,或其他如内分泌疾病、各种全身性慢性疾病。

(5)适当减少房事　长期沉迷于色情是引起阳痿的主要原因之一。专家表示,夫妻适时地停止性生活,能有效的预防阳痿的到来。

(6)患者对性知识应有正确的认识,而不是把性爱看成不能见人的事情,只有正确地看待性生活才能更加积极地对待性爱。

5. 护理评价

评价经过实施上述护理措施,护理问题是否得到解决,护理目标是否达到。

小 结

心理因素相关的生理障碍是一组在病因方面以心理-社会因素为主要原因,临床方面以生理障碍为主要表现形式的一组疾病。随着社会的发展,生活、工作节律的加快,人们的生活方式、行为方式发生着变化,心理因素相关生理障碍越发引起关注。熟练掌握进食障碍、睡眠障碍、性功能障碍的临床分型,运用科学的方法诊断治疗和护理对恢复患者的日常生活及社会功能,提高生活质量有着十分重要的意义。

能力检测

单选题

1. 神经性厌食最特征性症状是(　　)。

A. 无故意控制进食量的愿望　　B. 比平时体重减轻30%以上

C. 不伴有间发性暴饮暴食　　D. 包括躯体疾病所致厌食

E. 患者有采用各种方法减轻体重的行为

2. 下面有关神经性贪食的临床表现,哪项是错误的?(　　)

A. 多数患者的体重有明显的增加

B. 该疾病的主要特征是发作性暴食

C. 患者多采用各种手段,如引吐、导泻、服减肥药等以避免体重增加

D. 多数患者发作间期食欲正常

E. 患者暴食后常感到厌恶、内疚、担忧,有的患者为此产生自杀观念和行为

3. 神经性厌食患者因担心发胖,常采用下面哪些措施?(　　)

A. 间歇禁食和滥用泻药　　　　B. 自我诱发呕吐

C. 使用厌食剂或利尿剂　　　　D. 糖尿病患者可能会放弃胰岛素的使用

E. 以上都可以出现

4. 下面症状中哪项是嗜睡症最主要的临床表现?(　　)

A. 抑郁伴发嗜睡　　　　　　　B. 脑器质性疾病引起的睡眠过多

C. 白天睡眠过多　　　　　　　D. 睡眠时呼吸暂停

E. 睡眠时间不足

5. 失眠患者最常见的形式是下面中的哪一项?(　　)

A. 睡眠缺失　　　　　B. 入睡困难　　　　　C. 睡眠表浅

D. 早醒　　　　　　　E. 维持睡眠困难

6. 指出下面中的哪一项不符合睡行症的特点?(　　)

A. 分离性障碍可出现睡行症　　B. 在睡眠时起床活动

C. 无言语反应,不易唤醒　　　　D. 发作后自行回床继续睡眠

E. 清醒后对发作过程不能回忆

7. 下列有关梦魇的叙述中,错误的一项是(　　)。

A. 可发生于任何年龄段　　　　B. 事后能详细回忆

C. 发生在快眼睡眠阶段　　　　D. 梦魇只发生在儿童期

E. 强烈的焦虑或者恐惧所占据的梦境体验

8. 一种在睡眠过程中尚未清醒时起床在室内或户外行走,或做一些简单活动的睡眠和清醒的混合状态称为(　　)。

A. 梦魇症　　　　　　B. 睡行症　　　　　　C. 夜惊症

D. 失眠症　　　　　　E. 嗜睡症

9. 关于夜惊症的表现,下列哪一项不正确?(　　)

A. 夜间入睡 2～3 h 内出现　　B. 以极度恐惧和惊恐为特征

C. 清醒后对发作能详细回忆　　D. 发作时意识模糊、不易叫醒

E. 多见于男性儿童

10. 性功能障碍患者最主要的治疗措施是(　　)。

A. 心理治疗　　　　　B. 锻炼身体　　　　　C. 加强营养

D. 服用万艾可　　　　E. 学习新的性技巧

11. 某女,17 岁,中专学生。因少食、消瘦、衰竭于 1997 年 3 月入院治疗。患者身高 1.63 m,体重 55 kg,身材长相在班上属上乘,特别受到男生的"拥戴"。4 个月前班上来了另一名女生,身材苗条,在外貌方面比患者优越,患者受到男生"冷落"。为了满足虚荣心并在外表上超越所有女生,患者开始节食。最初拒食肉类食品,后拒食米饭和面食,最近只喝少许菜汤、水果汁,体重下降至 33 kg,经常感冒发烧,月经停止,因极度消瘦无法坚持上学而入院。入院两周后因受凉并发肺部感染而死亡。该患者为(　　)。

A. 神经性厌食　　　　B. 神经性贪食　　　　C. 神经性呕吐

D. 偏食 　　　　　　　　 E. 异食癖

12. 某女,16 岁,学生,一年来进食量剧增无法控制而来就诊。一年前有个同学随便说了一句"看你那个胖样!",说者无意听者有心,她对此话非常在意,从此开始严格节制饮食。当节食不能使体重迅速减轻时,她开始在餐后用手指刺激咽喉以诱发呕吐。有时又抗拒不了每周 3～4 次的暴食冲动,有时一餐可食一斤多米饭,还有肉食、蔬菜,饭后又吃整盒曲奇饼、冰淇淋和其他糖果,一直要吃得肚子胀或呕吐为止。患者诉说自己有时突然很想吃,哪怕肚子胀得痛,嘴里还想吃,明知这样贪食不好,怕变胖,想少吃一些,但无法控制自己。她由于对进食感到害臊而不在其他人面前进食,经常吃泻药以防止营养过剩带来的肥胖。她最近去看内科医生,未发现有任何躯体疾病。该患者为( )。

A. 神经性厌食 　　　　　　 B. 神经性贪食 　　　　　　 C. 神经性呕吐

D. 偏食 　　　　　　　　 E. 异食癖

(任玉峰)

第十一章 儿童及青少年精神障碍患儿的护理

 学习目标 ...

> 掌握　精神发育迟滞、儿童孤独症、多动症、品行障碍的定义。
> 熟悉　儿童及青少年心理特点及常见的儿童及青少年情绪障碍的常见类型。
> 　　　精神发育迟滞、儿童孤独症、注意力缺陷与多动障碍的临床特点。
> 　　　精神发育迟滞、儿童孤独症、注意力缺陷与多动障碍患儿的实施护理。

儿童及青少年正处在生长发育的重要阶段,其躯体和心理都在不断地成长变化,趋向成熟。容易受到多种因素的影响,导致发育障碍、行为偏异或精神障碍。由于此期各类精神障碍往往表现不典型,易被忽视,尤其是儿童的精神障碍,如未能及时诊断和治疗,会影响下一阶段的精神健康,并可能继发其他精神障碍。因此,儿童及青少年精神卫生问题,目前受到特别关注。提高对儿童及青少年精神障碍的认识、早期发现、及时治疗和护理具有十分重要的意义。

目前,在国内外的精神疾病分类与诊断标准中,儿童及青少年精神障碍一般分为精神发育迟滞、儿童孤独症、注意力缺陷与多动障碍、品行障碍和儿童及青少年情绪障碍。

第一节 精神发育迟滞

一、概述

精神发育迟滞是指在个体发育阶段(通常指 18 岁以前)精神发育不全或受阻。其临床特征为智力发育低下和社会适应困难,可同时伴有其他精神障碍或躯体疾病。

精神发育迟滞是常见的精神疾病,也是导致精神障碍的主要原因之一。世界卫生组织(WHO)报告在发达国家严重精神发育迟滞的患病率为 0.3%～0.4%,轻度精神发育迟滞的患病率为 2%～3%。1993 年我国在 7 个地区进行精神疾病的流行病学调查显示,中重度精神发育迟滞的患病率为 0.27%,男性略多于女性,患病率农村高于城市,低收入、低文化家庭中常见。

(一)病因

精神发育迟滞的病因十分复杂。出生前因素有如下几种:①遗传因素,如脆性 X 染色体综合征、唐氏综合征、苯丙酮尿症、半乳糖血症等;②宫内不良因素,如胎儿期感染、放射性损害、药物损害、毒物损害、化学毒素损害、母体健康状况差、胎盘功能低下等；③先天性颅脑畸形，如家族性小头畸形、先天性脑积水、神经管闭合不全等。出生时因素有胎位异常、难产、产程过长、产伤等，这些因素可造成新生儿窒息、新生儿缺氧、缺血性脑病、新生儿颅内出血而导致中枢神经系统损害。出生后因素有中枢神经系统感染(如脑炎、脑膜炎等)、核黄疸、重度营养不良、铅中毒、甲状腺功能低下等。此外，后天不良的心理-社会因素也有一定的影响。

（二）临床表现

精神发育迟滞的主要特征是智力低下和社会适应能力缺陷。智力通常也称智能，用智商(IQ)来反映。通常智商检测结果在85分以下为异常，70～85分为边缘智力水平，低于70分为精神发育迟滞。世界卫生组织根据智商将精神发育迟滞分为以下四个等级。

（1）轻度精神发育迟滞　最常见，智商为50～69分，心理年龄为9～12岁。在发育早期即观察到患儿较正常儿童发育延迟，特别是语言发育迟缓，词汇不丰富，理解分析能力差，但能获得一定的阅读及计算能力，抽象思维不发达。在普通学校学习成绩差或留级，经过努力勉强完成小学学业。这些儿童仍有一定的社会交往能力，日常生活可自理，通过职业训练能从事简单的非技术性工作，可学会一些谋生技能和家务劳动。

（2）中度精神发育迟滞　智商为35～49分，心理年龄为6～9岁。能部分自理简单的生活，语言及运动发育明显落后于同龄正常儿童，词汇贫乏，阅读、理解、计算能力差，抽象思维能力明显缺陷，缺乏学习能力，难以在普通学校学习。成人后在指导和帮助下可学会自理简单生活，在监护下可从事简单的体力劳动。部分患儿伴有躯体发育缺陷和神经系统异常体征。

（3）重度精神发育迟滞　智商为20～34分，心理年龄为3～6岁。社会适应能力明显缺陷，日常生活不能自理。语言发育明显障碍，只能学会一些简单的语句，不能理解别人的言语，无法进行有效的交谈。同时有运动功能发育障碍，通常不能接受学校教育。常伴有神经系统异常，如癫痫、先天畸形等。

（4）极重度精神发育迟滞　较少见，智商在20分以下，心理年龄在3岁以下。大多数在出生时就有明显的先天畸形。常无言语，不会走路，情感反应原始，完全缺乏自理生活的能力，不会躲避危险，终生需要照顾，社会功能完全丧失。这类患儿多在婴幼儿期因原有疾病或继发感染而死亡。

（三）诊断

精神发育迟滞的诊断，应依靠多方面的资料，结合心理学方面的检测和社会功能状况综合分析。《中国精神障碍分类与诊断标准(第3版)》(《CCMD-3》)规定对精神发育迟滞的诊断必须符合以下三条：①起病于18岁以前；②智商低于70；③存在不同程度的社会适应困难。根据这三点可诊断精神发育迟滞，再根据智商确定精神发育迟滞的程度。

（四）治疗及预防

精神发育迟滞的治疗原则是教育训练为主，药物治疗为辅。对病因明确的患儿进行病因治疗,如苯丙酮尿症患儿给予低苯丙氨酸饮食、地方性克汀病给予甲状腺素类药物、癫痫患儿给予抗癫痫药物治疗等。可用脑细胞营养药物,促进和改善脑功能,但疗效不确定。

本病一旦发生,其智力损害常伴随终生,因此预防是重点:监测遗传性疾病,做好围产期保健,避免围产期并发症,防止和尽早治疗中枢神经系统疾病是预防的重要措施。

二、精神发育迟滞患者的护理

(一)护理评估

此类患者处于一种长期相对稳定的临床状态。评估应涉及以下几个方面。

(1)健康史　询问患儿既往健康状况,是否较常人容易罹患某些躯体疾病。

(2)生理功能　与同龄孩子比较,各项躯体发育指标如身高、体重是否达标,有无躯体畸形,有无饮食障碍(贪食或食欲减退),有无营养失调及睡眠障碍等。

(3)心理功能:

① 感知觉　有无感觉过敏和减退,有无错觉、幻觉及感知综合障碍等。

② 思维　有无思维联想、连贯性、逻辑和思维内容等方面的障碍。

③ 情感　有无焦虑、抑郁、恐惧、喜怒无常、情绪不稳、易激惹或淡漠迟钝等异常情绪。

④ 认知功能　有无主、被动注意障碍,记忆和智能损害程度如何。

⑤ 意志和行为　有无病理性意志增强与减退,有无怪异行为、多动行为、不寻常的依恋行为,有无刻板、仪式化或强迫行为,有无攻击冲动、自杀自伤行为,有无对立违拗或品行问题。

(4)社会功能:

① 生活自理能力　有无穿衣、吃饭、洗澡,大小便不能自理等。

② 环境的适应能力　学习能力:有无现存或潜在的学习困难。语言能力:有无语言交流和表达障碍,如有,其程度如何。自我控制与自我保护能力:有无现存或潜在的自我控制力、自我防卫能力下降而出现伤害别人或被别人伤害的危险。社交活动:有无人际交往障碍,是否合群,是否主动与人交往和参与游戏活动等。

(5)其他　有无不当家庭养育方式,家属对疾病有无不正确的认知和偏见,有无现存的或潜在的家庭矛盾和危机,有无家庭无法实施既定的治疗方案的可能性存在等。

(二)护理诊断

(1)有受伤的危险　与患儿智力水平低下,长期需要提供日常生活照顾有关。

(2)生活自理缺陷(进食、沐浴、穿着修饰、如厕等自理缺陷)　与患儿智力水平低下有关。

(3)语言沟通障碍　与智力低下及神经发育迟缓有关。

(4)社交障碍　与智力低下、丧失语言能力及缺乏社会行为能力等有关。

(5)营养失调　与智力水平低下所致的贪食、食欲减退及消化不良等有关。

（6）焦虑、恐惧　与疾病的演变过程有关。

（7）个人应对无效　与患儿智力水平低下有关。

（三）护理目标

（1）患儿不发生受伤现象。

（2）患儿的个人生活自理能力逐步改善。

（3）患儿语言能力逐步改善。

（4）患儿能维持正常营养状态，体重维持在正常范围。

（5）患儿的社交能力、学习能力逐步改善。

（四）护理措施

（1）生活护理　合理喂养，提倡母乳喂养，及时添加辅食。对某些遗传性代谢性疾病，应严格控制饮食以防止或减轻症状，如苯丙酮尿症的患儿应限制含有丰富苯丙氨酸的饮食（如小麦、蛋类、肉、鱼、虾、乳品等），可采用低苯丙氨酸饮食（如大米、玉米、淀粉、蔬菜、水果等）。为保证患儿有足够的营养摄入，应为患儿创造良好的饮食环境，餐前应使患儿情绪稳定，对生活自理差的患儿应加强训练，或协助进餐。督促患儿养成良好的生活习惯，按时起床、进食、梳洗，进行适当的活动。保证患儿居住环境的安全，随时排查有危险隐患的物品和设施，如锐器、火柴、药品、电源插座等。房间窗户应有相应的安全措施，禁止患儿从事攀爬、打闹等危险活动。

（2）心理护理　①医护人员要对患儿充满爱心和同情心，患儿一般比较胆怯，陌生人很难接近，因此，良好的护患关系尤为重要。②了解患儿病情及家长对患儿的态度、教育、训练情况等，与家长密切配合，保证治疗方案的实施。③与医生合作做好心理治疗和行为治疗。

（3）早期训练　帮助家长了解一些正常儿童心理发展规律，对儿童的动作、行为、语言进行早期观察。帮助家长判断孩子与同龄儿童比较是否存在较大的差异。如果发现患儿落后于同龄儿童则应做智力测验，进一步观察在哪些方面落后，尽早进行训练，包括动作训练、爬行训练、发音训练、认知活动训练。帮助患儿认识周围环境，多提问，如多问一些"为什么""这是什么"，以激发他们思考。长期训练就会提高他们的认知水平。家长在对患儿进行早期教育时，要从符合孩子智力水平的基础开始，不要求高、求快，不应以对正常儿童的期望来要求智力落后的孩子。同时鼓励母亲树立信心，减少自卑感，建立亲密的亲子关系，无论患儿精神发育迟滞的程度如何，都应让他们有机会与正常儿童一起活动，在共同的游戏活动中进行模仿和学习，这对患儿是非常有帮助的。

（4）语言障碍训练　语言障碍是精神发育迟滞患儿思维和智力发展的重要影响因素，对语言障碍和缺陷进行矫正，使患儿能较好地掌握语言这一工具进行社会交往和交流。训练时学校教育和家庭教育要密切配合、协同进行。通过日常生活进行语言缺陷的矫正训练，要有耐心，不能操之过急。

（5）培养患儿生活自理能力　轻度精神发育迟滞的患儿生活尚能自理，中、重度以上患儿生活自理困难，理解能力差，常需他人帮助。患儿处在生长发育期，他们的智力及其精神活动在逐渐发展，因此尽早对精神发育迟滞患儿进行教育，其中训练是非常重要的。医护人员及父母对患儿要有耐心,应坚持不懈地教育和训练,让他们逐渐适应周围环境,安排好自己的日常生活。训练患儿生活的必要技能,如洗脸、洗澡、如厕、穿衣服、整理床铺、吃饭、洗碗、收拾餐具、扫地等。另外,学校及家长要较早地对智力迟滞的儿童进行自身保护及防御能力的训练。学会保护自己免遭欺辱。对于女性患儿,要教授在与异性交往中的注意事项,学会保护自己,免受性骚扰。

(6)注意患儿的品德教育 由于患儿认知水平低,对外界事物的分析判断能力差,常不能预见自己的行为后果。往往会出现一些不自觉或不符合社会要求的行为和活动,严重者会导致犯罪行为。所以要做好患儿的品德教育,要遵循普通学校品德教育的基本原则,尊重患儿与严格要求相结合,集体教育与个别教育相结合。还要注意患儿的生理、心理特点,充分了解每个患儿的缺陷。对不同情况给予不同处理,爱护和保护患儿的自尊心,培养自信心和意志力。把缺陷行为和不道德行为严格区分开,对患儿尽量少批评、少惩罚,多给予表扬和鼓励。

(7)职业训练 通过劳动技能的教育和训练,使患儿能自食其力,以减轻家庭和社会的负担。劳动技能训练必须适合患儿的智力水平和动作发展水平。注重现实性和适应性,重视安全教育,远离危险环境,如高温、污染、毒品、交通险道等。可从自我生活服务、劳动技能培养开始,如吃饭、穿衣、扫地等。逐渐步入社会生活服务和劳动技能的培养,在劳动过程中进行日常工具的性能和使用方法的教育,最后进行职业技术教育,并根据患儿心理、生理的差异和疾病的不同了解每个患儿的特点,进行职业选择的指导。

(五)护理评价

(1)患儿的营养状况是否改善。

(2)患儿语言沟通改善情况。

(3)患儿生活自理能力是否增强。

(4)患儿情绪障碍是否得到改善,有无发生受伤、冲动行为,品行障碍有无减少或消除。

(5)患儿工作、学习、社交功能是否得到改善。

(6)家长对疾病的知识是否有所了解,家长是否掌握了照顾患儿的方法。

│第二节 儿童孤独症│

一、概述

儿童孤独症又称自闭症,是起病于婴幼儿时期的广泛性发育障碍的一种类型,主要表现为患儿的社会交往障碍、言语交流障碍、活动内容和兴趣狭窄,以及存在刻板重复的动作行为方式。多数患儿伴有不同程度的智力发育落后。

(一)病因

孤独症的病因尚未阐明,可能与遗传因素、孕期及围产期并发症、神经解剖学、神经生化及免疫学因素有关。

（二）临床表现

通常起病于3岁以内,部分病例在2~3岁以内基本正常,但3岁以后起病,以男孩多见。

(1) 社交障碍 社交行为缺陷是孤独症的主要症状。患儿表现为极度孤独,回避父母以及他人的目光接触,对父母的拥抱行为和亲热表现常无动于衷,给人最突出的印象是孤僻。与正常儿童的交往、活动、游戏等缺乏兴趣和主动性,甚至躲避,不能建立伙伴关系,缺乏情感反应,不能与他人建立正常的人际关系。

(2) 言语交流障碍 其主要表现为言语理解和言语发育障碍,更主要的是言语运用能力损害。孤独症患儿的言语障碍有多种表现形式:①沉默不语或较少使用语言,他们喜欢用手势或其他形式来表达他们的愿望和要求;②语言运用能力受损,表现为不会主动与人交谈,不会提出话题或维持话题,无法进行应答或会谈;③刻板重复的言语或模仿言语;④言语、语调、节奏的障碍,言语缺乏声调,缺乏抑扬顿挫和情感表达;⑤自语中心语言,有时患儿怪叫,发出别人不能听清楚或不能理解的语言。

(3) 兴趣范围狭窄以及刻板的行为方式 孤独症患儿对环境倾向于要求固定不变或不正常反应,表现为每天要吃同样的饭菜,出门一定走固定的某条路线,天天穿一样的鞋袜,如果有改变就会哭闹不安或拒绝。常有特殊的兴趣或迷恋,对一般儿童所喜欢的玩具、游戏缺乏兴趣,但对某些平素不是作为儿童玩具的物品及游戏活动却有特别的兴趣和迷恋,如瓶盖、车轮、旋转的东西(如电风扇)、门锁等达到着迷的程度。常常表现为刻板重复的行为和特殊的动作姿势,如患儿可长时间地蹦跳、转圈走路,身体自行旋转,晃手、击掌等。

(4) 感知觉异常 患儿表现为对外界各种刺激反应迟钝或过分敏感,有的患儿对疼痛刺激反应迟钝,如压伤手指不叫痛,但对触痒却不能忍受,对犬吠声、吸尘器声等则烦躁不安。有的患儿平衡能力极强,如走在窄窄的床栏上从不摔倒。

(5) 智力障碍和其他损害 孤独症患儿多伴有某种程度的智力低下,适应和自理能力减弱,个别患儿在智力低下背景中可表现出在某一方面的特殊才能,如对数字、路线、地名、人名等表现出不同寻常的记忆力,日期推算、速算能力超凡,被喻为"白痴学者"。约25%孤独症患儿出现癫痫发作,多在少年期后首次发生癫痫。

（三）诊断

儿童孤独症的诊断主要根据病史及临床表现,起病于3岁以内,有严重的社交障碍,不同程度的社交用语障碍和(或)语言发育障碍,兴趣和活动局限,重复及刻板单调的动作或行为。

（四）治疗及预后

孤独症目前尚无特效治疗方法,主要方法是针对其行为缺陷及早进行教育训练,尤其是学会与人交往。其目的是促进患儿身体及心智的发展,提高社会交流沟通技巧,减少干扰其学习及训练的病理行为。药物治疗可减少过度活动、刻板行为、攻击和自伤行为,促进与周围人的关系。常用的药物有抗精神病药、抗抑郁药、中枢兴奋剂等。此外,感觉统合训练对患儿的动作协调、注意力集中、情绪稳定以及与人交流方面有明显改善。

孤独症为慢性病程,大部分预后较差无法独立生活,少数智商高语言能力发育好、症状轻者预后相对较好。此外,早期进行个别化教育训练可改善患儿的远期预后。

二、儿童孤独症患儿的护理

(一)护理评估

(1)健康史　询问患儿既往健康状况,有无较正常儿童易罹患某些疾病。

(2)生理功能　与同龄孩子比较,躯体发育指标如身高、体重有无异常,有无躯体畸形和功能障碍,运动功能是否受限,运动的协调性如何。

(3)心理功能:

① 感觉方面　检测孩子是否有感觉异常(迟钝或过敏)。

② 精神症状　有无焦虑、抑郁、恐惧、兴奋、淡漠及喜怒无常等异常情绪。有无幻觉、妄想等精神病性症状。

③ 行为方面　患儿是否对某些非玩具性的物品感兴趣,是否对某些物品特别依恋;患儿是否有某一方面的特殊爱好、兴趣和能力,如沉溺于看某个电视节目,或对数字、地名等有不寻常的记忆力;患儿有无刻板的生活习惯;患儿是否有某些奇怪的行为;患儿是否显得多动;患儿有无冲动攻击、固执违拗、重复刻板等行为。

④ 智力和认知方面　通过对患儿的智力进行评估来判断,如不合作,可以使用社会适应量表来评定,也可通过观察患儿的语言沟通能力、交往能力和生活自理能力等几个方面来判断。

(4)社会功能:

① 社会交往、学习方面　患儿是否依恋父母,对亲情爱抚是否有相应的情感反应;当父母离开或返回时有无相应的情绪和反应;是否能分辨亲疏;是否与小朋友交往、玩耍;接受新知识的兴趣和能力如何。

② 语言交流与非语言交流方面　语言交流:患儿在婴儿期是否会咿呀学语;发育过程中是否一直不说话或很少说话,是否在 2～3 岁以前可以讲话,但以后却逐渐减少;患儿能否主动与人交谈,并能提出或维持话题;患儿能否正确使用代词,有无自顾自地说话或说话与情境不符;患儿讲话时的语音、语调、语速等方面有无异常;患儿有无重复、刻板和模仿言语等。非语言交流障碍:患儿是否常以哭闹、尖叫或其他姿势表达其不适或需要;患儿有无体态语言等。

③ 生活自理能力　患儿能否自行料理进食、如厕、穿衣等个人生活。

(二)护理诊断

(1)有受伤的危险　与患儿智力水平低下,长期需要提供日常生活照顾有关。

(2)生活自理缺陷(进食、沐浴、穿着修饰、如厕等自理缺陷)　与患儿智力水平低下有关。

(3)语言沟通障碍　与智力低下及神经发育有关。

(4)社交障碍　与智力低下、丧失语言能力及缺乏社会行为能力等有关。

(5)营养失调　与智力水平低下所致的贪食、食欲减退及消化不良等有关。

(6)焦虑、恐惧　与疾病的演变过程有关。

（7）个人应对无效　与患儿智力水平低下有关。

（三）护理目标

（1）患儿能维持正常营养状态，体重维持在正常范围。

（2）患儿不发生受伤现象。

（3）患儿的个人生活自理能力逐步改善。

（4）患儿语言能力逐步改善。

（5）患儿的社交能力、学习能力逐步改善。

（四）护理措施

1. 社会交往训练

（1）训练注意　用一些患儿感兴趣的教材，要求他注视说话人的脸，主动注视其目光，并逐渐延长注视时间，反复多次，并及时给予强化，使患儿对他的存在、言语、目光等有所注意。还可用游戏的方式做这种训练，如做鬼脸、转眼睛等，这种滑稽的视觉效果会使患儿觉得非常有趣，以达到吸引孩子的目的。

（2）模仿动作　让患儿模仿做广播操等动作，使其意识到他人的存在。

（3）姿势性语言的学习和表情动作的理解　帮助患儿学习姿势性语言，如点头、摇头等。给患儿做出示范，要求其模仿，然后反复训练，直到能理解为止。还可利用实际动作、照片、镜子训练患儿理解身体动作及表情，如让他看不同表情照片，并告诉他这些表情的名称。还可对镜子进行模仿，练习各种表情，对患儿的正确回答及时予以强化，直到能正确辨别和理解为止。

（4）提高语言交往能力　可利用情景或患儿提出要求时进行，反复训练使患儿在想满足某种要求时，能够用语言来表达自己的愿望。还可以让患儿进行传话训练，传话开始宜短，之后逐渐延长，如此训练将使患儿能主动与他人建立关系，改善交往。

（5）利用游戏改善交往　首先要和患儿建立亲密的关系，观察和关心其兴趣、爱好，做其喜欢、感兴趣的事给他看。以后逐渐扩大患儿交往的范围，待患儿能够参加集体游戏时，游戏内容要逐渐注入购物、乘车等日常活动。让患儿扮演不同角色，掌握各种角色的行为方式，学习和掌握各种社会规范，使他们逐步学会如何与他人交往，完成日常活动，为成年后的自立打好基础。

2. 语言能力训练

与孤独症患儿谈话时尽量使用简单明确的语言。选择适当的运动项目，使患儿在活动中边说边做，渗透语言训练。把语言训练融入生活的每个环节，生活中做什么就说什么，有目的地让患儿说出身边的人和事，句子开始要简短，以后逐渐延长，使患儿的语言循序渐进地发展。还可加入一些表示礼貌和客套的词。创造语言环境，可利用看电视、听音乐、讲故事等让孩子感受语言，帮助他们将生活中的人和事与语言相联系，加强对语言的理解能力。将语言的训练融入到游戏中，选择患儿感兴趣的玩具从模仿中说出实际物品的名称，开始进行单词训练，待能说出实物名称时可过渡到卡片，提高孩子学习语言的兴趣。另外，还可带孩子到公园、野外等公共场所使其感知更多的事物，丰富患儿的词汇和生活经验，增强患儿对语言的理解能力。

3. 行为问题的矫正

（1）孤独症患儿很少用语言来表达其要求，有时用尖叫和发脾气来表达他想要的东西或要求。对患儿的这种表现行为不要一味满足，应当不予理睬，将其放在另一房间离开其他人，以淡化其不良行为。在他安静时给予奖励和表扬。

（2）孤独症患儿中有少数患儿有攻击行为，部分患儿有自伤行为，这些行为多数是情绪体验的表达方式。一些自伤行为令患儿愉快，对个体不造成大的伤害（如持续使劲鼓掌、晃手等）则不需过分纠正，否则会加重情绪躁动不安。对身体有害的行为则要以替代或转移注意力的方式制止。

4. 生活技能训练

将每种基本的生活技能分成许多小的动作单元，在训练过程中按照这些小的动作单元循序渐进，由简至繁地完成。在具体训练时要手把手地教患儿每一个动作，让患儿直接感受到每个动作的肌肉运动，以后逐步减少帮助，直至患儿独立完成。其中，包括穿脱衣服、饮食、大小便习惯、洗手、洗脸等训练。另外，孤独症患儿的智力发育有缺陷，在护理此类患儿时，应保证患儿的营养摄入及居住环境的安全。

5. 家长训练

在教育训练工作中，家长是重要的环节。要求家长摆正心态，不要隐瞒孩子患病的事实而将孩子与外界隔离，这样会使患儿的病情加重。应给孩子创造更多与外界空间接触的机会，使其逐步融入正常的社会生活。同时也不要过分宠爱孩子，以免强化其不良行为。另外，父母应该给孩子提供一个亲密和睦、舒适安全的家庭环境，每天安排时间与孩子共同活动、游戏。父母不仅作为患儿的教师和训练人员，而且父母作为个人，通过训练患儿对父母感兴趣也即对人感兴趣，并且在训练中学会交往技能和技巧。

（五）护理评价

（1）患儿对周围人或事物的主动注意情况。

（2）患儿是否学会了正确的发音，是否能正确模仿常用的词汇，能否用语言表达自己的要求和愿望。

（3）患儿能否理解和运用姿势性语言和表情、动作表达自己的愿望。

（4）患儿与父母及周围人的交往能力和交往技巧是否得到了改善。

（5）患儿行为问题是否得到矫正。

（6）患儿基本的生活能否自理。

（7）家长对疾病的认识及态度情况，家长是否掌握了对患儿的训练方法。

第三节　注意力缺陷与多动障碍

一、概述

注意力缺陷与多动障碍又称多动症，是儿童期常见的行为问题，临床特点为，多动症儿童与其同龄儿童相比有明显的注意力集中困难、注意力缺乏持久性、活动过度或冲动,常伴有认知障碍及学习困难。一般起病于 7 岁以前,多在 3 岁左右,儿童多动症与其他许多精神障碍同时发生的比率较高,包括品行和对立违抗性障碍、抑郁、焦虑、学习困难、抽动秽语综合征等。本病的总体患病率为 3％～5％,男女之比为 9∶1,男童明显多于女童。

（一）病因

本病病因至今尚未完全明确,研究认为与遗传因素、轻微脑损伤有关。神经生理学通过脑电图观察,发现患儿有中枢神经系统成熟延迟或大脑皮层觉醒不足的特点,提示本病具有生物学基础。神经生化研究认为,本病患儿存在神经递质及酶的异常,如去甲肾上腺素的代谢产物 3-甲氧基 4-羟基苯乙二醇降低。也有学者认为与微量元素锌、锰、铁缺乏,铅、镉过多有关。此外,心理社会因素,如家庭环境和教育的方式对诱发和促进多动症也有一定影响。

（二）临床表现

（1）活动过度 与年龄不相称的活动过多为特征性表现。在婴儿期就可表现为不安宁,过分哭闹,活动增多。长大入学后,上课不能安静听课,小动作多,好招惹他人,影响其他儿童学习,下课后如脱缰的野马,不顾危险地攀高或与别人逗打等。

（2）注意障碍 患儿注意力不集中,易受环境的影响而分散,一件事没有做完,注意就提前离开,频繁地从一种活动转向另一种活动。因多动和注意障碍,上课时不能专心听课,做作业也心不在焉,常伴有学习困难,成绩低下,但智力正常或接近正常。

（3）情绪不稳,任性冲动 常表现为自我控制力差,做事不假思索,不顾后果,全凭冲动行事,易激惹或冲动,常为一些小事发脾气或叫喊哭闹,行为幼稚,易惹是生非或伴发其他不良行为。

（4）行为问题,适应困难 常表现为不听从父母和老师的管教,好挑逗、打架、干扰集体活动,说谎、逃学、不守纪律或有其他品行问题。

（5）因神经发育障碍常有精细协调动作笨拙 如有翻掌不灵、对指运动不灵、解纽扣不灵、视听转换困难、听觉综合困难、空间位置感觉障碍等神经系统体征,还可伴有言语发育迟滞、言语异常等。

（三）诊断

诊断主要依据家长及老师提供的病史,必须同时具有显著注意力不集中和活动过度,起病于学龄前,病程至少持续 6 个月以上,并排除精神发育迟滞、儿童期精神病、焦虑状态、品行障碍或神经系统疾病,才可作出诊断。

（四）治疗及预后

中枢兴奋剂是治疗多动症首选的药物。目前认为,多动症的功能缺陷为大脑皮质觉醒不足,而中枢兴奋剂能增强中枢儿茶酚胺类神经递质活性,刺激网状激活系统、边缘系统、丘脑以及其他控制注意、觉醒度、抑制过程活动的脑区,从而提高觉醒度。临床上常用的药物有哌甲酯(利他林)、匹莫林。6 岁以下和 14 岁以上儿童应尽量少用或不用中枢兴奋剂。通常节假日不上学时可停药。中枢兴奋剂无效时可改用其他药物,如三环类抗抑郁药或小剂量氟哌啶醇等。此外,非药物治疗,包括感觉统合训练、脑电生物反馈治疗、认知行为治疗及教育训练也是较为有效的治疗方法。

多动症预后较好，大多数患儿随着年龄增长症状可逐渐减轻或消失，但也有少数病例持续到成年阶段，存在一些精神方面的障碍，包括反社会型人格障碍、酒药依赖、焦虑障碍、情感障碍甚至精神分裂症。

二、注意力缺陷与多动障碍患者的护理

（一）护理评估

1. 健康史

询问患儿既往健康状况，有无较正常儿童易于罹患某些疾病。

2. 生理功能

与同龄儿童比较，躯体发育指标如身高、体重有无异常；有无躯体畸形和功能障碍；有无饮食障碍（贪食或食欲减退）；有无营养失调及睡眠障碍（入睡困难、早醒、睡眠节律紊乱等）；有无受伤的危险（如跌倒、摔伤等）；有无容易感染等生理功能下降。

3. 心理功能

（1）情绪状态 有无焦虑、抑郁、恐惧、情绪不稳、易激惹或淡漠迟钝等异常情绪。

（2）认知功能 ①注意力：患儿是否在上课时注意力涣散；做作业时是否边做边玩、不断改变作业内容或时间明显延长；注意力是否容易受外界干扰；轻度患者对自己感兴趣的活动注意尚能集中，严重注意力缺陷时对任何活动都不能集中注意。②有无记忆和智力障碍。

（3）行为活动 与同龄儿童相比活动量是否明显增多；在应该安静的场合能否安静下来；是否有过分不安宁和（或）小动作多，喜欢招惹别人；在鼓励、保证、奖励或从事感兴趣的游戏活动时能否安静下来，能持续多久。控制力是否很差，是否容易受外界刺激而兴奋，行为是否冲动，有无做事不顾后果，喜欢冒险等行为；有无撒谎、偷窃、逃学、违抗性行为等品行方面的问题；患儿的伙伴关系是否良好；有无自尊低下、自卑心理等。

4. 社会功能

（1）生活自理能力 有无穿衣、吃饭、洗澡、大小便不能自理等。

（2）环境的适应能力 ①学习能力：有无现存或潜在的学习困难，学习成绩如何。②语言能力：有无言语沟通困难。③自我控制与自我保护能力：有无现存或潜在的自我控制力、自我防卫能力下降。④社交活动：有无人际交往障碍，是否合群。

5. 其他

有无家庭养育方式不当、父母不称职；家长对疾病有无不正确的认知和偏见；有无现存的或潜在的家庭矛盾和危机；有无家庭无法实施既定的治疗方案的可能性存在等。

（二）护理诊断

（1）有受伤的危险 与患儿智力水平低下，长期需要提供日常生活照顾有关。

（2）生活自理缺陷（进食、沐浴、穿着修饰、如厕等自理缺陷） 与患儿智力水平低

下有关。

（3）语言沟通障碍　与智力低下及神经发育有关。

（4）社交障碍　与智力低下、丧失语言能力及缺乏社会行为能力等有关。

（5）营养失调　与智力水平低下所致的贪食、食欲减退及消化不良等有关。

（6）焦虑、恐惧　与疾病的演变过程有关。

（7）个人应对无效　与患儿智力水平低下有关。

（三）护理计划

（1）患儿能维持正常营养状态，体重维持在正常范围内。

（2）患儿的注意集中能力提高，主动注意维持时间延长。

（3）患儿的多动行为逐步改善。

（4）患儿伴发的情绪症状消失。

（5）患儿的社交能力、学习能力改善。

（6）患儿未发生受伤现象。

（四）护理措施

1. 安全和生活护理

（1）确保环境安全，病室中的物品应简化，防止患儿粗大动作或精细协调动作笨拙导致损伤。应防范患儿由于社交障碍和冲动行为而遭到他人的威胁与伤害。

（2）规定合理的作息时间，培养生活规律，保证充分的睡眠。从每件小事培养患儿专心习惯，如吃饭时不要边吃饭边看书。组织患儿参加一些需要精力的活动，如登山、打球、跳高等，以发泄患儿多余的精力。

2. 心理护理

（1）对患儿要具有爱心，与患儿建立良好的护患关系，提高其自尊心及价值感，并争取家长和老师的主动配合。

（2）按医嘱进行心理治疗和行为治疗，由于多动症患者通常缺乏恰当的社会交往技能，如不知怎样去发起、维持和结束人与人之间的交流过程。同伴关系不良，对别人有攻击性语言和行为，自我控制力差等。行为治疗利用操作性条件反射的原理，及时对患儿的行为予以正性或负性强化，使患儿学会适当的社交技能。认知治疗用于大龄患儿，可有意忽视其一些不伤大雅的动作，提供合理的治疗机会，允许分段完成作业或某一计划，应注意安静、尽量避免可引开注意力的刺激源。另外，还应注意多发现多动症儿童的优点，创造机会让其展示优点，以获得长辈和同学的表扬。

3. 家长教育

（1）父母的态度对儿童治疗的结果影响极大，有的父母喜欢频繁地责备儿童的某些不当行为。因此应向家长讲解多动症的有关知识，消除家长对多动症的误解和疑虑。患儿的多动不是儿童的天性，而是一种病态，多动症不是儿童故意行为，是一种无法自控的病态。多动症是一种慢性长期的病态过程，多动症患者不容易自然痊愈，但可以用药物及心理疗法自愈。②教育家长要面对事实，要认识多动症的孩子比一般正常儿童难管教，在培养、教育、指导和管理方面，要花费更多的精力和时间。还应从实际出发，不要过高要求，否则会给患儿造成心理压力。③与家长一起帮助患儿消除可能有的心理压力与烦恼。④要求家长平时与老师保持密切的联系,随时了解孩子在学校的情况,家长、老师及医护人员共同合作来帮助多动症患儿。

（五）护理评价

(1) 能否控制冲动行为,改善认知和情感障碍,不伤害自己和他人,改善社会交往。

(2) 生活自理能力是否提高。

(3) 家长是否掌握多动症的有关知识,对疾病认识态度是否正确,掌握合理的教育方法。

|第四节 品 行 障 碍|

一、概述

品行障碍是指儿童少年期反复出现的持久的反社会性行为、攻击性行为和对立违抗性行为,这些行为严重违反了相应年龄的社会规范,比普通儿童的调皮或少年的逆反行为更为严重。国内调查发现其患病率为 $1.45\%\sim7.35\%$,男女之比为 9：1,患病高峰年龄为 13 岁。

（一）病因

本病可能由生物学因素、家庭因素和社会环境因素相互作用而引起。

（二）临床表现

(1) 反社会性行为　一些不符合道德规范及社会准则的行为,主要表现为偷窃钱物,勒索或抢劫他人钱财,强迫与他人发生性关系或有猥亵行为,对他人故意进行躯体虐待或伤害(如捆绑、刀割、针刺、烧烫等),持凶器故意伤害他人,故意纵火,经常说谎、逃学、离家出走,不顾父母的禁令而经常在外过夜,参与社会上的犯罪团伙,一起从事犯罪行为等。

(2) 攻击性行为　其主要表现为对他人或财产的攻击,如经常挑起或参与斗殴,采用打骂、折磨、骚扰及长期威胁等手段欺负他人,虐待弱小、残疾人和动物,故意破坏他人或公共财物等。

(3) 对立违抗性行为　对成人,尤其是对家长的要求或规定不服从、违抗或挑衅的行为,表现为经常说谎(不是为了逃避惩罚),易暴怒或好发脾气,喜欢怨恨和责怪他人,好记仇或心存报复,常因自己的过失或不当行为而责怪他人,常与人争吵,与父母或老师对抗,故意干扰别人,违反校规或集体纪律,不接受批评等。

(4) 合并问题　常合并多动、情绪抑郁或焦虑、情绪不稳或易激惹,也可伴有发育障碍,如语言表达和接受能力差、阅读困难、运动不协调、智商偏低等。

品行障碍患儿一般以自我为中心,喜欢惹人注意,好指责或支配别人,为自己的错误辩护,自私,缺乏同情心。

（三）诊断

只要根据儿童行为紊乱的特点,品行障碍的诊断并不困难。若患者同时具有反社会性行为、攻击性行为和对立违抗性行为的临床表现,持续半年以上,并且严重影响了同伴、师生、亲子关系或学业,则可诊断为反社会性品行障碍。若患者在 10 岁以下,仅表现有对立违抗性行为,而没有反社会性行为和攻击性行为,则诊断为对立违抗性障碍。

(四)治疗及预后

主要方法是分别针对患儿及其家庭的心理与行为进行治疗。尚无特殊药物治疗,对伴发的情绪与行为症状可以给予对症处理。如对冲动、攻击性行为严重者可用小剂量氯丙嗪、氟哌啶醇或卡马西平治疗。对活动过多者可选用哌甲酯等中枢兴奋剂。对情绪焦虑、抑郁明显者,可选用抗焦虑和抗抑郁药物。

少数患儿预后较好,多数预后不良。部分患儿的行为问题持续到成年期,致使成年期在就职、婚姻、人际关系等方面出现困难,其中约半数发展为成年期违法犯罪或人格障碍。

二、品行障碍的护理

(一)护理评估

1. 健康史

询问患儿既往健康状况,是否较正常儿童易于罹患某些疾病。

2. 生理功能

与同龄孩子比较,躯体发育指标如身高、体重有无异常;有无躯体畸形和功能障碍;有无饮食障碍;有无营养失调及睡眠障碍;有无受伤的危险(跌倒,摔伤);有无容易感染等生理功能下降。

3. 心理功能

(1)情绪状态 有无焦虑、抑郁、恐惧、情绪不稳、易激惹或淡漠迟钝等异常情绪;有无自卑心理。

(2)认知功能 有无注意力、记忆和智力方面的障碍。

(3)行为活动 患儿的主要异常行为有哪些,严重程度如何,哪些是最需要解决的行为问题。

4. 社会功能

(1)生活自理能力 患儿有无穿衣、吃饭、洗澡、大小便不能自理等问题。

(2)环境的适应能力 ①学习能力:有无现存或潜在的学习困难。②语言能力:有无言语沟通困难。③自我控制与自我保护能力:有无现存或潜在的自我控制力、自我防卫能力下降。④社交活动:有无人际交往障碍,是否合群。

5. 其他

有无家庭养育方式不当、父母不称职、家长对疾病是否有不正确的认知;有无现存的或潜在的家庭矛盾和危机;家庭能否实施既定的治疗方案;是否伴随有多动障碍、违拗障碍、情绪障碍及发育障碍。

(二)护理诊断

(1)有父母不称职的危险或父母不称职 与家庭破裂或采取不正确的教育方法

有关。

(2) 执行治疗方案无效（拒绝服药） 与对立违抗性行为有关。

(3) 有暴力行为的危险（对他人） 与反社会行为及攻击性行为有关。

(4) 社交障碍 与对抗性行为有关。

(5) 有感染的危险（皮肤破溃） 与攻击性行为及使用毒品有关。

（三）护理目标

(1) 患儿能维持正常营养状态，体重维持在正常范围内。

(2) 患儿的异常行为逐步减轻或消失。

(3) 患儿伴发的情绪症状消失。

(4) 患儿的社交能力、学习能力、人际关系逐步改善。

(5) 患儿未发生受伤现象。

(6) 患儿的家庭功能改善。

（四）护理措施

(1) 生活、安全及生理方面的护理 ①保证睡眠。②合理营养。③培养良好的生活规律，要从日常生活小事中培养患儿遵纪守法的习惯。④限制患儿从事某些有危险隐患的行为。

(2) 心理护理 以耐心、关爱、同情、包容的态度与患儿建立良好的护患关系，取得患儿的信任与合作。讲解疾病的性质，使患儿对自己的病态行为有正确的认识。以支持、肯定和给予希望的语言与患儿交流，使患儿树立起战胜疾病的信心。

(3) 行为矫正训练 主要有行为治疗和认知行为治疗两种方式，可采用个别治疗和小组治疗的形式，小组治疗的环境对患儿学会适当的社交技能更为有效。

最好是家长、老师及医护人员在一起讨论，制定认识统一的治疗方案，切忌在患儿面前表现出不同的意见和争执。进行行为矫正应注意以下几点。①将精力集中在处理主要问题上。②行为指令要明确而不含糊，使患儿易于理解和执行。③父母、照料者和老师要统一规则。④奖罚结合。奖励的东西最好不是钱物，而是患儿喜欢而又无害的活动。较常用的阳性强化方式是，周末推迟就寝时间，适当延长玩耍时间或给予一个选择就餐方式的机会。典型的阴性强化是关在房子里或不准看电视。⑤对攻击行为不明显的患儿可以应用忽视技术，对患儿的病态行为不表现出情感反应，使患儿感觉得不到注意而减少负性强化。

认知行为治疗主要针对冲动行为，其要点如下：让患儿学习如何正确解决问题；学会预先估计自己的行为将会带来的后果，克制自己的冲动行为；学会自我识别自己的行为是否恰当，学会选择恰当的行为应付方式。

(4) 督促服药 让家长和患儿理解药物治疗的好处和可能的副作用，消除他们的顾虑，配合医生治疗；告知家长应与医生保持联系，定期接受咨询。

(5) 健康教育 包括对父母的训练（提高家长的识别和处理能力，正确认识疾病，如何协调家庭关系等）和对老师的训练（协助家长观察患儿表现，强化在家庭中所取得的成绩，提高老师识别和处理问题的能力等），强化不导致品性障碍的保护因素，消除不利于品行障碍恢复的因素，如增强患儿的社交能力，减少患儿的应激，避免负性强化,限制看与暴力、物质滥用、性行为有关的电视和杂志等。具体方法可以参考儿童多动症的相关内容。

（五）护理评价

（1）患儿的饮食、睡眠等生理状况是否改善。

（2）患儿伴随的病态症状是否控制,如异常的情绪、多动等。

（3）患儿不良行为是否改善,反社会行为、冲动行为、对立违拗行为是否减少或消除。

（4）患儿社会功能是否有改善,包括社会交往能力、学习能力、社会适应能力、与周围环境的接触、伙伴关系等。

（5）家庭功能是否改善,家庭参与、配合的程度是否提高,家庭态度和教养方式是否变得合理,家属对疾病的性质是否有正确理解等。

第五节　儿童及青少年情绪障碍

一、概述

儿童及青少年的情绪障碍分为两类,一类与成人相同,如广泛性焦虑、惊恐发作等;另一类仅特发于童年期,即本节所讲述的内容。特发于童年期的情绪障碍主要因社会心理因素所致,与儿童的发育和境遇有一定关系,表现为焦虑、恐惧、强迫或害羞等异常情绪,患儿自身感到痛苦或影响了他们的日常生活和学习,病程多短暂,与成人期神经症无内在联系或无连续性。据国内调查,儿童少年期各类情绪问题的发生率为17.7%,女性较男性为多,城市患病率高于农村。

（一）病因

遗传易感素质、幼儿期养成的胆怯和敏感或过分依赖的习惯、家庭教育方式不当、躯体疾病及精神刺激等均可能成为发病的原因。

（二）临床表现

（1）儿童分离性焦虑障碍　儿童与其所依恋的对象分离时产生过度的焦虑情绪,依恋对象多是母亲,也可以是祖父母、父亲、其他抚养者或照管者。大多6岁以前起病,表现为过分担心依恋对象可能遇到伤害,或者会一去不复返,过分担心当依恋对象不在身边时自己会走失,或会出现其他不良后果,或因害怕分离而不想或拒绝上学,每次分离时出现头痛、恶心、呕吐等躯体症状。也可表现为在分离时或分离后出现烦躁不安、发脾气、哭喊、痛苦、淡漠或社会性退缩。平时没有依恋对象陪同时不外出活动,夜间没有依恋对象在旁时不愿上床就寝,或反复出现与分离有关的噩梦,以至多次惊醒。

（2）儿童恐惧症　学龄前儿童多见,表现为对日常生活中某些并不具有危险性的事物或情境产生过分害怕,或对虽有一定危险性的事物或情境所表现的恐惧大大超过了客观存在的危险程度。恐惧对象有两大类:恐惧身体损伤,如怕死、怕出血等;恐惧自然对象,如怕黑暗、怕动物等。接近恐惧对象时,出现恐惧情绪和回避行为,影响正常生活。

(3) 儿童社交恐惧症 儿童对新环境、陌生人产生恐惧、焦虑情绪和回避行为,表现为紧张不安,过分害羞、尴尬,对自己的行为过分关注,或感到痛苦和身体不适,或出现哭闹、不语、退缩等行为。但与家人或熟悉者在一起时社交关系良好。

（三）治疗及预后

心理治疗为主,配合短期使用小剂量抗焦虑药或抗抑郁剂。心理治疗的方法有支持性心理治疗、家庭治疗、行为治疗及游戏治疗等。

绝大多数患儿病程短暂,预后良好。

二、儿童及青少年情绪障碍的护理

（一）护理评估

(1) 健康史 询问患儿既往健康状况,有无较正常儿童易于罹患某些疾病。

(2) 生理功能方面 评估患儿生理功能是否正常,有无饮食、睡眠障碍,有无躯体疾病等。

(3) 心理功能方面 评估患儿的主要情绪特征,是焦虑、恐惧还是抑郁,程度如何。患儿的焦虑、恐惧是否属于正常范围,是否符合他们的年龄发展水平。

(4) 社会功能方面 ①与同伴的交往、学习能力和学业表现如何。②家庭是否和睦,父母教养方式是否合理,环境是否安全等。

(5) 其他 患儿是否伴发多动障碍、品性障碍、发育障碍等问题。

（二）护理诊断

(1) 社交障碍 与情绪障碍有关。

(2) 营养失调 与情绪障碍引起的进食障碍等有关。

(3) 焦虑、恐惧 与疾病的演变过程有关。

（三）护理目标

(1) 患儿能维持正常营养状态,体重维持在正常范围。

(2) 患儿的异常情绪逐步减轻或消失。

(3) 患儿的社交能力、学习能力、人际关系逐步改善。

（四）护理措施

(1) 以耐心、关爱、同情及温和的态度接触患儿,取得患儿的信任,与患儿交朋友,使其愿意将自己的痛苦与烦恼向你倾诉。耐心倾听患儿诉说自己的内心体验,对他们的痛苦表示同情和理解,指导他们如何去适应环境,增强克服情绪障碍的信心。

(2) 消除能导致孩子出现异常情绪的人为因素。尽量消除环境中的不利因素,防止太多的环境变迁与刺激,对环境中有可能发生变化的事提前告诉患儿。与学校联系,了解患儿在学校的困难,解除患儿的精神压力,恢复其自信心。

(3) 严格执行各项医嘱,督促服药,协助医生开展各项心理行为治疗。

(4) 健康教育 指导家庭成员如何培养孩子有一个健康开朗、独立自信的性格;改变家庭成员的不良教养方式,如过分指责和过分包容等,尽量给予患儿更多感情上的交流和支持,融洽家庭气氛等;向患儿家长宣传有关儿童精神卫生知识,使家长了解孩子常见的问题。

（五）护理评价

（1）患儿的饮食、睡眠及其他生理功能是否正常。

（2）患儿病态的情绪是否改善。焦虑、恐惧及抑郁症状是否消失,伴随的异常行为是否改善。

（3）患儿的社会功能是否增强。对外界的兴趣范围是否扩大,社会交往能力是否改善,社会适应能力是否改善,与周围环境的接触是否恰当,伙伴关系是否改善等。

（4）家庭配合治疗的程度是否提高,家庭不良的养育态度与方式是否纠正。

小 结

本章介绍了精神发育迟滞、儿童孤独症、注意力缺陷与多动障碍、品行障碍的定义及常见的儿童及青少年情绪障碍的常见类型。对其中的精神发育迟滞、儿童孤独症、注意力缺陷与多动障碍、品行障碍的临床特点及护理进行了详细剖析。这些幼年儿童的精神障碍,如未能及时诊断和治疗,会影响下一阶段的精神健康,并可能继发其他精神障碍。因此关注和重视儿童及青少年精神卫生问题,提高对儿童及青少年精神障碍的认识、早期发现、及时治疗和护理具有十分重要的意义。

能力检测

单选题

1. 导致精神发育迟滞的病因不包括（　　　）。

A. 遗传因素 　　　　　　　　　　　B. 围生期有害因素

C. 青少年期的颅外伤或颅内感染 　　D. 18岁以后患脑炎

E. 丧失学习机会

2. 下列说法正确的是（　　　）。

A. 儿童孤独症患者各方面的能力都较差

B. 儿童孤独症以男性多见

C. 儿童孤独症中约有50%伴有明显的精神发育迟滞

D. 精神发育迟滞不伴有其他精神障碍或躯体疾病

E. 儿童孤独症不包括在广泛性发育障碍中

3. 精神发育迟滞和儿童孤独症的起病年龄特点分别为（　　　）。

A. 18岁以前,多在4岁前缓慢起病

B. 20岁以前,多在婴幼儿期缓慢起病

C. 16岁以前,多在5岁前缓慢起病

D. 18岁以前,多在5岁前缓慢起病

E. 18岁以前,多在3岁前缓慢起病

4. 当前对孤独症最有效、最主要的治疗方法是（　　　）。

A. 教育和训练　　　　　B. 认知心理治疗　　　　C. 药物治疗

D. 心理治疗加药物治疗　　E. 行为治疗

5. 下列关于轻度精神发育迟滞的说法中,不正确的是(　　)。

A. 心理年龄为 6～9 岁　　　B. 无明显的语言障碍

C. 可以勉强完成小学学业　　D. 可以从事简单的非技术性工作

E. 生活自理困难

6. 注意力缺陷与多动障碍的核心症状是(　　)。

A. 注意力不集中　　　　B. 活动过多　　　　C. 行为冲动

D. 智商偏低　　　　　E. 品行障碍

7. 品行障碍的临床表现中,下列哪一条不属于反社会行为(　　)。

A. 强迫与他人发生性关系　　B. 对他人进行躯体虐待

C. 虐待弱小儿童　　　　D. 勒索或抢劫他人钱财,或入室抢劫

E. 逃学

(8～10 题用备选答案)

A. 常合并较重的脑损害　　B. 常伴有躯体畸形

C. 心理年龄为 9～12 岁　　D. 心理能力 6～9 岁

E. 智商 70～84 分

8. 轻度精神发育迟滞(　　)。

9. 重度精神发育迟滞(　　)。

10. 极重度精神发育迟滞(　　)。

(11～13 题共用备选答案)

A. 智商在 50～69 分之间　　B. 智商在 35～49 分之间

C. 智商在 20～34 分之间　　D. 智商在 70～90 分之间

E. 智商在 91～100 分之间

11. 轻度精神发育迟滞的智商范围是指(　　)。

12. 中度精神发育迟滞的智商范围是指(　　)。

13. 重度精神发育迟滞的智商范围是指(　　)。

(14～16 题共用备选答案)

A. 3 岁以下　　　　B. 3～6 岁　　　　C. 6～9 岁

D. 9～12 岁　　　　E. 13～14 岁

14. 轻度精神发育迟滞患者的心理年龄为(　　)。

15. 中度精神发育迟滞患者的心理年龄为(　　)。

16. 重度精神发育迟滞患者的心理年龄为(　　)。

(17～18 共用备选答案)

A. 反社会性行为、攻击性行为、对立违抗性行为

B. 反社会性行为、攻击性行为

C. 反社会性行为、对立违抗性行为

D. 攻击性行为、对立违抗性行为

E. 对立违抗性行为

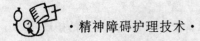

17. 反社会性品行障碍的诊断要点是(   )。

18. 对立违抗性障碍的诊断要点是(   )。

（罗 琼）

第十二章　精神障碍的治疗与护理

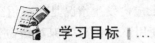

学习目标 ……

> 掌握　抗精神病药物的分类与临床应用。
> 　　　应用抗精神病药物治疗期间的护理措施。
> 熟悉　抗精神病药物的主要不良反应与处理。
> 　　　常用的精神科药物。
> 　　　电休克治疗、心理治疗、工娱治疗的护理措施。

第一节　药物治疗过程的护理

一、精神药物的定义和分类

精神药物用于治疗始于 20 世纪 50 年代,1952 年氯丙嗪首先被用于治疗精神疾病患者并取得了疗效,从此开创了精神疾病药物治疗的先河。20 世纪 80 年代,新一代非典型精神药物的开发和推出,使精神疾病的治疗又上了一个新的台阶。目前临床上对精神疾病以药物治疗为主,同时辅以改良的电痉挛治疗、心理治疗和社会康复治疗,为患者能够重新回归社会创造了条件。

在精神疾病治疗过程中,护理相当重要,表现在用药前全面获得患者的基本资料,正确执行治疗方案以及开展治疗后全面观察和评价治疗的效果和反应,为患者提供及时有效的帮助,为医生是否更改治疗方案提供可靠依据,这就要求护士不但要全面了解相关治疗知识,还要掌握治疗过程中的护理技术。

精神药物种类繁多,有不同的分类系统,按药理作用可分为典型(传统)抗精神病药物和非典型(非传统)抗精神病药物。但目前仍使用以临床应用目的为主、化学结构或药理作用为辅的分类原则。按精神药物的主要适应证或主要治疗作用可分为四类:①抗精神病药物;②抗抑郁药物;③抗躁狂药物或称心境稳定剂;④抗焦虑药物。广义上的精神药物也包括用于治疗儿童注意力缺陷与多动障碍的精神振奋药和治疗痴呆的药物,分别在其他相关章节中给予介绍。

二、精神药物的使用原则

(一) 一般原则

(1) 使用前完成精神疾病史收集、躯体检查、必要的实验室检查等步骤,做出正确的诊断和确定治疗方案。

（2）充分考虑患者的非精神科情况和目前是否有使用了非精神药物等因素的影响，权衡使用精神药物的利弊。

（二）药物选择

选择药物主要考虑以下几点。

（1）患者的病情特点和基本情况，如年龄、躯体状况等。

（2）既往使用某种精神药物的疗效好坏和不良反应的发生情况是此次用药的重要参考依据。既往对某种精神药物有效常表明再次使用还会有效，对某种药物有效的家族史对选择药物也有指导意义。对某一药物无效的患者可试用不同作用机制或不同化学结构的药物。

（3）医生本人对药物熟悉的程度及药物所需费用。

（三）剂量和疗程

（1）剂量的个体化差异大是精神药物的特点之一。一般而言，症状严重者往往需要的治疗剂量也大。决定适宜治疗剂量的最重要因素是安全性和疗效。大多数治疗失败是由于药物未达到足够的剂量、使用的时间过短或患者服药的依从性不好。不过，超过规定治疗量的大剂量治疗已被认为不但不能提高疗效，反而增加不良反应，故不宜采用。

（2）就一个规范的疗程而言，必须达到有效剂量并达到足够的用药时间，一般包括急性治疗期、巩固治疗期和维持治疗期三个阶段。精神药物中的抗抑郁药物、抗精神病药物和心境稳定剂，往往需要几周的时间才会出现充分的疗效，故不要在药物尚未产生疗效的时间内就认为治疗无效而改换药物。有些精神药物的治疗剂量与中毒剂量比较接近或存在剂量的"治疗窗"，对这些药物要进行血药浓度监测来调整剂量。多数精神障碍属于复发率高的疾病，因此需要较长时间的维持治疗，复发的次数越多，则维持治疗的时间就越长。

（四）不良反应的预防与处理

及时发现和处理不良反应也是药物治疗成败的关键。下列方法有助于减少不良反应的发生而提高治疗依从性。

（1）定期观察不良反应的发生，注意患者的主诉和亲属提供的信息。

（2）使用最小的有效剂量，大多数不良反应是与剂量相关的。

（3）尽量选用不良反应少的药物。

（4）对出现的不良反应，酌情使用能减轻不良反应的药物。

（5）避免合并使用可能产生药物相互作用的药物。

（6）针对药物对脏器的影响定期进行必要的实验室检查。

（五）用药知识教育

使用精神药物治疗的过程中，告知患者或家属相关信息很重要，可以提高依从性。告知患者与家属精神药物不会导致痴呆，打消患者或家属对用精神药物常见的误解；告知药物的疗效、起效时间、治疗的持续时间、可能的不良反应，以利于患者或家属观测不良反应和提高治疗的信心;告知服药期间应注意的其他事项,如避免从事危险性高的工作;告知药物的加减量和停药都应在医生的指导下进行,以免影响疗效和带来副作用等。

（六）特殊人群的用药

老年人可能有药物代谢动力学改变,如分布容积变小、肝和肾对药物的清除率降低、半衰期延长及对药物的不良反应敏感等。用药原则如下:小剂量开始,以成人剂量的半量缓慢加量,并密切观察患者对药物的耐受程度。儿童必须在医生的指导下非常谨慎地使用精神药物。

孕妇在怀孕头三个月尽量不使用精神药物,特别是碳酸锂,因其有致胎儿畸形的危险。必须使用精神药物者,应尽可能选择对妊娠影响小的药物和低剂量使用,并定期对胎儿进行无创伤监测。哺乳妇女服用精神药物,可通过乳汁使婴儿产生药物中毒或不良反应,故以人工喂养婴儿为宜。

三、抗精神病药物

抗精神病药物治疗精神病性症状,如幻觉、妄想及各种思维形式障碍,也能够减轻兴奋躁动和行为紊乱。这类药物又被称为神经阻滞剂或强安定剂。因此,主要用于精神分裂症的治疗和控制其他精神障碍的幻觉、妄想与兴奋躁动等精神病性症状。也用于快速控制躁狂症的急性兴奋症状,在躁狂急性期与抗躁狂药物合用,待躁狂症状缓解后即可停用。

（一）作用机制

典型抗精神病药主要通过阻断中枢多巴胺(DA)受体发挥作用,在治疗过程中可产生锥体外系副反应和催乳素水平升高;非典型抗精神病药物主要通过阻断五羟色胺(5-HT)受体和多巴胺(DA)受体发挥作用,但对五羟色胺受体作用大于多巴胺受体作用,所以在治疗中较少产生锥体外系副反应和催乳素水平升高。除此之外,药物还具有抗胆碱、抗肾上腺素及抗组胺等作用,这些药理作用也产生与抗精神病治疗作用无关的不良反应。

（二）常用药物

1. 分类

目前临床常用的治疗精神分裂症的药物按药理作用可分为如下两类。

（1）典型抗精神病药物　又称传统抗精神病药物。代表药物有氯丙嗪、氟哌啶醇等。按其临床作用特点又分为低效价和高效价两类。前者以氯丙嗪为代表,镇静作用强,副作用明显,对心血管和肝脏毒性较大,用药剂量较大;后者以氟哌啶醇为代表,抗幻觉妄想作用突出、镇静作用较弱、对心血管和肝脏毒性小、治疗剂量较小。

（2）非典型抗精神病药　又称非传统抗精神病药,治疗剂量较小,出现某些副作用的情况较少,对精神分裂症单纯型疗效较传统抗精神病药好。但大多价格昂贵。代表药物有氯氮平、利培酮、奥氮平、喹地平等。

2. 常见药物

常见的抗精神病药有氯丙嗪、奋乃静、氟哌啶醇、氟哌啶醇癸酸酯(安度利可)、氟奋乃静癸酸酯、安乐嗪棕榈酸酯、舒必利。

非典型抗精神病药有维思通(利培酮)、再普乐(奥氮平)、思瑞康(奎硫平)、氯氮平。

抗精神病药物主要用于治疗精神分裂症和其他具有精神病性症状的精神障碍。

3. 使用方法

抗精神病药物用来治疗精神分裂症时,分为急性期治疗、巩固期治疗和维持期治疗。用于治疗其他精神疾病的精神病性症状时,基本原则是短期、限量,精神病性症状控制后即减量至停药。

4. 药物选择

所有抗精神病药物对幻觉与妄想的疗效并无明显差别。选择使用何种抗精神病药物,主要依据药物的镇静作用强弱、患者的一般情况和对副反应的耐受力而定,例如有糖尿病的患者不宜使用非典型抗精神病药物。

(1)兴奋躁动、激越及不合作的患者,宜选用镇静作用强的药物,或选用其针剂肌内注射,快速控制兴奋,以避免患者造成自身或他人的伤害。需注意注射给药比口服同等剂量的效价要高 2～4 倍。

(2)老人、儿童、妇女或伴躯体疾病的患者,宜选用锥体外系症状少且对心血管系统影响小的药物。

(3)以阴性症状为主的患者,宜选用镇静作用弱的高效价第一代抗精神病药或使用第二代抗精神病药。

(4)对第一代抗精神病药无效的难治性患者,可换用第二代抗精神病药。

(5)女性患者服药后如出现溢乳或闭经等不良反应,应适当减低剂量或换用较少引起催乳素升高的药物,如奎硫平。

(6)维持治疗时口服药物依从性不好的患者,可使用长效缓释注射剂。

(7)从事脑力劳动的患者,维持治疗宜选用镇静作用弱的药物。

(三)常见不良反应与处理

(1)锥体外系症状(EPS) EPS 为第一代抗精神病药物尤其是高效价药物的最常见不良反应,而第二代抗精神病药物的锥体外系症状较少。

① 急性肌张力障碍 一种肌张力异常增高的状态,多发生在用药早期,表现为眼肌、眼睑肌、面肌、颈肌或背部肌肉的痉挛,多为局部肌肉的痉挛或僵直,如出现眼上翻或"动眼危象"及斜颈。颈背肌强直可出现"扭转痉挛或角弓反张"。患者常感到紧张恐惧而来急诊。要注意与破伤风、狂犬病、急性脑炎及癔症等疾病相鉴别。用东莨菪碱 0.3 mg 肌内注射可立即缓解,经常发生者应降低剂量或换用锥体外系症状少的抗精神病药物,或加用抗胆碱能药物,如盐酸苯海索(安坦)。

② 类帕金森病 一种药源性帕金森病,一般在服药后 1～4 周内出现。与帕金森病相似,患者表现为震颤、肌张力增高、运动减少。震颤可为口、舌与手的静止性震颤。面部表情肌僵硬,出现面具脸。持续的肌张力增高引起动作减少、吞咽困难、慌张步态、迟钝,甚至运动不能。常伴有流涎、多汗和皮脂溢出。容易被误诊为抑郁症状或阴性症状。适当的处理是加用抗胆碱能药物盐酸苯海索,以减慢抗精神病药物剂量递增

的速度,或换用锥体外系症状少的抗精神病药物。

③ 静坐不能 一般在服药后 1~6 周内出现,患者不得不来回走动或原地踏步,伴有明显的痛苦和焦虑不安。患者常感到难以忍受甚至出现自杀的冲动。适当的处理是在使用抗胆碱能药物盐酸苯海索的基础上,加用普萘洛尔(心得安)10 mg,或地西泮 2.5 mg,每日 2~3 次。静坐不能容易被误认为是精神病性激越,而错误地加大抗精神病药物的剂量。

④ 迟发性运动障碍(TD) 多在大剂量和长期使用抗精神病药物维持治疗中发生。症状为不自主、有节律的刻板式动作,表现为口、颊、舌三联征,如吸吮、舔舌、咀嚼、鼓腮等,也可表现为肢体或躯干的舞蹈样动作。治疗上十分棘手,即使停用抗精神病药物后也难以恢复。使用抗胆碱能药物无助于症状改善,反而可能使症状加重。重点在于预防,如使用最小有效剂量的抗精神病药物和尽量减少合用抗胆碱能药物。一旦发现,要尽早换用锥体外系少的抗精神病药物。

(2)过度镇静和嗜睡 低效价抗精神病药物和氯氮平的镇静作用比较强,易引起嗜睡。对无兴奋躁动及维持期治疗患者尽量少用镇静作用强的药物。

(3)恶性综合征(NMS) 罕见,但一旦发生严重者可危及生命:患者可伴有脱水、营养不良、感染等躯体疾病。临床表现为严重的肌强直、自主神经功能紊乱症状(如高热、心动过速、血压明显波动与出汗),严重者可出现意识障碍、白细胞总数升高、血肌酸磷酸激酶(CPK)升高且可能引起血红蛋白尿和急性肾衰竭。死亡率高达25%。一旦发现,应立即停用抗精神病药物,给予支持治疗和对症处理。肌肉松弛剂丹曲洛林或多巴胺受体激动剂溴隐亭及金刚烷胺可能有一定效果。

(4)抗胆碱能不良反应 低效价抗精神病药物和氯氮平较多引起此不良反应。外周抗胆碱能作用有口干、视物模糊、心动过速、便秘、尿潴留等。闭角型青光眼患者慎用,以免引起急性眼内压增高。中枢抗胆碱能作用表现为注意力及记忆损害等。

(5)心血管不良反应主要为体位性低血压和心电图异常。体位性低血压以氯丙嗪、氯氮平和奎硫平较多见。患者从卧位或蹲位直立时出现血压降低、心跳加快、黑蒙跌到。尤其在老年人常见,要注意预防以避免跌伤和骨折。出现体位性低血压者增加剂量应缓慢,要告诉患者起立或起床动作要慢,以防跌倒。低血压轻者平卧即可好转,严重者可使用去甲肾上腺素升压,禁止使用肾上腺素,因后者的 β 受体激动作用会使血压更低。对心动过速明显者(心率超过 120 次/分),可酌情使用普萘洛尔 10 mg,每日 2~3 次。常见的心电图异常有 Q-T 间期延长、S-T 段下降与 T 波异常,偶可见心律失常。对既往有心脏疾病者应选用对心血管不良反应少的药物。

(6)血催乳素水平升高 第一代抗精神病药物和第二代抗精神病药物中的利培酮多见。女性患者表现为月经紊乱、停经,不排卵和不育,泌乳,性欲减退。男性患者有勃起和射精障碍。一般经减量或停药可恢复。氯氮平、奥氮平和奎硫平较少引起催乳素升高。

(7)肝脏损害 最常见无黄疸性肝功能障碍,但多为一过性转氨酶升高,一般无明显症状,且多能自行恢复。处理:可加服保肝护肝药并定期复查监测。

(8)粒细胞减少 主要是氯氮平引起。使用氯氮平头 6 个月应定期监测白细胞数,第 1 个月应每周 1 次,以免引起粒细胞缺乏症,导致严重感染而危及生命。

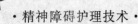

(9) 怀孕与哺乳期的用药问题 抗精神病药物能通过胎盘屏障,但没有明确的证据证实有致畸作用。若病情允许,在怀孕头 3 个月尽量不用抗精神病药物或仅低剂量使用。抗精神病药物可随乳汁分泌,哺乳期妇女服药期间不宜母乳喂养。

四、抗抑郁药物

抗抑郁药物主要用于治疗各种抑郁障碍,尤其是伴有自主神经系统症状和体征者。抗抑郁药物也可用于治疗惊恐障碍、创伤后应激障碍、慢性疼痛综合征和广泛性焦虑障碍。选择性五羟色胺再摄取抑制剂(SSRIs)和三环类抗抑郁药中的氯丙咪嗪还可治疗强迫症。

(一)作用机制

抗抑郁药的作用机制主要是通过不同的途径增高中枢神经系统神经元突触间隙中单胺类神经递质五羟色胺(5-HT)与去甲肾上腺素的浓度。故目前药物的分类也是按照药物对中枢神经系统的单胺类神经递质的作用方式来划分,大体可归为如下四类:①三环类和四环类抗抑郁剂,其作用机制为抑制突触前膜对去甲肾上腺素和五羟色胺的回收,对多巴胺作用小;②单胺氧化酶抑制剂,抑制突触间隙中使单胺递质降解的单胺氧化酶而使单胺递质的降解减少;③选择性五羟色胺再摄取抑制剂,主要抑制突触前膜对五羟色胺的再摄取而使其浓度增高;④选择性地作用于去甲肾上腺素和五羟色胺的药物及其他抗抑郁药物,相对单纯地抑制突触前膜对去甲肾上腺素和五羟色胺的再摄取。后两类属药理作用选择性高的新一代抗抑郁药,在不良反应方面明显少于前两类,故其临床使用日趋广泛。

(二)常用抗抑郁药物

1. 三环类抗抑郁药(TCAs)

常用的三环类抗抑郁药有丙咪嗪、阿米替林、氯丙咪嗪和多虑平。禁忌证为严重心脏病、前列腺肥大与闭角型青光眼。

(1)应用

临床应用剂量应从小剂量开始,25~50 mg/d,1~2 周内逐渐增加至 150~250 mg/d,分 2~3 次口服,最高量不超过 300 mg/d。三环类抗抑郁药的特点如下。①丙咪嗪:有振奋作用,适用于迟滞性抑郁,且不宜在夜间服药,以免引起失眠;小剂量可治疗儿童遗尿症。②阿米替林:有镇静及抗焦虑作用,适用于激越性抑郁,对失眠有改善作用。③氯丙咪嗪:不仅用于治疗抑郁症,也用于治疗强迫性神经症。④多虑平:抗抑郁作用较弱,但镇静及抗焦虑作用较强。

(2)不良反应

① 抗胆碱能作用 比较常见,有口干、视力模糊、尿潴留、便秘、心动过速等副作用。严重者可出现明显的排尿困难或麻痹性肠梗阻,需用拟胆碱药对抗。伴有躯体疾病的患者、青光眼、前列腺肥大及老年患者不宜使用。

② 心血管作用 引起心动过速、体位性低血压。最危险的不良反应是奎尼丁样心脏传导阻滞,因此应定期进行心电图检查,有心脏疾病的患者应慎用。

③ 其他不良反应 镇静及体重增加,与剂量有关,一般不需处理。可降低癫痫发

作阈值而诱发癫痫,偶可引起过敏性皮疹、粒细胞减少,以及性功能减退。

④ 过量急性中毒 有些抑郁症患者存在严重的自杀倾向,可能过量服用药物导致急性中毒。治疗剂量的 10 倍即可导致死亡。过量中毒的常见死亡原因是心肌缺血、房室或室内传导阻滞、室性纤颤。伴有昏迷、痉挛、血压下降及呼吸抑制等。应给予积极的洗胃、对症及使用拟胆碱药物处理。

2. 单胺氧化酶抑制剂(MAOIs)

第一代单胺氧化酶抑制剂药物有苯乙肼、反苯环丙胺,因这类药物对酶具有非选择性和不可逆性的抑制作用,易引起高血压危象、肝损害等严重不良反应,目前基本不用。第二代单胺氧化酶抑制剂为可逆性单胺氧化酶抑制剂,以吗氯贝胺为代表。第二代单胺氧化酶抑制剂,具有可逆性,较为安全,常作为二线药物使用。

3. 选择性五羟色胺再摄取抑制剂(SSRIs)

这类药物有氟西汀、帕罗西汀、舍曲林、氟伏沙明和西酞普兰。SSRIs 的抗抑郁效果与 TCAs 大致相同,但没有三环类抗抑郁药的抗胆碱能和心血管的不良反应,适用范围扩大,且用药方便,基本上只需每天服药一次,能提高患者治疗的依从性。

SSRIs 的不良反应有恶心、呕吐、腹泻及食欲下降。SSRIs 在早期有中枢神经系统的兴奋症状,如焦虑、失眠和头痛等。SSRIs 可引起性功能抑制。SSRIs 应避免与单胺氧化酶抑制剂合用,因它们有引起高五羟色胺综合征的危险。高五羟色胺综合征的表现有腹痛、腹泻、出汗、发热、心动过速、血压升高、谵妄、肌阵挛等,严重者有高热、休克,甚至死亡。

在临床应用方面,SSRIs 除用于治疗抑郁障碍外,还可用于治疗强迫性神经症。氟西汀(百忧解)还可治疗贪食症。帕罗西汀与舍曲林可用于治疗惊恐发作、广泛性焦虑症及创伤后应激障碍等焦虑障碍。

4. 选择性作用于去甲肾上腺素和五羟色胺的药物及其他抗抑郁药物

万拉法新和米氮平相对单纯地作用于去甲肾上腺素和五羟色胺。丁胺苯丙酮有多巴胺再摄取抑制作用。曲唑酮和奈法唑酮作用于五羟色胺及多种神经递质。这些药物可用于治疗各型抑郁状态,多数药物具有抗焦虑和改善睡眠的作用,适用于伴有焦虑、激越和失眠的抑郁症患者。对性功能的影响较少。不良反应与 SSRIs 类似。高剂量的万拉法新有引起高血压的危险。米氮平可引起镇静、食欲与体重增加。

（三）使用时的注意事项

所有的抗抑郁药物在达到治疗剂量至少 1～2 周后才能见效,因此不要过早地认为无效而停药或换药。第一次抑郁发作经药物治疗症状缓解后,应至少维持治疗 4～6 个月。对 5 年内有 2 次以上抑郁发作的患者,应维持治疗 2 年以上。

所有的抗抑郁药物在停药时应逐渐缓慢减量,不要骤停。因为在较长时间使用后如果突然停药,可能出现撤药综合征,表现为头晕、恶心、呕吐、乏力、激惹与睡眠障碍等症状。

所有的抗抑郁药物都可能诱发躁狂或躁狂、抑郁快速循环发作。对双相情感障碍的抑郁发作患者,抗抑郁药物应与抗躁狂药物联合使用。对双相快速循环发作的患者应禁止使用抗抑郁药物,以免加重快速循环发作。

（四）药物相互作用

单胺氧化酶抑制剂不要与其他抗抑郁药物合并使用，SSRIs 也不要与氯丙咪嗪合用，两者合用可能引起严重的高五羟色胺综合征。当抗抑郁药物之间需要换药时，单胺氧化酶抑制剂需停药 2 周才能换用其他的抗抑郁药，氟西汀的半衰期长，也需要停药 2 周才能换用单胺氧化酶抑制剂。三环类抗抑郁药不能与抗胆碱能药物合用。SSRIs 可明显升高三环类抗抑郁药和抗精神病药物的血药浓度。

五、抗躁狂药物

抗躁狂药物也称心境稳定剂，其适应证如下：①治疗躁狂发作；②预防双相情感障碍躁狂或抑郁的复发；③治疗分裂情感性障碍；④其他用途，如循环型心境障碍、冲动控制障碍、攻击行为和反社会人格障碍。三种常用的心境稳定剂为锂盐（碳酸锂）和抗癫痫药物卡马西平与丙戊酸盐。

（一）碳酸锂

碳酸锂（lithium carbonate）仍是目前治疗躁狂发作的首选药物，总有效率约为 70%，但起效较慢，需要持续用药 2～3 周才能显效。锂盐对躁狂和抑郁的复发有预防作用，也用于治疗分裂情感性精神病，但对快速循环发作的疗效欠佳，有效率仅为 25%。

碳酸锂的禁忌证为肾功能不全者、严重心脏疾病患者、12 岁以下儿童、孕妇头 3 个月。哺乳期妇女服药期间应停止母乳，改用人工哺乳。脑器质性疾病、严重躯体疾病和低钠血症者应慎用。

（1）作用机制　一般认为锂抑制了腺苷酸环化酶，使 cAMP 合成减少而抑制第二信使传递系统。并且锂能抑制神经递质去甲肾上腺素和多巴胺的释放，增加其再摄取。这些可能与抗躁狂作用有关。碳酸锂口服后 1～2 h 血锂浓度达峰值。锂主要从肾脏排泄，半衰期约为 24 h。锂与钠在肾小管的回吸收有竞争性抑制作用：排钠利尿剂使钠排出增加，使血锂浓度升高；反之，血钠升高则促进锂排泄，降低血锂浓度。

（2）用法与血锂浓度监测　锂盐的治疗剂量一般在每日 1000～2000 mg，分 2～3 次口服，宜在饭后服，以减少对胃的刺激。应从小剂量开始，逐渐增加剂量，并在治疗的头 3 周参照血锂浓度调整剂量达到有效血锂浓度。老年体弱者应减少用量，并应密切观察不良反应。由于锂盐的治疗量和中毒量较接近，应对血锂浓度进行监测，帮助调节治疗量及维持量，预防发生急性中毒。急性期治疗的血锂浓度为 0.6～1.2 mmol/L，1.4 mmol/L 视为有效浓度的上限，超过此值容易出现锂中毒。老年患者的治疗，血锂浓度以不超过 1.0 mmol/L 为宜。维持治疗用于预防双相情感障碍躁狂和抑郁的复发，维持治疗的剂量为每日 500～1000 mg，血锂浓度为 0.4～0.8 mmol/L。

（3）不良反应　服药早期以消化道刺激症状多见，如恶心、呕吐、腹泻、上腹痛及便秘等。因口干、烦渴而有多饮、多尿。此后可出现神经系统不良反应，如双手震颤、萎靡无力、嗜睡、视物模糊、腱反射亢进。可引起白细胞升高。上述不良反应加重往往是中毒的先兆，应密切观察。长期服用锂盐可能引起甲状腺功能低下（多为亚临床功能低下，尤以女性多见）和肾功能损害。在体液大量丢失，如持续呕吐、腹泻、大量出汗时易引起锂中毒。服药期间不可用低盐饮食。

(4)过量中毒与处理 当血锂浓度达到或超过 1.5 mmol/L 时,会出现不同程度的中毒症状。早期中毒表现为不良反应加重,如频发的呕吐和腹泻、无力、淡漠、肢体震颤由细小变得粗大、反射亢进。血锂浓度达 2.0 mmol/L 以上可出现严重中毒,表现为意识模糊、共济失调、吐词不清、癫痫发作甚至昏迷、休克、肾功能损害等。血锂浓度达 3.0 mmol/L 以上可危及生命。一旦发现中、重度的锂中毒征象,应立即停药,注意水、电解质平衡,用氨茶碱碱化尿液,以甘露醇渗透性利尿排锂,不宜使用排钠利尿剂。严重病例必要时行血液透析,并给予对症治疗及支持疗法。

(二)丙戊酸盐(valproates)

常用的丙戊酸盐有丙戊酸钠(sodium valproate)和丙戊酸镁(magnesium valproate)。用于治疗双相情感障碍的躁狂发作,特别是对快速循环发作及混合性发作效果较好,对双相情感障碍有预防复发的作用。丙戊酸盐疗效与碳酸锂相仿,对碳酸锂反应不佳或不能耐受的患者是较为理想的替代药物。

(1)用法与注意事项 丙戊酸盐空腹时吸收良好,2 h 可达血药峰浓度,饭后服药会明显延迟吸收。半衰期为 5～20 h。抗躁狂应从小剂量开始,每次 0.2 g,每日 2～3 次;逐渐增加至每次 0.3～0.4 g,每日 2～3 次,最高量不超过每日 1.8 g。可参考血药浓度调整剂量,有效治疗血药浓度为 50～100 μg/mL。白细胞减少与严重肝脏疾病者禁用,老年患者及肝、肾功能不全者应减量。

(2)不良反应 发生率较低,常见的不良反应有恶心、呕吐、厌食、腹泻等,少数可出现嗜睡、震颤、共济失调、脱发、异常兴奋与烦躁不安等。药物过量的早期表现为恶心、呕吐、腹泻、厌食等消化道症状,继而出现肌无力、四肢震颤、共济失调、嗜睡、意识模糊或昏迷。一旦发现中毒征象,应立即停药,并根据病情给予对症治疗及支持疗法。

(三)卡马西平

卡马西平用于急性躁狂发作的治疗,适用于碳酸锂治疗无效、快速循环发作或混合性发作的患者。

(1)用法与注意事项 口服吸收慢,半衰期约为 25 h。为了减少胃肠道反应,应缓慢增加剂量。治疗剂量为 600～1200 mg/d,分 2～3 次口服,治疗血药浓度为 6～12 μg/mL。维持剂量为 300～600 mg/d,血药浓度 6 μg/mL。突然停药可引起癫痫发作加剧。长期应用要定期检查肝功能、血常规。孕妇、哺乳期妇女、有骨髓抑制病史及心、肝、肾功能损害者禁用。青光眼及老年患者慎用。

(2)不良反应 治疗初期常见的不良反应有复视、视物模糊、眩晕、头痛、嗜睡和共济失调,少见的不良反应有口干、恶心、呕吐、腹痛和皮疹等。大剂量中毒可引起精神错乱、谵妄甚至昏迷。处理措施为洗胃、服用活性炭和对症支持治疗。

(3)药物相互作用 卡马西平可诱导某些药物如多西环素、口服抗凝剂、丙戊酸盐、氟哌啶醇等的代谢,降低这些药物的疗效。与氯氮平合用,可增加发生粒细胞缺乏症的危险。

六、抗焦虑药物

抗焦虑药物是指能缓解急性与慢性焦虑症状的药物。目前临床上常用的药物主要包括苯二氮䓬类药和非苯二氮䓬类药丁螺环酮,还包括一些抗抑郁药和β-肾上腺素受体拮抗剂。另外,SSRIs类抗抑郁药因不影响认知功能、不产生依赖性,近年来也用于治疗焦虑障碍。

(一)苯二氮䓬类药

(1)作用机制 苯二氮䓬类药(BDZs)主要通过与GABA受体的立体构效部位结合,使细胞膜上的氯离子通道打开,氯离子增加内流,细胞内负电增加,细胞外正电增加,达到细胞膜超极化,造成神经元的兴奋阈值增加,达到中枢神经元抑制的目的。苯二氮䓬类药有四种临床用途:①抗焦虑;②镇静催眠;③骨骼肌松弛作用;④抗惊厥。苯二氮䓬类药因普遍具有镇静作用,也称为弱安定剂。苯二氮䓬类药品种繁多,药理作用相似,但各种药物在效价、起效时间、作用持续时间(与半衰期及活性代谢产物有关)和代谢方面有所不同。短效药作用快而短,一天可以多次使用,缺点是作用时间短,比长效药容易形成耐药性和药物依赖。长效药作用时间长,每天1~2次,缺点是药理作用时间长,较多出现镇静、嗜睡、乏力等不良反应。

(2)适应证 苯二氮䓬类药适用于惊恐发作、广泛性焦虑症、恐惧症、失眠症、癫痫发作、脑部或躯体疾病伴发的焦虑激越状态,以及各种心身疾病的焦虑等症状。

(3)药物选择和使用方法 用于治疗焦虑障碍的常用药物有地西泮、劳拉西泮、阿普唑仑和氯硝西泮。发挥镇静催眠作用以氟西泮、硝西泮、地西泮和艾司唑仑为主,睡前服用。苯二氮䓬类药的不良反应有嗜睡、头晕和乏力。服药期间不宜驾驶车辆或从事高空工作。过量使用会出现震颤、共济失调及视物模糊。苯二氮䓬类药与酒和巴比妥类有交叉耐受性,与酒有叠加效应,可引起过度镇静和醉酒。长期使用能产生耐受性和躯体依赖。

(二)其他抗焦虑药

丁螺环酮是一种无镇静作用的非苯二氮䓬类抗焦虑药,可用于治疗惊恐发作和广泛性焦虑症。高剂量(>30 mg/d)时有抗抑郁作用。治疗焦虑障碍的剂量从每次5 mg,每日3次开始,逐渐增至每次10 mg,37 mg/d。起效较慢,达到治疗剂量至少2周才能显示充分的疗效。其优点是不良反应较少,主要有头晕、恶心、头痛、激动和失眠等。与酒无交叉耐受性,不会产生耐受性或依赖性。

七、抗精神病药物治疗的护理

护士在抗精神病药物治疗过程中起重要的作用。其工作内容如下:在治疗前收集患者基本资料;参与患者治疗方式的选择与协调;有关药物治疗的卫生宣教;观察与监测治疗效果和副反应;药物治疗的护理措施;继续治疗的跟踪;临床药物研究的参与等。

(一)潜在的护理问题

(1)潜在危险性伤害 体位性低血压、步态改变、肢体僵硬、行动迟缓、意识混乱等。

(2)身体活动功能障碍 类帕金森病、运动不能、静坐不能、手抖等。

(3)感知觉改变 视力模糊、色素沉着等。

（4）思维过程改变 记忆力下降或丧失。

（5）营养状况改变（多于身体需要量） 胃口增加、体重增加。

（6）睡眠型态紊乱。

（7）排泄形态改变 便秘、腹泻、尿潴留等。

（8）口腔黏膜改变 口干、唾液分泌减少、皮肤完整性受损（皮肤对光过敏）。

（9）性功能障碍 勃起或射精困难。

（10）自我照顾能力缺失 与运动不能、静坐不能等有关；拒绝治疗、藏药等。

（二）护理措施

1. 建立良好的护患关系

多数重性精神病患者缺乏自知力，不认为自己有病，对治疗护理不合作。建立相互信任的护患关系可促进患者的合作和提高治疗的依从性。

2. 改善现存或潜在的健康问题

（1）做好药物治疗的卫生宣教，帮助患者认识治疗的重要性，学习一些减轻不适反应的方法，减轻对药物副作用的焦虑和担心，提高患者药物治疗的依从性。

（2）密切观察患者用药后的反应，包括药物治疗的效果及不良反应，为医生用药和调整剂量提供参考。同时还需要注意观察患者的生理状况，如生命体征等，以确保患者的治疗安全。对严重心血管系统的不良反应、恶性综合征等应提高警惕。

（3）加强药物治疗中的基础护理，保证患者生理需要的满足。因药物不良反应出现吞咽困难的患者应注意噎食，避免进食有骨头的食物，必要时专人喂食、鼻饲或静脉补充营养。对便秘患者应加强定时排便习惯的训练，鼓励患者多运动、多进食含粗纤维的蔬菜、水果。对尿潴留患者应及时处理，给予诱导排尿，必要时给予导尿。对体位性低血压、运动不能的患者应注意指导患者活动或起床时动作要慢，多给予协助，防跌伤。

3. 认真执行服药制度，保证治疗安全和效果

在发药前应严格执行"三查八对"制度，为患者准备好温开水，看着患者服下，在不伤害患者自尊的情况下，认真检查患者是否真正服下，防止患者藏药。

4. 做好患者用药的健康指导工作

特别是康复期患者，护士应主动介绍用药知识、服药方法、保管方法以及对一般药物副反应的观察及处理方法。使患者了解用药目的，主动配合治疗，提高患者的自我控制能力和责任感。

第二节 电休克治疗过程的护理

电痉挛治疗（ECT）也称电休克治疗（electric shock therapy），是用一定量的电流通过大脑，使中枢神经系统，特别是大脑皮质的电活动同步化，引起意识丧失和全身性抽搐发作，而达到缓解精神症状的一种躯体治疗方法。20世纪70年代，将电痉挛治疗方法进行了改良，叫改良电痉挛治疗（MECT），即在全身麻醉状态下，使用肌肉松弛剂，在电流通过脑部时引起中枢神经系统癫痫样放电，但不产生全身性抽搐发作的治疗方法。电痉挛治疗和改良电痉挛治疗仍是目前治疗精神疾病的有效手段之一。

一、适应证

(1) 严重抑郁症,特别是有强烈自伤、自杀企图及行为或有明显自责、自罪的患者,伴有妄想的精神病性抑郁患者,有抑郁性木僵及抗抑郁药物疗效不好的患者,有快速起效的优点。有心脏疾病的老年患者或孕妇因存在强烈自杀企图,需要快速控制症状又不便于服药时可以使用改良电痉挛治疗。

(2) 急性躁狂症患者存在极度兴奋躁动,有冲动伤人的危险性。

(3) 精神分裂症患者有拒食、违拗和紧张性木僵症状,抗精神病药物无效的难治性患者或不能耐受抗精神病药物的不良反应的患者,可用电休克治疗。

二、禁忌证

电痉挛治疗有较多的禁忌证。但改良电痉挛治疗因不产生全身抽搐,避免了骨折、关节脱位等并发症,故禁忌证比电痉挛治疗少。

(1) 年龄小于 18 岁或大于 45 岁,但改良电痉挛治疗可用于老年患者。

(2) 有骨折史,尤其是新近发生骨折。但不属于改良电痉挛治疗的禁忌证。

(3) 视网膜脱落、青光眼。

(4) 发热、颅内感染或全身性感染性疾病。

(5) 大脑占位性病变及其他增加颅内压的病变。

(6) 最近的颅内出血、出血性疾病或不稳定的动脉瘤畸形。

(7) 心脏功能不稳定的心脏病。

(8) 严重呼吸系统与肝、肾疾病。

(9) 嗜铬细胞瘤。

(10) 有导致麻醉危险的疾病不宜做改良电痉挛治疗。

三、治疗方法

(一) 治疗前准备

(1) 取得患者及家属的知情同意,并签字。

(2) 详细地进行体格检查与神经系统检查,注意有无义齿,脊柱、四肢有无畸形。做必要的血常规、血生化、心电图、脑电图、胸片检查。

(3) 治疗前 8 h 应停服抗癫痫药物和具有抗惊厥作用的抗焦虑药物。

(4) 每次治疗前应测体温、脉搏、呼吸与血压。

(5) 治疗前 6 h 内禁饮食,治疗前排空大小便,取下活动假牙、发卡,解开衣带、领扣。

(6) 肌内注射阿托品 1 mg,以减少呼吸道分泌物。

(7) 准备好急救药品与器械。

(二) 操作方法

传统电痉挛治疗与改良电痉挛治疗有所不同,目前国内外临床上大多已采用改良电痉挛治疗作为一种标准的治疗方法。下面介绍的是改良电痉挛治疗方法。

(1) 患者仰卧,四肢自然伸直,解开腰带与领口,准备好各种急救药品与器械。

(2) 静注阿托品 1 mg,以减少呼吸道分泌物。

(3) 静注 2.5%硫喷妥钠 9～14 mL(约 5 mg/kg)。在硫喷妥钠静注 7.5～10 mL(约为全量的 2/3)时给予氧气吸入。

(4) 0.9%氯化钠 2 mL 静脉注射,然后,氯化琥珀酰胆碱 1 mL(50 mg)以注射用水稀释到 3 mL 快速静脉注射。

(5) 在麻醉后期,将涂有导电胶的电极片紧贴于患者头部两颞侧,注射药物后 1 min 即可通电,根据不同治疗机可适当确定通电参数,如交流电治疗机一般为 90～130 mA,通电时间为 3～4 s。

(6) 通电结束后,用活瓣气囊供氧并做加压人工呼吸。

(7) 治疗结束后如患者意识模糊,兴奋不安,应注意护理以防意外。

电痉挛治疗和改良电痉挛治疗一般隔日 1 次,每周 3 次,8～12 次为 1 个疗程。可与精神药物合并应用,剂量以中小剂量为宜,但不可与利血平、锂盐并用。已接受过治疗的患者应详细检查上次的治疗记录,根据痉挛发作时间长短和呼吸恢复情况来增减电流大小和时间。

四、并发症及处理

(1) 常见症状有头痛、肌肉疼痛、恶心及呕吐,不必特殊处理,重则对症治疗。记忆力减退多在停止治疗数周内可恢复。传统电痉挛治疗因强直痉挛可能引起骨折,特别是胸椎压缩性骨折。

(2) 呼吸暂停延长。一般有抽搐的电痉挛治疗在抽搐停止后 10～30 s 内呼吸自行恢复,无抽搐的电痉挛治疗 5 min 内呼吸自行恢复。如未及时恢复则应立即进行有效的人工呼吸、输氧。引起呼吸暂停延长的原因可能为中枢性抑制、呼吸道堵塞、舌后坠或使用了过多的镇静剂。

五、治疗过程的护理

(一) 治疗前的准备

1. 患者的准备

(1) 对患者做好解释工作,消除其恐惧心理,以争取患者合作。

(2) 治疗前 8 h 禁食、禁饮,停服抗精神病药 1 次。

(3) 治疗前半小时测定体温、脉搏、呼吸、血压并记录在治疗单上。如果体温超过 37.50 ℃,呼吸超过 120 次/分,应报告医生再进行处理。

(4) 治疗前嘱患者排空大小便。

2. 环境、用物和药品的准备

(1) 环境安静、清洁。

(2) 专用的治疗台及扁枕。

(3) 急救药品和急救器械。

(4) 按医嘱准备好治疗前用药,如阿托品等。

(5) 按医嘱调节电流频率及电流大小并掌握准确治疗时间。

(二) 治疗时的护理

(1) 将患者仰卧于治疗台上,取下发夹、假牙、眼镜,松解领扣和腰带,清除口鼻分泌物,四肢保持自然伸直姿势,扁枕垫于胸椎第5～8节段,使脊柱处于前突位置以减少骨折。用纱布包裹的压舌板放在患者上、下白齿之间防止咬伤。操作者用右手紧托患者的下颌,由两名助手固定患者肩肘、膝关节,以防引起骨折和脱位,禁止用力按压。

(2) 抽搐后立即将患者头偏向一侧,使唾液流出,并立即去掉扁枕,进行人工呼吸,如自主呼吸未恢复可转动头部,刺激颈动脉化学感受器,兴奋呼吸中枢或根据医嘱注射尼可刹米,必要时给予氧气吸入。

(3) 及时填写电休克治疗单,整理用物。

(三) 治疗后的护理

(1) 患者应卧床休息,专人守护,意识未完全恢复前不可离开。如患者出现躁动不安应给予约束保护,以防跌伤。冬天则应注意保暖。

(2) 如发现患者头、背部及肢体疼痛、呕吐或其他不适应,应立即报告医生进行检查处理。

第三节　心理治疗及其他

一、心理治疗概述

心理治疗是治疗师在与患者建立治疗性关系基础上,运用心理学的原理和方法,通过治疗者与被治疗者的互动过程来达到治疗患者的心理和情绪障碍、矫正认知和行为等问题,并增进患者人格的改变过程。

(一) 心理治疗的原则

(1) 接受性原则　对所有求治的心理疾病患者,不论其心理疾病的轻重、年龄的大小、地位的高低、初诊、再诊都一视同仁,诚心接待,耐心倾听,热心疏导,全心诊治。在完成来访者的病史收集、必要的体格检查和心理测定,并明确论断后,即可对其进行心理治疗。施治者应持理解、关心态度,认真听取来访者的叙述,以了解其发展经过,听取意见、想法和自我心理感受。

(2) 支持性原则　在充分了解患者心理疾病的来龙去脉和对其心理病因进行科学分析之后,施治者通过言语与非言语的信息交流,给予患者精神上的支持和鼓励,使其建立起治愈的信心。对患者所患的心理疾病或心理障碍,从医学的角度给予解释,说明和指出正确的解决方式,在心理上给患者鼓励和支持。要反复强调患者所患疾病的可逆性(功能性质)和可治性(一定会治愈)。反复地支持和鼓励,可防止患者发生消极言行,大大调动患者的心理防卫机能和主观能动性,对强烈焦虑不安者,可使其情绪变得平稳安定,以加速病患的康复。在使用支持疗法时应注意:支持必须有科学依据,不能信口开河,支持时的语调要坚持慎重、亲切可信、充满信心,充分发挥语言的情感交流和情绪感染作用,使来访者感受到一种强大的心理支持力。

(3)保证性原则 通过有的放矢、对症下"药"、精心医治,解除患者的心理症结与痛苦,促进其人格健康发展。在心理治疗过程中,应逐步对患者的身心症状、不良心理、社会因素和性格等心理缺陷的病理机制加以说明、解释和保证,同时,辅以药物等其他身心综合防治措施,促使疾病向良性转化。在实施保证性原则的过程中,仍应经常听取患者的意见、感受和治疗后的反应,充分运用心理治疗的人际沟通和心理相容原理,在心理上给予保证,逐步解决患者的具体心理问题,正确引导和处理心理矛盾,以进一步提高治疗效果。

上述三个原则是一个相互联系、相互影响的有机整体,但接受性原则必须放在首位。同时,还应注意心理治疗的主观能动性原则。因为仅仅有施治者的保证,而不注意引导患者对自己的疾病进行正确认知、充分调动自我调治的主观能动性,是不可能取得良好的心理治疗效果的。

(二)心理治疗的分类

心理治疗的方法有很多种,按照其学术理论和治疗方式可分为精神分析疗法、支持性心理疗法、行为疗法、人本主义疗法、认知疗法等。

1. 精神分析疗法

精神分析疗法(psychoanalysis therapy)又称分析性心理治疗,是心理治疗中最主要的一种治疗方法,是奥地利精神科医生弗洛伊德在 19 世纪末创立的。精神分析疗法实施精神分析的技术,主要由自由联想、解释、释梦和移情四部分组成,通过挖掘患者潜意识中的冲突,深入了解患者的深层心理,协助患者解决内心冲突的根源。

这一疗法的主要适应证是强迫症、恐惧症、焦虑症等神经症。

知识链接

西格蒙德·弗洛伊德(1856—1839),奥地利医生兼心理学家、哲学家、精神分析学的创始人。弗洛伊德 1856 年 5 月 6 日出生于摩拉维亚,4 岁时举家迁居维也纳,父亲雅各布是一位心地善良、助人为乐,但资本微薄的犹太商人,为人诚实、单纯。所有的这些性格,对弗洛伊德有很大的影响。弗洛伊德在 19 世纪末创立了精神分析疗法。

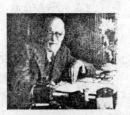

西格蒙德·弗洛伊德

2. 支持性心理疗法

支持性心理疗法是治疗者利用自己的权威、专业知识和关心,通过与患者建立良好的关系,来给予患者支持、鼓励,协助患者去适应目前所处的现实环境,使患者能发挥其个人的潜力处理问题,度过危机,避免精神崩溃。

支持性心理疗法是心理护理最常用的方式,也是心理护理的基本方法之一。

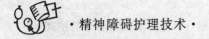

3. 行为疗法

行为疗法又称行为矫正疗法,以普通心理学中的学习原理为基础发展起来的一个心理治疗派别。认为任何行为都是人后天习得的,是后天的学习和周围环境反复刺激的结果,并认为通过适当的奖赏或惩罚就能对其行为进行操控。因此,治疗重点针对要更改或消除的行为,通过适当的赏罚如系统脱敏法、厌恶疗法、暴露疗法,使患者产生行为上的更改以达到治疗的目的。

行为疗法一般有四大基本步骤,即行为观测、行为分析、行为治疗和设计评估方案。

4. 人本主义疗法

由美国心理学家罗杰斯于20世纪40年代创立。它是建立在哲学基础之上,强调人的自我实现的潜力,提倡治疗者通过关心、同情、理解和支持对待被治疗者,通过激发被治疗者自身的潜能,矫正其心理问题。

5. 认知疗法

认知疗法是20世纪60—70年代在美国心理治疗领域中发展起来的一种新的理论和技术,是根据认知过程,影响情感和行为的理论假设,通过认知和行为技术来改变患者的不良认知的一类心理治疗方法。一个人对事物的看法、观念会影响其情感和行为,所以治疗上只要找出错误的信念、异常的认知过程,通过改变被治疗者的错误认知,就可以纠正其不良情感和行为。

6. 森田疗法

森田疗法是诸多心理治疗技术中唯一由东方人创立的疗法。这种疗法对于强迫症状、社交恐怖、疑病症、神经过敏等都有不错的效果。其原则是对于症状要“顺其自然”,对于人生要“为所当为”。坚持实行这些要诀,人就能使自己的注意力离开自我的中心,投入有意义的生活和工作中,摆脱症状的纠缠。

(三)心理治疗过程的护理

1. 治疗者的准备

(1)评估患者是否适合参加心理治疗。

(2)提供一个恰当的治疗环境。

(3)预约患者提前30 min到治疗室,初步了解患者的情况。

2. 治疗初期

(1)与患者建立治疗性关系,以同情、关怀的态度接纳患者,使患者产生信任感。

(2)收集资料,包括患者求治的主要心理问题、个性特点、职业、生活习惯、对治疗的期望等。

3. 治疗中期

(1)协助患者了解自己并确立问题,鼓励患者观察自己的行为、情绪和认知等。

(2)提供学习和应用适当行为的机会,如社交技巧训练、角色扮演等,指导患者学习如何与人交往和建立良好的人际关系。

(3)了解对治疗的促力与阻力,鼓励患者学习处理困扰情绪的方法,增加病识感,提升自信与自尊。

(4) 协助患者培养独立性与责任感。

4. 治疗末期

(1) 回顾整个治疗过程,肯定患者的努力与进步。

(2) 处理分离情绪。

(3) 鼓励患者将所学适应性行为应用到日常生活中。

(4) 协助患者培养独立性与责任感,让患者自己做决定。

二、工娱治疗的护理

工娱治疗是通过规律地安排患者参加一些简单工作或劳动、文体娱乐活动来调节患者的日常生活,缓解和改善精神症状,防止精神衰退,提高适应外界环境能力的治疗方法。

(一) 工娱治疗的内容与方法

工娱治疗的内容可以根据医院的具体情况而定,但进行工娱治疗的医护人员必须具备精神医学专业基础知识,同时具有一定的组织管理能力,要熟悉和掌握各种工娱治疗的具体步骤和方法,并能解决工娱治疗过程中遇到的问题。

(1) 工疗活动 根据不同类型的患者开展适合的工疗活动。如:针对情绪低落、情感淡漠的患者,可以开展带有刺激性的简单工作,如简单包装、给纸盒上色、做布艺玩具等,以增强患者对事物的注意;对于功能衰退的患者,可予一般性的劳动,如打扫环境卫生、给花草浇水等;而对于兴奋多动的患者,则给予劳动强度相对较大的劳动,如搬运物品等。

(2) 文娱活动 可以组织集体听音乐或让患者参加卡拉 OK 歌唱比赛;也可以组织指导患者阅读报纸杂志或一起观赏电视电影;还可以组织患者召开节日或周末音乐会、舞会、家属联谊会、茶话会等。

(3) 体育锻炼活动 每天组织患者按时参加晨跑、早操、工间操;教授健美操、瑜伽等;开展乒乓球、羽毛球、排球等球类运动比赛;组织象棋、军棋、扑克等棋牌类活动;开展集体游戏活动,如跳绳、拔河比赛等。

(4) 健康教育活动 组织开展医学知识小讲座,指导患者现场互动,交流治疗期疑难问题或康复经验;同时组织患者每日通过报纸或电视新闻了解现实社会状况,以防止患者有脱离社会之感。

(二) 工娱治疗的注意事项

(1) 工娱治疗的项目和规模应根据医院的规模、性质及床位而定,还要根据患者具体病情安排。一般来说,对于功能慢性衰退、长期住院的患者,规模大的床位多的医院应开展较大规模的工娱治疗;而对急性期患者,以治疗、教学为主的医院,应在工娱疗室内集中进行工娱治疗;病情稳定的患者和急性期的患者应区分安排不同的工娱治疗内容。

(2) 做好工娱治疗场所的安全保护工作,如音乐治疗室的电源插座、开关等设施应安装在单独的操作室;自责自罪、有自杀企图的患者参加活动,要防止与刀、剪等工

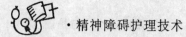

具接触,以防发生意外。

(3) 在开展工娱治疗的过程中,应注意患者精神症状的变化,如有异常,则立刻停止工娱治疗活动。

(4) 治疗结束后,应清点人数,做好交接班工作,以防患者走失或逃跑。

小 结

本章的主要内容如下:抗精神病药物的分类与临床应用、抗精神病药物治疗期间的护理措施、抗精神病药物的主要不良反应与处理;常用的精神科药物;电休克治疗过程的护理;心理治疗、工娱治疗的护理措施。本章重点是抗精神病药物的分类与临床应用、抗精神病药物治疗期间的护理措施,难点是抗精神病药物的分类与临床应用。电休克治疗仍是目前治疗精神疾病的有效手段之一。心理治疗就是通过解释、说明、支持、同情、相互之间的理解来改变对方的认知、信念、情感、态度、行为等,以达到排忧解难、降低心理痛苦的目的。心理治疗的流派很多,方法各异,但其目的都在于解决患者所面对的心理困难与心理障碍,减少焦虑、忧郁、恐慌等精神症状。

能力检测

单选题

1. 精神分裂症急性期最好的治疗方法是(　　)。

A. 心理治疗　　　　　　　　B. 抗精神病药物治疗

C. 心理治疗加药物治疗　　　D. 工娱疗法

2. 弗洛伊德主要采用(　　)来治疗心理障碍。

A. 催眠　　　　　　　　　　B. 自由联想

C. 导泻　　　　　　　　　　D. 催吐

3. 认知治疗的一般步骤为(　　)步。

A. 1　　　　B. 2　　　　C. 3　　　　D. 4

4. 主张"对于症状要'顺其自然',对于人生要'为所当为'"的治疗方法是(　　)疗法。

A. 精神分析　　　　　　　　B. 森田

C. 行为　　　　　　　　　　D. 认知

5. 下列抗精神病药物易引起粒细胞缺乏的是(　　)。

A. 氯丙嗪　　　　　　　　　B. 奋乃静

C. 五氟利多　　　　　　　　D. 氯氮平

6. 下列药物可作为心境稳定剂的是(　　)。

A. 卡马西平　　　　　　　　B. 氟哌啶醇

C. 氯丙嗪　　　　　　　　　D. 氯氮平

7. 治疗慢性精神分裂症宜选用(　　)。

A. 氟西汀　　　　　　　　　B. 碳酸锂

C. 利培酮   D. 氯丙嗪

8. 治疗精神分裂症患者的缄默、木僵,一般宜选用（   ）。

A. 常温人工冬眠治疗   B. 氟哌啶醇快速注射治疗

C. 电痉挛治疗   D. 舒必利注射治疗

E. 氯硝西泮注射治疗

9. 某肺炎患者呼吸急促并出现焦虑抑郁失眠,除内科处理外,宜选用（   ）。

A. 地西泮   B. 水合氯醛

C. 米安舍林   D. 氟西汀

E. 多虑平

10. 抗精神病药物引起的锥体外系不良反应不包括（   ）。

A. 扭转痉挛   B. 类帕金森综合征

C. 口干、便秘、视物模糊   D. 迟发性运动障碍

简答题

1. 抗精神病药物有哪些常见不良反应? 如何处理?

2. 碳酸锂有哪些早期不良反应? 治疗血锂浓度和中毒血锂浓度各是多少?

（晏志勇　李凤阳）

第十三章　精神障碍患者家庭护理及社区精神卫生

学习目标 ┃...

掌握　精神障碍患者家庭护理的护理评估及护理措施。
了解　精神障碍患者家庭护理目标。
熟悉　社区精神卫生的防治及康复。

┃第一节　精神障碍患者的家庭护理┃

家庭护理是以家庭系统为单位,把家庭看成一个整体,并在特殊环境下进行心理治疗及护理的一种方法。其宗旨是借助家庭内的沟通与互动方式的改变,以护理人员为主体,直接实施和指导,帮助患者的家庭成员对患者进行护理,以协助患者更有效地适应家庭环境。

一、护理评估

精神障碍患者家庭护理的护理评估包括对患者自身和患者家庭系统两个方面的评估。

(一) 对患者自身的评估

对患者自身的评估包括患者的基本资料、精神症状、生活技能、心理社会功能和总体状况等方面。

(1) 患者的基本资料　应了解患者患病前在家庭中的情况,并与现状进行比较,包括情感、人格、行为、家庭角色、患者与家庭其他成员的关系以及在家庭结构中的位置等方面,评估患者在患病后这些方面的改变。此外,还要评估患者的文化背景、职业角色、工作经历、娱乐活动、宗教信仰等。

(2) 患者的精神症状　要仔细评估患者各方面的精神症状,尤其是阴性症状,如社会性退缩、懒散、不修边幅、不讲卫生等。

(3) 患者的生活技能、心理社会功能　要仔细评估患者的生活自理、人际交往、应对压力及对自身所患疾病的认识等能力。

(4) 患者的总体状况　要了解患者有哪些急性和慢性躯体疾病、精神障碍史、意识状态、用药情况、营养状况、卫生状况、睡眠情况、日常生活活动及生命体征等的情况。

（二）对患者家庭系统的评估

对患者家庭系统的评估,包括家庭功能、家庭结构、家庭情感、家庭的社会支持系统、患者家庭对患者疾病的看法、家庭文化背景以及家庭成员精神健康水平。

（1）家庭功能　了解患者生存、成长、安全等生理、心理、社会方面的基本需要的功能。

（2）家庭结构　了解每一位家庭成员在家庭中的位置、角色、承担的责任与权利,以及家庭规范和价值观念对患者的影响。

（3）了解患者家庭情感氛围与家庭环境。

（4）了解患者家庭的社会支持系统。

（5）了解患者家庭对患者疾病的看法,对护理计划的了解程度,对精神障碍知识掌握程度及预测病态行为的能力。

（6）了解患者家庭文化背景与知识水平,对病情的观察力和判断力,能否向医护人员提供丰富、可靠的资料等。

（7）了解患者家庭成员精神健康水平。

二、护理目标

（1）家属能协同患者制定治疗及康复计划,培养多种兴趣爱好,并能督促实施。

（2）家属能掌握疾病的有关知识,识别疾病的重大变化,如疾病复发。

（3）根据患者情况安排一些有益身心健康的活动,家务劳动,以增加生活兴趣,让患者逐渐恢复独立生活能力。

（4）鼓励患者与社会保持密切接触,减少患者对家属的信赖,减轻退缩行为及焦虑情绪,延缓或控制精神衰退,使患者逐渐恢复社会功能。

（5）患者精神症状逐渐好转,至少不会恶化。

（6）患者在家庭中逐渐恢复自我照顾的能力,包括能完成治疗计划,直至恢复正常的家庭角色。

三、护理措施

（一）一般护理

（1）护理人员要做好与家庭成员的联系工作,不仅要做到耐心、准确地回答和讲解他们提出的问题和想法,而且要帮助他们解决护理过程中存在的问题,以缓解家庭成员在照顾患者过程中产生的焦虑情绪和心理压力。

（2）与家庭成员及患者共同讨论患者的病情和所需的康复护理计划,执行情况的评价,修改计划。

（3）督促治疗计划的执行,进行康复技能训练、行为训练、应对压力训练等。

（4）组织以康复患者组成的集会,并提供活动场地,主持协调会议,以增进患者之间相互关怀及分享康复过程中面对困难的经验。

（5）进行家庭成员精神卫生健康教育,提高患者家庭支持系统的效应。

（二）心理护理

（1）帮助患者及家属树立对精神障碍的正确认识，客观看待社会对精神障碍的一些错误认识，避免疾病发作后因害怕遭受社会歧视或对现代医学的不信任而延误治疗，失去治疗的有效时机。

（2）加强心理疏导、心理支持，可与心理医生共同参与心理治疗过程，要以平等的心态关怀、鼓励患者，不能讨厌、嫌弃患者，更不能讽刺讥笑、歧视患者，否则会加大患者的精神压力甚至使患者的病情复发。

（3）指导、鼓励患者多与社会的接触，积极主动地融入到社会人群中，参加一些力所能及的劳动。要经常分析患者在社会接触与交往中存在的问题，并帮助他们克服各种困难，延缓精神衰退，重建社会功能。

（4）指导患者学习有效的心理应对机制，以减少应激反应，同时，应积极帮助患者解决实际问题，患者在生活、工作、学习中可能会遇到各种各样的问题，要及时发现并积极地帮助他们解决这些问题，以减少或避免社会因素引起的各种精神压力，从而减少疾病复发的诱因，有利于康复。

（三）生活护理

照顾好患者的生活是家庭护理中的一项重要基础工作，主要是督促、帮助或直接料理患者的生活，如患者的卫生、饮食、睡眠等情况。

（1）个人卫生　多数患者能进行卫生料理，部分患者需要他人督促或协助才能完成。少数患者由于精神症状的支配或药物不良反应的影响，不能自行料理生活，而需要他人帮助完成。因此，护理人员要指导家属做好患者生活护理，对患者加强训练和教育，使者逐步获得自行料理生活的能力。但不要过分地照顾，以免加速患者社会功能的减退。对康复期患者应尽快摆脱患者角色，调整心态，家庭成员应给予支持和鼓励。制定合理的作息时间，安排有规律的生活，参加一些力所能及的劳动，如做些轻微的家务、阅读书报、参加各种集体活动等。

（2）饮食　应给患者安排有规律的饮食，每天进食适量的蔬菜和水果，注意饮食卫生，在饮食过程中应注意安全，吞咽困难的患者应缓慢进食，以防止食物塞满口腔造成窒息。避免给患者吃易引起兴奋的食物，如咖啡、烟、酒等。对老年患者做好一日三餐的调配，以清淡易消化的食物为主，如软饭、面食之类，少食油腻、辛辣、生冷及坚硬的食物。儿童处在生长发育期，需要足够的营养和热量，以促进其正常发育及增强对疾病的抵抗力。应提供儿童营养丰富的饮食，如新鲜蔬菜、肉类、豆制品等。饮食做好色香味的调配，以增加患儿的食欲，同时注意防止患儿的偏食及挑食。

（3）睡眠　精神障碍患者的睡眠与病情有密切的关系，为保证患者有充足的睡眠，应为患者提供一个良好的睡眠环境，安排患者住在安静、清洁、空气新鲜、避免强光和噪音刺激的地方。合理安排休息时间，引导患者学会自我调整，按时起床，白天多参加一些力所能及的劳动。睡前避免给患者吃易引起兴奋的食物，如浓茶、咖啡、酒等饮料。避免参加引起情绪剧烈变化的活动，不要看情节紧张的电视、电影、小说等。

（4）居室的布置与安全　患者的居室布置应力求安全、简单、整洁、大方。病情稳定、无攻击行为的患者，最好与家人住在一起，避免独居或闭锁，因为独居或闭锁会增加患者的精神压力,使患者易产生猜疑、妒忌,甚至产生各种妄想,出现攻击行为或出走,造成不良后果。与家人一起生活,保持密切接触,有利于缓和病情及促进精神康复,防止精神衰退。

另外,应注意患者居室的安全性,室内不要放有可能造成自伤或伤人的危险品,如热水瓶、剪刀、药品等。环境要保持安静,避免噪音,同时,亲友不要频繁探视,注意居室保持适宜的温度和湿度。

(四)病情监测

病情的监测是家庭护理中的重要环节。观察患者症状的变化,注意患者在家庭生活中的表现,如果发现病情有变化,应及时就医。应注意观察以下几点。

(1)睡眠规律发生变化,睡眠质量下降,预示疾病的复发,应高度警惕。

(2)情绪方面的改变,最常见的有易激惹、兴奋、焦虑、抑郁等。如果患者近期频繁出现情绪改变,应及时就医。抑郁的表现有时不易被周围的人察觉,因此,护理过程中应定期评估。

(3)自知力的变化,自知力的恢复是判断精神病治愈的重要标志之一,自知力下降,常是精神病复发的征兆表现。自知力下降或缺乏时,患者不认为自己有精神病而拒绝治疗,尤其是药物治疗,以致停药。所以,是否主动服药也可作为观察自知力的指标之一。

(4)整体功能下降,如患者的生活自理能力减退,生活变得被动、懒散,不注意个人卫生,生活失去规律性,工作效率降低,工作不负责任,漫不经心。对批评、处罚无动于衷,与人交往减少,对亲人疏远,兴趣减少等。

(5)精神症状复现,如出现幻觉、妄想、言行异常等,患者复现的精神症状大多与以往发病时症状类似,一旦发现应及时求医复诊。

(6)安全防范,由于患者的行为往往受妄想和幻觉等精神症状的影响,因此,必须注意安全防范。应密切观察病情变化以及异常的言语和行为表现,不能疏忽,既要防止患者自杀,又要防其伤人。对有自杀、伤人倾向者更应及时采取有效的措施进行看管监护,同时,应加强危险物品的保管,严重者需留院治疗。

(五)维持用药的护理

部分重性精神病患者,如精神分裂症,需长期维持用药,因此,维持用药的护理是精神病患者家庭护理中的一项重要内容。在临床实践中看到有一些患者由于不能坚持服药而导致病情复发,复发的主要原因是患者自知力还没有完全恢复,不认为自己有病,不愿意服药。因服药后的不良反应,使患者感觉疲乏无力,动作迟钝,不能坚持工作,而不坚持服药,还有的人认为长期服药会中毒,以及经济困难或购药不方便等,因此,应针对这些原因进行有效的护理。①向家属和患者讲解药物的作用与不良反应,了解维持用药的重要性。②指导家属监督患者按时服药,并做好服药记录。③指导家属对药品进行妥善保管,防止药品潮解失效,还应防止患者一次性大量吞服药物,造成严重后果。④对不合作的患者,护士要亲自督促患者服药。⑤密切观察药物疗效及不良反应,并做相应处理。发生严重的药物不良反应时,应及时报告医生或陪同患者及时就诊。

（六）家庭健康教育

家庭护理的实施者除了护士外，还应包括家庭成员。因此，对家属的心理教育和训练是家庭护理的重要内容。

（1）为患者及家属举办定期专题讲座或系统培训，帮助他们学习心理卫生知识，使他们了解精神障碍的特征和演变过程、精神障碍的常见症状、用药的目的、方法与不良反应等。

（2）定期举办患者及家属的座谈会，交流对患者和照顾患者的感受及经验，还可安排护理讨论会，共同商讨家庭有效应对措施并进行经验交流。

（3）提高患者及家属对家庭内部沟通重要性的认识。只有不断地沟通才能促进患者康复，提高患者的社会交往能力。

（4）为家庭成员提供应激情况下能利用的资源，如社区服务、热线电话、自助小组、心理咨询等，提供健康教育手册等。

第二节　社区精神卫生

社区是指一定的地理区域，如城市的街道、农村的乡、镇，是一个基层行政单位，有一定的地域。社区是该区域居民政治、经济、文化生活中心，有其特定的行为规范和生活方式。

社区精神障碍护理是精神障碍护理学的一个分支，是应用社会精神医学、流行精神医学、精神障碍护理学、社区护理学、预防医学与其他行为科学的理论和技术，对一定地域或行政区域内社会人群中的精神障碍进行预防、治疗、护理、康复的指导与管理。探讨和尝试如何提高个体承受心理应激和适应社会的能力，保障和促进人民群众精神健康的工作是精神障碍社区护理的发展方向。社区精神障碍护理是以社区为中心，辐射到社区中所有的居民，但精神障碍患者是主要的服务对象。

一、社区精神卫生的发展历史及发展趋势

（一）国外社区精神卫生的发展历史及发展趋势

随着都市化、工业化的进展，与各种心理社会因素密切相关的心理卫生问题发生率明显上升，与行为和生活方式密切相关的酒、药依赖等问题也大幅度上升，成为某些发达国家严重的公共卫生问题。鉴于上述原因，国外从 20 世纪 60 年代开始对精神障碍的管理模式进行了改革，从传统的以医院为主的模式转向了医院与社区精神卫生服务机构相互协作的模式。一方面，建立社区精神卫生康复机构，如康复公寓、工疗站、工疗室、日间医院等，目的是通过生活和工作安排减轻精神障碍的程度，培养训练工作技能和社会适应能力。另一方面，将过于集中的精神病医院分散到社区，以地区为单位设立精神卫生中心。精神卫生中心负责该地区居民精神障碍和行为问题的治疗与预防，指导康复与就业，为居民提供精神卫生咨询服务并培训该地区精神卫生保健人员等工作。这对精神障碍的早期发现、早期治疗及预防、减少精神障碍起到了积极的作用。

国外社区精神卫生工作发展近 50 年,显著的效果是减少了患者住院,促进了患者康复。英国是社区精神医学工作开展较早的国家之一,英国在 20 世纪 70 年代就提倡精神病患者的服务应该从大的隔离性医院转移到社区,20 世纪 80 年代,由于英国相关卫生法规的颁布,将促进社区精神卫生服务列为优先考虑的项目,发展了 300 个社区精神卫生中心,建立了 160 个综合医院精神科。美国从 20 世纪 60 年代开始建立社区精神卫生中心,20 世纪 80 年代设立精神卫生研究院。美国共有社区精神卫生中心750 个,占全国社区卫生中心的 50%。日本在 20 世纪 80 年代中期建立了 600 个精神卫生保健机构,配备了专门的家访人员,并且十分重视教育培训和宣传工作。

(二)我国社区精神卫生的发展历史及发展趋势

我国的社区精神卫生工作是从 1958 年全国精神病防治工作会议之后开始起步的。会议重点是加强对重性精神病的防治管理,做到早发现、早治疗和预防复发。会议提出积极防治、就地管理、重点收容、开放治疗的方针,把社区精神卫生服务列为重点工作之一。20 世纪 70 年代以来逐步建立了由卫生、民政、公安部门为骨干组成的精神病防治小组,依靠初级卫生保健组织,在城乡建立了精神障碍三级防治网。20 世纪 80 年代社区精神卫生得到了进一步发展,根据不同条件,在一些城乡建立了不同类型的具有中国特色的社区精神卫生服务模式。《精神卫生工作“八五”计划要点》提出,在“八五”期间每 10 万人口争取一名社区精神卫生人员。此外,随着工业化、城市化发展,家庭结构、人口结构的改变,人类预期寿命延长,生活事件和各种心理卫生问题增多,要求精神卫生服务必须从对精神病的防治扩大到预防和减少心理卫生和行为问题的发生。因此,把开展社区精神卫生保健工作提到了议事日程。

近十年来,社区精神卫生工作日益受到各级政府与各界人士的关注,世界卫生组织也给予了多方面的关心和支持。联合国通过了关于《2000 年人人享有卫生保健的全球战略》。我国也颁布了《国务院关于卫生改革与发展的决定》(以下简称《决定》),《决定》中做出了积极发展卫生服务的重大决策。《决定》颁布后,一些城市结合当地情况积极探索,使精神卫生工作在广度和深度上有了新的进展。在建立健全精神卫生三级防治网的基础上开展了心理保健知识教育,开设了心理咨询服务,对社区慢性精神病患者及康复期精神病患者进行治疗、管理、预防复发及康复的全方位服务。

二、精神疾病的社区防治

(一)精神疾病社区防治的特点

精神疾病社区防治工作是临床精神医学与某些公共卫生学工作的结合。做好精神疾病社区防治工作,必须争取社会支持,动员社会力量,并配合有关部门共同协作。

(1)面向全社区人群,实行全面精神卫生服务。精神卫生保健机构在各城、乡社区之中均应设置,便于患者就近就医。尤其对于一些拒绝就医患者,更提供了方便条件,对尚未形成精神疾病的心理、情绪障碍者,也能及时给予咨询指导。

(2)具有连续和全面的服务功能。与过去的单纯住院医疗不同,社区精神卫生保健对每一个患者可以做到连续服务。如对精神分裂症患者,可以早期发现给予门诊治疗,疾病严重时可住院或在日间治疗中心或设立家庭病床开展系统药物治疗。急性期症状控制以后,又可在社区门诊继续维持治疗。病情缓解者可到工疗站进行社会劳动康复,还可以受到居委会监护网的照顾。

(3) 根据社区患者需要,开展多种服务。社区内可以根据患者需要设置多种类别的服务项目,如少年儿童行为指导,老年精神卫生保健,心理、生理疾病的联络会诊,神经症和精神疾病诊治,指导慢性精神分裂症的康复,精神发育迟滞的特殊教育训练,情感障碍的危机干预等。

(4) 组织多部门协调工作。做好社区精神卫生工作需与其他卫生、教育、民政、残联和劳动等部门密切配合。精神分裂症患者的康复则需要医护人员给予职业训练和安排复工或就业等一系列工作。儿童精神卫生也离不开教育、心理、家庭、社会各方面工作者的共同努力。

(5) 争取社会支持。既要动员社会各界力量做好社区精神卫生工作必须争取各级政府、各有关部门的支持,如公安、民政、残联、教育、劳动、经委、计委及财政等部门的支持,还要动员患者家属、邻居、单位、街道及基层保健组织、福利机构、人民团体如妇联、康复中心等的热情参与。

(二)社区中精神障碍患者的特点及护理特点

1. 社区中精神障碍患者的特点

(1) 轻度症状的精神障碍患者居多,如神经症、人格障碍、适应障碍及发育障碍。

(2) 慢性精神障碍患者、精神障碍和智力障碍的患者较多。这些患者日常生活不能自理,人际关系交往存在障碍,心理应变能力也比较弱,社会功能存在障碍,不能完成应有的社会角色。

2. 社区中精神障碍患者的护理特点

(1) 社区康复护理贯穿于护理服务全过程。社区中精神障碍患者有人格、适应及发育方面的障碍,以精神分裂症患者居多,因此,护理特点之一就是为患者进行康复护理,促进患者生活自理和社会行为能力的提高,康复护理措施贯穿于护理服务的全过程。

(2) 社区康复护理是系统、持续、全方位的护理过程。护理人员与精神科医生、心理治疗师、社会工作者共同完成社会门诊、医院、家庭病床、工娱治疗及家庭访问等护理工作。

(3) 社区康复护理是防治结合与健康教育为一体的护理服务。社区精神卫生工作,应调动患者与家庭成员积极参与,他们既是护理服务的对象,也是护理计划的制定者和执行者,对他们提供咨询和指导,对精神障碍患者的康复和预防复发有非常重要的作用。重视社会-心理因素的收集和整理,通过对患者及其家属的教育来完成护理工作,效果将会更好。

(4) 调动和利用各种资源运用于护理工作中。社区基层保健机构、学校、团体、患者单位及其亲友等力量都需要调动起来,让他们积极参与护理服务,并取得他们的支持和帮助,这将使护理服务更加顺利地进行。医护人员要妥善地利用患者周围的人力和物力。

三、精神疾病的社区康复

(一)康复护理的目的

通过各项康复护理措施,使精神障碍患者因病丧失的家庭功能得到最大限度的恢复,使精神障碍患者障碍程度降至最低,使其剩余能力得到最大限度的发挥。康复护理的目的主要有以下几点。

(1)预防精神障碍的发生 尽早发现精神障碍患者并及时、充分地给予治疗,结合全面的康复措施为患者服务。

(2)尽量减轻精神障碍的程度 对难治愈的患者,尽可能防止精神衰退;对已出现精神障碍的患者,应设法逐步恢复生活自理能力,减轻精神障碍程度。

(3)提高精神障碍患者的社会适应能力,恢复劳动能力 通过康复训练改变患者的精神活动,最大限度地恢复适应社会生活的能力,使患者具有代偿性生活和工作技能,使其尚存的能力得以充分发挥。

(二)康复护理的原则

(1)对智力障碍患者进行教育和训练,提高其智力水平,最大限度地发挥其心理潜能。

(2)实施早期性、连续性和终身性康复护理 早期性康复护理:从服务对象患病时或服务对象出现精神障碍或智力障碍时开始进行康复护理。连续性康复护理:因社会功能和智力水平提高效果缓慢,治疗护理时间长,而需要连续地坚持康复护理。终身性康复护理:对一些不能恢复到病前社会功能及智力水平的患者,需要给予终身的补偿性护理。

(3)实施渐进性、全面性、综合性康复护理 渐进性康复护理:先易后难、先少后多、急需先行的有计划的循序渐进的护理。全面性康复护理:康复护理内容包含患者心身健康和心身疾病的需求。综合性康复护理:综合多学科理论知识与护理技能设计和实施医学、心理、教育、家庭的康复护理。

(4)融教育者角色、照顾者角色、治疗者角色于康复护理工作中,对社区服务对象个体及其照顾者进行康复健康教育、康复训练指导和康复咨询等护理服务。

(三)康复护理的措施

1. 生活行为技能训练

让精神障碍患者逐步掌握其生活活动的行为技能和维持社交活动及参加娱乐生活的行为技能。

(1)日常生活活动能力训练 主要针对病期较长的一部分慢性精神障碍患者,重点培训患者的个人卫生、个人仪表、饮食、排便等活动。训练方法有教育及问答训练,设置困难和解决困难的训练,训练后进行实践,例如,在角色训练后让患者回到实际生活中,解决实际问题。

(2)社交娱乐方面的技能训练 注重培养患者的社会活动能力,提高社会适应能力,促进身心健康。在训练开始时,既要在娱乐活动中逐渐培养社交礼节和改善人际关系,还应在社交过程中注意提高情趣及进行必要的思想教育。娱乐活动的内容应符合患者的具体情况,除一般的游乐和观赏活动外,可逐渐增加带有学习提高和竞技性质的参与性内容,如唱歌、跳舞、服装表演、乐器演奏及某些体育竞赛等,还可循序渐进地进行技能训练并长期坚持下来。

2. 职业技能康复训练

职业技能康复是指恢复或明显提高患者的职业技能,以达到重返社会、恢复工作的目的。

(1)职业技能康复的内容 ①工作技能评估:要根据患者的实际情况,对患者的工作技能进行合理评估,因为工作技能评估是职业康复效果评定的标志,也是设计康复计划的依据。②工作后的心态调整:患者在工作中会遇到各种精神压力,因此要培训患者应对这些压力的能力,这对职业技能康复有非常重要的意义。③工作技能训练:要根据患者原有职业的特点、兴趣、爱好及目前情况,选择相应适合患者的职业技能培训,培训可在寄宿公寓、医院、精神康复中心或残疾人职业培训中心进行。④保护性工厂劳动:为了使患者更快、更好地正式恢复工作或进行就业,要对患者进行保护性工厂劳动,在此期间仍要有护理人员照料;劳动时,时间先短后长,难度先易后难,内容从简单到复杂,不宜操之过急,以利于患者恢复工作能力。

(2)职业技能康复的目标 ①能自我处置症状,以减轻功能缺陷。②能够处理与他人接触所遇到的问题,与健康人一样生活和工作。③能参加工作中的竞争,得到适合自己的职业。④经济上能独立。

小 结

家庭护理是以家庭系统为单位,以护理人员为主体,直接实施和指导,帮助患者的家庭成员对患者进行护理。精神疾病患者家属的心理、健康问题应引起社会的广泛关注;对该人群实施必要的健康教育是患者痊愈的需要、家庭的需要、精神科护理的需要、精神卫生事业的需要。

社区精神障碍康复是社区卫生工作的重点之一,要对本社区精神障碍患者提供终生服务。社区精神障碍的康复工作应该结合每个患者的特点,制定合适的康复计划和措施;而对整个社区的精神障碍患者,应有整体的管理规划,要组织和协调相关部门的力量,进行宏观调控;无论是针对个人的服务措施,还是整个社区的康复规划,都应该长期坚持、逐步完善与提高,而不应该是短期行为。

能力检测

单选题

1. 精神障碍患者家庭护理评估中对患者的评估,不包括下列哪项?(　　　)

A. 患者在家庭中情况　　　　　　　　B. 精神症状

C. 生活技能心理社会功能　　　　　　D. 家庭文化背景与知识水平

E. 患者的文化背景、职业角色、工作经历

2. 精神障碍患者家庭护理评估中对家庭的评估,不包括下列哪项?(　　)

A. 家庭功能　　　　　　　　　　　　B. 家庭结构

C. 家庭社会支持系统　　　　　　　　D. 家庭成员精神健康水平

E. 患者的精神症状

3. 对精神障碍患者维持用药护理,错误的是(　　)。

A. 指导患者和家属了解药物作用与副作用　　B. 指导家属督促患者按时服药

C. 对不合作患者要强制服药　　　　　　　　D. 指导家属妥善保管药物

E. 密切观察药物疗效及不良反应

4. 关于患者生活护理,错误的是(　　)。

A. 个人卫生　　　　　　　B. 饮食　　　　　　　　　C. 睡眠

D. 居室布置　　　　　　　E. 情感

简答题

1. 社区精神疾病防治的特点有哪些?

2. 精神疾病社区康复有哪些措施?

(李凤阳　邓香兰)

实训指导 ➤

▌实训一 精神障碍的常见症状▌

【目的】

1. 熟练掌握精神障碍常见症状的临床表现特点和类别。

2. 熟悉常见的精神症状和精神障碍疾病的诊断。

【病例1】

患者,男,31岁。以下是一段精神检查录音记录。

医生(以下简称医):您自我介绍一下好吗?

患者(以下简称患):自我介绍? 不知道怎么介绍。

医:您是做什么工作的?

患:您问我做什么工作是吧? 好像是机械工程工作,对,是机械工程,我原来是学计算机的。

医:最近工作顺利吗?

患:顺不顺? 不太顺吧。

医:具体有什么不顺呢?

患:有人用电波影响我。

医:怎么影响的?

患:比方说作决定吧,也就是思维方式,比方说思维通路本来是直线的,也可以想象成歪的,好比某一点到某一点的距离是直线的,他可以说是正面对着这个定点走,使正面产生一个角度,斜线产生直线走,对,就是这样。

【病例2】

患者,女,36岁,原患有精神障碍。病情好转后,患者对医生叙述如下:"10月30日我上班,一走进办公室就看见几个人在谈论,我感到他们是在议论我。我听不清他们说的什么,但我愈听愈觉得他们是在说我,他们是在指桑骂槐地讽刺我,所以我哭起来了。同事们都来劝我,问我有什么不舒服,我认为他们在故意嘲笑我,因此一直哭到下午。那时我心里非常紧张,感到草木皆兵,把所有的事都跟我自己联系起来。有一次'人民日报'发表一篇社论,谈论发展养猪,我当时认为这篇社论也是说我,它说的猪是指我。还有一次,看见马路上有标语'不要让小孩玩火','不要让小孩一个人过马路',我也认为是说我,不让我在家里烧火做饭,不让我过马路。因此,我那时没有过马路就回来了。现在想起来是可笑的,但是当时我坚信自己的想法是正确的。"

【步骤】

1. 将学生分成若干小组,每组6~8人。

2. 组织各小组认真学习病例,进行讨论。

【评价】

1. 各小组选出代表发言,说出患者的主要精神症状名称、归属类型以及常见于哪些精神障碍疾病中。

2. 组织学生对小组发言进行讲评。

(徐新娥)

实训二 精神分裂症患者的护理

【目的】

1. 学会精神分裂症患者常见的精神症状表现。

2. 能对精神分裂症患者进行护理评估。

3. 知道精神分裂症患者的护理诊断。

4. 学会冲动行为、妄想及不合作患者的护理措施。

【病例1】

患者,男,25岁,未婚。22岁那年,父亲突然病逝,给林造成了不小的打击,偏偏祸不单行,交往了一段时间的女友提出分手,双重打击使得林郁郁寡欢,情绪低落,觉得生无可恋,开始失眠,精神状态相当不好。说自己"活不了多少天了","领导认为是我让单位的其他人犯错误的"。害怕火车鸣响,不敢出门,独自躲在角落里,自说自笑,拒绝就医。家人看到患者的情况就把他送到医院治疗,诊断为抑郁症,治愈后出院,但情况仍无好转。走在街上突然受惊往回跑说"前面有一道白光太厉害了",常常听到一些说话声音,见到公安人员就害怕,口称"我有罪",看见家人就问:"公安局的人和你们谈过话吗? 为什么我想的事情别人都知道?"看到白鸽飞起就说父母将有大难。因行为紊乱由家人陪同再次入院,入院后体检正常,生活能自理,进食差。临床诊断:精神分裂症。

【病例2】

患者,女,18岁,高中学生,汉族,因学习成绩急剧下降,行为紊乱就诊。患者父母于1年前离异。患者于父母离异后逐渐出现失眠、上课时注意力不集中等现象。一向内向腼腆的她却主动要家长给介绍男朋友,慢慢地发展到不去读书,在街上闲游,后来还经常半夜大声唱歌、自言自语、扮丑脸、做怪动作、照镜子、痴笑,有时头插鲜花,甚至赤身裸体、将家中玻璃窗打碎、喝痰盂中小便、自打耳光、哭笑无常、讲话前言不对后语,无故咒骂老师,言语粗鲁。因学校和家长难以管理,送入院。患者幼年发育良好,沉默寡言,爱读书、写作,成绩好。家族无精神病史,入院体检正常。精神检查:患者在家属陪同下入院,衣着散乱。入院后,生活不能自理,进食差。临床诊断:精神分裂症。

【实习时数】2学时

【步骤】

1. 将学生分成若干小组,每组6~8人。

2. 组织各小组认真学习病例,然后进行讨论。

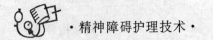

【评价】

1. 各小组选出代表发言,说出患者的主要症状特点。应该如何分型?有哪些护理诊断?应采取哪些护理措施?

2. 组织学生对小组发言进行讲评。

3. 书写护理病历。

（毛　静）

实训三　情感性精神障碍症状与护理

【目的】

1. 观察并总结躁狂状态与抑郁状态的临床症状特征。

2. 对患者进行全面的护理评估。

3. 说出对患者常用的护理方法。

【病例1】

患者,男,40岁,工人,因兴奋话多、夸大伴动作增多、易激惹等反复发作10余年而入院。患者于1990年元月上旬无明显原因,表现为话多,无故指责他人,到单位无理取闹,要领导打报告到省里批钱给他,否则就要罢他们的官。中断工作,声称要做生意,多赚钱,无控制地购买物品,将烟和书籍送给陌生人。活动增多,整日忙碌不停,夜间少眠。患者有偷窃行为,甚至偷女性衣服穿在自己身上。生活尚能生理。于1990年第一次入院。患者入院后对人一见如故,言语亲热,讲话滔滔不绝,内容多为自吹自擂。伴易激惹,稍不如意骂人甚至伤人,活动多,爱管闲事,整日忙碌不休,不认为自己有病。入院后,诊断为"躁狂症"。服用氯丙嗪等数周后"痊愈"出院。此后,患者于1996年1周、1998年5月、2000年11月、2002年11月、2004年5月先后复发而入院治疗。每次复发症状基本相同,均以兴奋话多、活跃好动、爱管闲事、易激惹、夸大等为主要症状。每次住院均诊断为"躁狂症",经氯丙嗪、碳酸锂及电抽搐治疗而"痊愈"出院。一般每次发病历时数周,病情缓解后一切表现正常,无残留症状。患者本次入院前再次中断工作,言语增多,话说不停,到处游逛。患者还扰乱社会秩序,站在马路上"指挥交通",称自己是很了不起的大人物,其亲戚是当大官的。因此部门将其送入精神病院。否认既往有脑外伤、脑炎、否认患过其他重大躯体疾病。否认三代中有精神病史,母孕期及出生时无特殊。体格检查包括神经系统检查未见阳性体征。精神状态检查情况如下。仪态不整,服饰不整,对环境无陌生感,并主动握手问好。兴奋话多,滔滔不绝,难以打断其语流。在病房中演说:"我要像松柏一样万古长青,伟大的中国人民前进吧,冲锋吧,永远前进!"患者自我感觉特别好,自诉脑子特别灵活,心情特别愉快,头脑中有什么想法就要说出来,自感脑子与嘴巴在比赛。在病房指手画脚,一副指挥员的派头。在病房频频提出不合理要求,未予满足就大发脾气,拍桌子骂人。食欲显著增加,有时掠夺他人食物。夜间睡眠少,常不停走动,自称为"巡视查房,首长要关心战士。"否认自己有精神病,来医院是为了体验生活,"吃得苦中苦,方为人上人。"住院后给予碳酸锂治疗,入院后第2周精神症状消失,自知力恢复。实验室检查:入院时血常规、肝功能、心电图、脑电图结果均在正常范围内。临床诊断:躁狂症。

【病例2】

患者,男,40岁,工人,已婚,高中文化程度。因出现犯愁、少语、少动1个月入院。患者已反复发作,总病程约4年。患者首次发病于2000年元月,单位领导在年终总结大会上进行廉政总结,当晚患者即难以入眠,数天后开始长吁短叹,食少纳差,懒动,问其原因,回答:"我有罪,我拿过公家的东西""我不该吃饭""我没出息""我贪污"。言语缓慢,声音低沉。家人带其就医,他又对医生说自己的"罪行",自称"该死,该枪毙。"愁容满面,带恐惧之色。给予氟哌啶醇治疗,1个月后,上述症状消失,能正常工作、生活。2003年2月第二次发病,无原因忧愁少语、少动、少食、呆坐,自认为有罪,基本同前次发作,未经治疗,1个月后自动缓解,恢复正常。第三次发病于2003年年底,表现基本同前:呆坐、彻夜不眠,同事来探望,即下床跪地叩头,口称"有罪,要写检讨。"检讨说拿了公家的雨衣、木板、螺丝刀。老婆的药费他拿去报销,要求法办,要求给他吃药让他死。并说脑子迟钝不好使。近10天来病情加重,卧床少动,进食甚少,收入院。父母两系三代均无精神病史。幼年发育正常,为人忠厚老实,胆小怕事,很少与人交往,但与同事关系相处和睦,曾连续评为先进职工,婚后夫妻感情好,有一子,无烟酒嗜好。体格检查无阳性发现。实验室与影像检查无阳性发现。精神状况检查:患者意识清楚,定向力好,但对医生的身份判断有怀疑,认为自己罪大恶极,应该去见公安人员,否认有病,不该来医院应该去监狱,怀疑周围的患者都在谈论他的罪行,在耻笑他的卑劣行径,有一个人要害他。说自己有肝硬化,头痛。眼含泪水说:"活着不如死了好。"拒不进食,体瘦,多卧床,早醒。用阿米替林、氟哌啶醇治疗1个月后,症状消失,言语表情举止如常。回忆病中的体验,说自己心情不好,莫名发愁,将坏事往自己头上扣,实际上是无中生有。称病时自己脑子迟钝,对一切事物不感兴趣,觉得有罪不该吃饭。住院治疗60天,一切恢复正常,自知力恢复出院。临床诊断:抑郁症。

【实习时数】2学时

【步骤】

1. 将学生分成若干小组,每组6~8人。

2. 组织各小组认真学习病例,然后进行讨论。

【评价】

1. 各小组选出代表发言,说出该患者的主要症状、护理诊断、护理措施。

2. 组织学生对小组发言进行讲评。

3. 书写护理病历。

(陆庆丽)

实训四　神经症与癔症患者的症状与护理

【目的】学会对神经症和癔症患者进行护理。

【材料】心理治疗室及相关设备、环境安静、整洁、光线柔和、心理治疗录像资料。

【方法】治疗指示语、现场体验、多媒体教学。

【实习时数】2 学时。

【内容】

1. 讲解神经症的主要症状

神经症患者自知力完整或部分完整,因此对神经症患者的护理主要是心理护理。其中,大部分患者在发作时都具有紧张的情绪,因此,心理护理中非常重要的一个技术就是放松技术,必须让患者学会放松。

2. 进行肌肉放松训练

可以用录音,也可由实训教师引导。肌肉放松在很多治疗中都会用到:当来访者紧张、焦虑时就可以对其进行放松训练。

动作准备 在一般情况下,放松训练程序要求来访者先自行紧张身体的某一部位,例如,用力握紧手掌 10 s,使之有紧张感,然后放松 5~10 s,这样经过紧张和放松多次交互练习,来访者在需要时,便能随心所欲地充分放松自己的身体。通常施行紧张松弛训练的身体部位是手、手臂、脸部、颈部、躯干以及腿部等肌肉。

正式训练 肌肉放松训练时,要使来访者保持心情轻松,并舒适地坐在椅子上,训练最好在遮光且隔音设备较佳的房内进行,并让来访者拿掉眼镜、手表、腰带、领带等容易妨碍身体充分放松的物品。休息二三十分钟后,治疗者用平稳、镇静、低沉的声调对来访者说:"从事这项放松训练,可以帮助你完全地放松身体。你必须根据下列步骤耐心进行,当你做紧张活动时,如果感到紧张,必须再持续做 5 s,直到感觉到紧张到达极点,方可完全松弛下来,让有关部位的肌肉显示出十分无力,特别要用心体验放松后的一种快乐感。现在请跟着(我的)指示做。"

指示语的内容一般如下。

(1) 紧握你的左拳——注意手和前臂的紧张感,(5 s 后)放松。

(2) 紧握右拳——注意手和臂部的紧张感,(5 s 后)放松。

(3) 自左腕关节向上弯曲你的左手,尽量使手指指着肩部——注意手背和前臂肌肉的紧张感,(5 s 后)放松。

(4) 自右腕关节向上弯曲你的右手,尽量使手指指着肩部——注意手背和前臂肌肉的紧张,(5 s 后)放松。

(5) 举起双手臂,用力将手指触至双肩——注意双臂肌肉的紧张——放松。

(6) 耸起肩膀,越高越好——注意肩膀的紧张——放松。

(7) 皱起额头——注意紧张,然后放松,并略为闭上眼睛。

(8) 紧紧地合上双眼,试探紧张与放松的感觉,再轻轻闭着眼睛。

(9) 用力将舌头抵住口腔上部——注意口腔内肌肉紧张——放松。

(10) 紧闭双唇——注意口腔与下颚的紧张——放松。

(11) 用力向后仰起头部——注意背部、肩膀以及颈部的紧张——放松。

(12) 用力低头,尽量将下巴靠住胸部——注意颈部与肩膀的紧张——放松。

(13) 作弓形弯曲背部并离开椅背,双臂向后推——注意背部和肩膀的紧张——放松。

(14) 做一次深呼吸,并持续一段时间——注意背部和胸部的紧张——吐出空气——放松。

(15) 做两次深呼吸,持续一段时间——吐出空气——放松。

(16) 用胃部吸入空气,尽量使其膨胀——注意腹部的紧张——放松,感觉到你的呼吸更加稳定。

(17) 抽紧腹部肌肉——注意到腹部的紧张——放松。

(18) 臀部用力并压住椅座——注意到臀部紧张——放松。

(19) 抽紧腿部肌肉,伸直双腿——注意到腿部肌肉的紧张——将双腿放回原姿势——放松。

(20) 双脚脚趾向上,并逐渐抬起双脚——注意双脚和小腿肌肉的紧张——放松。

(21) 向下弓起脚趾,犹如要将脚趾埋入沙土一般——注意双脚弯曲时的紧张——放松。

3. 演练系统脱敏疗法

选择自愿的学生为对象(扮演人际交往恐惧症)。步骤:第一,确定 0 度焦虑(来访者听音乐);第二,面对一个人介绍自己(来访者熟悉的人);第三,面对两个人介绍自己(来访者熟悉的人);第四,面对三个人介绍自己(两个来访者熟悉的人,一个来访者陌生的人);第五,面对四个人介绍自己(三个来访者熟悉的人,一个来访者陌生的人);第六,面对五个人介绍自己(三个来访者熟悉的人,两个来访者陌生的人)。……在演练的过程当中,如来访者出现紧张、焦虑时,可配合放松训练。

4. 癔症发作的护理

癔症发作表现为"鬼神附体"样或"老牛大憋气"样,往往捶胸顿足、号啕大哭、满地打滚。严重的癔症患者还会出现癔症性抽搐;癔症性梦游,但患者对梦游期间没有记忆。也有的癔症患者在受到精神刺激后对声、光变得极为敏感,从而出现突发性失明或耳聋等。癔症发作时应如何进行护理呢?

第一,要提醒所有在场的人要镇静应对。癔症患者发作时往往行为夸张,大喊大叫。这时护理人员首先要镇静下来,不要自乱阵脚,应安全地将患者安置到单独的房间,选择患者觉得舒服的姿势,不要对患者的一些症状作出惊讶、不可理解的表情,发病前后要一直陪伴在患者左右,以防止患者自伤或伤人。

第二,及时服用抗癔症药物。遵照医嘱,情况紧急时,可口服安定 10~20 mg,或肌肉注射氯丙嗪 25~50 mg。起效后,待患者安静下来可继续口服安定 5 mg,3次/日。

第三,当癔症患者出现瘫痪时,应对患者做好生活护理,及时帮助患者翻身,定期对瘫痪部位进行按摩,促进肌肉活动。

癔症患者受到外界重大刺激时会歇斯底里的发作一番,这些刺激因素主要来源于工作事件、生活冲突等方面。所以,对有癔症发作史的患者要多留意促使其发作的因素,以在日常生活中尽量避免。

5. 分组对癔症发作患者进行护理模拟

一些学生选择癔症发作的一种症状进行模拟,另一些成员扮演护理人员进行适时护理。一轮结束后互换角色。

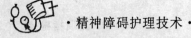

【实训报告】

1. 掌握肌肉放松训练的方法，谈谈肌肉放松训练时的感受。

2. 简述系统脱敏疗法的实施过程和应注意的问题。

3. 对癔症发作的患者应如何进行护理？

（邓香兰）

参考答案

第一章

单选题

1. C 2. C 3. D 4. D

简答题

1.（略）

2. 奥瑞姆将护理系统分为如下三类。

（1）完全补偿系统 当患者的自理能力完全不能满足治疗性自理需求时,护理应采用完全补偿系统,给予全面的帮助。完全补偿系统常用于昏迷患者、高位截瘫患者、医嘱限制其活动的患者和精神分裂症患者等。

（2）部分补偿系统 当患者的自理能力仅能完成部分治疗性自理需求,而需要护士提供帮助完成另一部分的自理需求时,应采用部分补偿系统,如下肢骨折卧床的患者,患者可以完成洗漱、穿衣、进食等自理活动,但需要别人帮助端水、端饭、提供便器等。同时也需要通过护理的教育和指导,提高患者的自理能力,如指导患者的功能锻炼,防止关节僵硬、肌肉萎缩等并发症。

（3）支持-教育系统 当患者有能力自己满足治疗性自理需求,但需要一些指导和支持时,应采用支持-教育系统,如糖尿病患者需要通过学习,掌握胰岛素自我注射的技术。

以上三种护理系统的采用应根据患者的自理能力选择合适的护理系统。

3.（1）一级评估的内容有生理功能、自我概念、角色和相互依赖四个方面。

（2）无效反应的表现如下。

生理功能方面的无效反应常表现为病理反应,如分泌物增多、缺氧、休克等。

自我概念方面的无效反应如性概念紊乱、自卑、自责等。

角色方面的无效反应如角色差距、角色转移、角色冲突、角色失败等。

相互依赖方面的无效反应如分离性焦虑、孤独、无助等。

第二章

单选题

1. B 2. A 3. C 4. B 5. D 6. A 7. B 8. D 9. B 10. B 11. B
12. B 13. D 14. B 15. E 16. A 17. B 18. E 19. D 20. C 21. E
22. C 23. E 24. E 25. E 26. C 27 C 28. A 29. C 30. E 31. A 32. B

33. A 34. B 35. D 36. A 37. C 38. B 39. E 40. D 41. B 42. C

第三章

单选题

1. E 2. B 3. E 4. C 5. E 6. A 7. D 8. C

第四章

单选题

1. A 2. C 3. B 4. A 5. E 6. C

多选题

1. AB 2. ABCD

第五章

单选题

1. C 2. B 3. D 4. D 5. C 6. A 7. C 8. A 9. B 10. C

病例分析题

该患者学习成绩下降,自感记忆力减退,头脑变笨,常愁眉苦脸、哭泣流泪。睡眠差,晚上躺在床上翻来覆去睡不着,一般 11—12 点才能睡着,而且只睡 2～3 个小时便醒来(2)。醒后表情呆滞,不说不动(1),问及"你怎么了",患者不停地唉声叹气,自认为患了"癌症"(4),不愿上学,不愿与人交往,到下午情绪稍好转,可与家人简单交流并少量进食,但到第二天又出现类似的情绪变化(1)。

精神检查:

神志清楚,接触被动,不愿回答问话(1)。交谈时患者表情多无变化,自语:"我没有病(5)。"我考不上大学了,活着没意思(6)。

(1)情绪低落(晨重夕轻);(2)睡眠障碍(入睡困难、早醒);(4)疑病妄想;(5)自知力障碍;(6)无望感,有自杀倾向。

第六章

单选题

1. B 2. D 3. C 4. A 5. A 6. E 7. B 8. C 9. B 10. E 11. B
12. B 13. A 14. C 15. D 16. A 17. E 18. A 19. B

多选题

1. ABCDE 2. ACDE 3. BCDE 4. ABCE 5. ABC 6. ABC 7. ABC
8. ABD 9. ABCDE 10. ABCDE

案例讨论

1. 强迫观念、强迫联想;强迫症;2. 行为、认知疗法。

第七章

单选题

1. B 2. D 3. C 4. B 5. B

简答题

1.

(1)急性脑综合征:由脑部弥漫性,暂时的病变所引起,以意识障碍为主要特征。

常有昼轻夜重的特点。可出现谵妄状态。

（2）遗忘综合征：脑部器质性病理改变所导致的一种选择性或局部性认知功能障碍，以近事遗忘为主要特征。同时由近事记忆丧失，时间定向障碍及虚构者，被称为柯萨可夫综合症。

（3）痴呆综合征：脑器质性精神病的核心症状，又称慢性脑病综合征。表现为全面性功能衰退，包括记忆、思维、理解、计算等能力减退和人格改变，而不伴有意识障碍。

（4）脑衰弱综合征：临床主要表现为类似神经衰弱的症状。

2.

（1）评估患者可能受伤的因素，有无暴力行为和自杀观念，提供舒适、安静的环境，减少不良刺激和环境中对患者的潜在危险因素。

（2）严密观察患者的体温、脉搏、呼吸、血压的变化，以及意识状态、皮肤黏膜的情况等。发现体温骤升或骤降，呼吸表浅或急促，脉搏、心率过快或过缓，血压下降或升高，皮肤黏膜发绀等异常情况时应立即报告医生，并做好抢救的配合。

（3）对意识障碍的患者，应安置于重病室，由专人监护，防坠床、摔伤。

（4）对躁动不安的患者，应重点监护，可暂行约束。约束期间，经常检查躯体情况，防止意外。

（5）对于抑郁状态的患者，应将其安置于护理人员易于观察的环境中，避免其单独居住、单独活动。鼓励患者参加工娱活动。

第八章

单选题

1. D 2. C 3. B 4. B 5. C 6. A 7. A 8. A 9. C 10. B 11. E
12. A 13. D 14. C 15. C 16. C 17. E 18. D 19. A 20. D

第九章

单选题

1. C 2. A 3. C 4. A 5. C 6. D 7. C 8. C 9. E 10. A 11. C
12. D 13. B

第十章

单选题

1. E 2. A 3. E 4. C 5. B 6. A 7. D 8. B 9. C 10. A 11. A
12. B

第十一章

单选题

1. D 2. B 3. E 4. A 5. E 6. A 7. C 8. C 9. A 10. B 11. A
12. B 13. C 14. D 15. C 16. B 17. A 18. E

第十二章

单选题

1. B　2. B　3. D　4. B　5. D　6. A　7. C　8. D　9. CE　10. C

简答题

1.

(1) 锥体外系反应　系统抗精神病药物治疗最常见的神经系统副作用,包括四种表现。①急性肌张力障碍:出现最早。呈现不由自主的、斜颈、扭曲、角弓反张等。处理:肌注东莨菪碱0.3 mg可即时缓解。

②静坐不能:在治疗1~2周后最为常见。表现为激越不安、不能静坐、反复走动或原地踏步。处理:苯二氮卓类药和β受体阻滞剂如普萘洛尔(心得安)等有效,而抗胆碱能药通常无效。

③类帕金森症:最为常见。处理:服用抗胆碱能药物盐酸苯海索,抗精神病药物的使用应缓慢加药或使用最低有效量。

④迟发性运动障碍(TD):多见于持续用药几年后。TD最早体征常是舌或口唇周围的轻微震颤。处理:尚无有效治疗药物。

(2) 体位性低血压　处理:去枕平卧。

2.

可见厌食、恶心、呕吐、腹泻、疲乏、肌肉无力、肢体震颤、口干、多尿等。

治疗血锂浓度为0.6~1.2 mmol/L。中毒血锂浓度1.4 mmol/L。

第十三章

单选题

1. D　2. E　3. C　4. E

简答题

1. ①面向全社区人群;②具有连续和全面的服务功能;③根据社区需要开展多种服务;④组织多部门协调工作。

2. (1) 生活行为技能训练:①日常生活活动能力训练;②社交娱乐方面的技能训练。

(2) 职业技能康复训练:①工作技能评估;②工作后的心态调整;③工作技能训练;④保护性工厂劳动。

参考文献

[1] 王志英,杨芳宇. 精神障碍护理学[M]. 北京:北京大学医学出版社,2006.

[2] 李凌江. 精神科护理学[M]. 北京:人民卫生出版社,2008.

[3] 覃远生,邓荆云. 精神科护理学[M]. 北京:人民卫生出版社,2008.

[4] 曹新妹. 精神科护理学[M]. 北京:人民卫生出版社,2009.

[5] 郭延庆. 精神障碍护理学[M]. 湖南:湖南科学技术出版社,2009.

[6] 李红丽. 精神科护理学[M]. 上海:上海科学技术出版社,2010.

[7] 张雪峰. 精神障碍护理学[M]. 北京:高等教育出版社,2010.

[8] 李凌江. 精神科护理学[M]. 2 版. 北京:人民卫生出版社,2008.

[9] 马风杰. 精神科护理学[M]. 2 版. 北京:人民卫生出版社,2006.